JN326376

# 「Q&A」で学ぶ
# 歯科放射線学
# :SBOs講義

編集　金田　隆

執筆　奥村泰彦　　金田　隆　　佐野　司
　　　清水谷公成　小豆島正典　田口　明
　　　土持　眞　　中山英二　　本田和也
　　　森本泰宏　　湯浅賢治

学建書院

## 執筆者一覧
〈50音順〉

| | |
|---|---|
| 泉澤　　充 | 岩手医科大学歯学部口腔顎顔面再建学講座歯科放射線学分野講師 |
| 内田　啓一 | 松本歯科大学病院連携型口腔診療部門（副部長）教授 |
| 江島堅一郎 | 日本大学歯学部歯科放射線学講座講師 |
| 奥村　泰彦 | 明海大学保健医療学部口腔保健学科教授 |
| 金田　　隆 | 日本大学松戸歯学部放射線学講座教授 |
| 亀田　綾子 | 日本歯科大学新潟生命歯学部歯科放射線学講座講師 |
| 川嶋　祥史 | 元日本大学歯学部歯科放射線学講座 |
| 鬼頭　慎司 | 明海大学病態診断治療学講座歯科放射線学分野教授 |
| 児玉紗耶香 | 木の花歯科医院 |
| 佐野　　司 | 鶴見大学歯学部非常勤講師 |
| 清水谷公成 | 大阪歯科大学歯科放射線学講座教授 |
| 小豆島正典 | 岩手医科大学名誉教授 |
| 関谷浩太郎 | 日本大学松戸歯学部放射線学講座 |
| 田口　　明 | 松本歯科大学歯科放射線学講座教授 |
| 田中　達朗 | 九州歯科大学歯科放射線学分野准教授 |
| 土持　　眞 | 日本歯科大学名誉教授，元日本歯科大学新潟生命歯学部歯科放射線学講座教授 |
| 中山　英二 | 北海道医療大学歯学部生体機能・病態学系講座歯科放射線学分野教授 |
| 羽山　和秀 | 日本歯科大学新潟生命歯学部歯科放射線学講座准教授 |
| 本田　和也 | 日本大学歯学部歯科放射線学講座教授 |
| 森　進太郎 | 医療法人社団豊森会理事長 |
| 森本　泰宏 | 九州歯科大学歯科放射線学分野教授 |
| 湯浅　賢治 | 福岡歯科大学診断・全身管理学講座画像診断学分野教授 |

# 序にかえて

## 本書のGIO
歯科医師として適切な画像検査や診断および放射線の管理ができるようになるために，各種撮影法の原理や画像の読影および防護，法的規制を修得する．

　現代の医療では，すべてにおいて患者さんや社会への説明責任が伴います．患者さんに診断や治療内容を正確に説明せず，インフォームドコンセントをとらないままでは現代の医療は遂行できません．本や図で理解している，きちんと説明できる，質問に答えることができると思いながら，実は患者さんを前にするとうまく説明できず，コミュニケーションがとれないことがあります．

　そのため，本書は，臨床の場で患者さんに対して適切な説明ができることを目的として，歯科放射線学の基礎から臨床応用までをQ＆A形式にてわかりやすく講義しています．また，これらのすべてのQ＆A項目をマスターしたとき，歯科放射線の全体像を把握することができるように「SBOs講義」としました．

　本書は基本的な事項から最新の歯科放射線の情報まで，歯科放射線学のすべてを網羅しています．また，これら各「SBOs講義」に精通した第一線の先生方に執筆をお願いし，難解な事項にもわかりやすく明解な解説が付されています．

　本書が，歯学部学生や研修医のみならず，臨床の現場におられるベテランの歯科医師の先生方まで，何らかの知見を得るための一助となることを確信しています．

2011年2月

金田　隆

# CONTENTS

## 1  放射線のはじまりと宇宙
土持眞（Q1-2）／羽山和秀（Q2-3）

| | | |
|---|---|---|
| **Q1** | エックス線が誰によって，いつ発見されたのか説明する． | |
| | エックス線検査の基礎となるエックス線を発見したのは誰ですか？ | *1* |
| **Q2** | 放射線による利益と害を述べる． | |
| | 放射線を利用するとどのような利益や害があるのですか？ | *2* |
| **Q3** | 宇宙における被曝を説明する． | |
| | 私たちは宇宙からも放射線を浴びているのですか？ | *4* |

## 2  放射線の発生と装置
奥村泰彦（Q1-22）／小豆島正典（Q23-30）

| | | |
|---|---|---|
| **Q1** | 電離放射線を説明する． | |
| | 電離放射線とは何ですか？ | *7* |
| **Q2** | 電磁波を説明する． | |
| | 電磁波とは何ですか？ | *8* |
| **Q3** | 粒子放射線を説明する． | |
| | 粒子放射線とは何ですか？ | *9* |
| **Q4** | エックス線，γ線を説明する． | |
| | エックス線，γ線とは何ですか？ | *9* |
| **Q5** | エックス線発生の必要条件を説明する． | |
| | エックス線発生のための必要条件とは何ですか？ | *10* |
| **Q6** | エックス線の一般的な性質を説明する． | |
| | エックス線にはどのような性質がありますか？ | *13* |
| **Q7** | エックス線管の構造を説明する． | |
| | エックス線管はどのような構造ですか？ | *13* |
| **Q8** | 歯科用エックス線装置の特徴を説明する． | |
| | 歯科用エックス線装置にはどのような特徴がありますか？ | *15* |
| **Q9** | 歯科用エックス線装置の JIS 規格を説明する． | |
| | 歯科用エックス線装置の JIS 規格はどのようになっていますか？ | *16* |
| **Q10** | エックス線フィラメントの点火方式について説明する． | |
| | エックス線フィラメントの点火方式はどのようになっていますか？ | *16* |
| **Q11** | エックス線の発生強度を変化させる因子を説明する． | |
| | エックス線の発生強度を変化させる因子は何ですか？ | *17* |
| **Q12** | 実焦点と実効焦点の違いを説明する． | |
| | 実焦点と実効焦点の違いは何ですか？ | *18* |
| **Q13** | 本影と半影を説明する． | |
| | 本影と半影とは何ですか？ | *18* |
| **Q14** | 半価層を説明する． | |
| | 半価層とは何ですか？ | *20* |
| **Q15** | Duane-Hunt の法則を説明する． | |
| | Duane-Hunt の法則とは何ですか？ | *21* |

*v*

| Q16 | 線量と線質を説明する. | | |
|---|---|---|---|
| | | 線量と線質とは何ですか？ | 22 |
| Q17 | 硬エックス線と軟エックス線の違いを説明する. | | |
| | | 硬エックス線と軟エックス線の違いは何ですか？ | 23 |
| Q18 | エックス線と物質との相互作用を説明する. | | |
| | | エックス線と物質にはどのような相互作用がありますか？ | 23 |
| Q19 | 光電効果を説明する. | | |
| | | 光電効果とは何ですか？ | 24 |
| Q20 | コンプトン効果を説明する. | | |
| | | コンプトン効果とは何ですか？ | 25 |
| Q21 | 電子対生成（創成）を説明する. | | |
| | | 電子対生成（創成）とは何ですか？ | 26 |
| Q22 | エックス線の減弱について説明する. | | |
| | | エックス線の減弱とは何ですか？ | 27 |
| Q23 | 放射性同位元素を説明する. | | |
| | | 放射性同位元素とは何ですか？ | 29 |
| Q24 | 放射性崩壊を説明する. | | |
| | | 放射性崩壊とは何ですか？ | 30 |
| Q25 | 照射線量を説明する. | | |
| | | 照射線量とは何ですか？ | 31 |
| Q26 | 吸収線量を説明する. | | |
| | | 吸収線量とは何ですか？ | 32 |
| Q27 | 等価線量を説明する. | | |
| | | 等価線量とは何ですか？ | 32 |
| Q28 | 放射能を説明する. | | |
| | | 放射能とは何ですか？ | 33 |
| Q29 | 実効線量を説明する. | | |
| | | 実効線量とは何ですか？ | 36 |
| Q30 | 放射線の測定装置を述べる. | | |
| | | 放射線の量はどのような装置で測定するのですか？ | 37 |

## 3　エックス線像の形成

森本泰宏・田中達朗

| Q1 | 黒化度を説明する. | | |
|---|---|---|---|
| | | エックス線写真を表現する黒化度とは何ですか？ | 39 |
| Q2 | 写真コントラストを説明する. | | |
| | | 写真コントラストとは何ですか？ | 40 |
| Q3 | 特性曲線を用いてカブリ，コントラスト，ラチチュード，感度を説明する. | | |
| | | フイルムの特性曲線から何がわかりますか？ | 41 |
| Q4 | エックス線像成立の幾何学的条件を説明する. | | |
| | | エックス線写真ではエックス線の入射方向によって対象物の形や大きさが変わるのはなぜですか？ | 42 |
| Q5 | 鮮鋭度に影響する因子を説明する. | | |
| | | 鮮鋭度に影響するものにはどのようなものがありますか？ | 43 |
| Q6 | グリッドを説明する. | | |
| | | グリッドとは何ですか？　また，その役割にはどのようなものがありますか？ | 44 |
| Q7 | マッハ効果，バーンアウトを説明する. | | |
| | | マッハ効果やバーンアウトとは何ですか？　なぜ生じるのですか？ | 45 |

# 4 現像および画像処理

田口明（Q1-13）/ 内田啓一（Q14-19）

| | | | |
|---|---|---|---|
| Q1 | 感光を説明する. | 感光とは何ですか？ | 47 |
| Q2 | 歯科用エックス線フイルムの構造を説明する. | 歯科用エックス線フイルムはどのような構造ですか？ | 48 |
| Q3 | 増感紙を説明する. | 増感紙とはどのようなものですか？ | 49 |
| Q4 | 乳剤成分とその役割を説明する. | 乳剤成分とその役割はどのようなものですか？ | 50 |
| Q5 | 増感率を説明する. | 増感率とは何ですか？ | 50 |
| Q6 | スクリーンタイプおよびノンスクリーンタイプのフイルムの違いを説明する. | スクリーンフイルムとノンスクリーンフイルムの違いは何ですか？ | 51 |
| Q7 | エックス線フイルムの写真処理過程を説明する. | エックス線フイルムの写真処理過程とはどのようなものですか？ | 52 |
| Q8 | 現像を説明する. | 現像とは何ですか？ | 53 |
| Q9 | 現像液の組成を述べる. | 現像液はどのような組成ですか？ | 54 |
| Q10 | 現像の温度による変化を説明する. | 現像では温度によってどのような変化がみられますか？ | 54 |
| Q11 | フイルムの定着処理について説明する. | フイルムの定着処理とはどのような処理ですか？ | 55 |
| Q12 | フイルムの水洗について述べる. | フイルムの水洗とはどのような作業ですか？ | 56 |
| Q13 | 自動現像機を説明する. | 自動現像機とはどのような装置ですか？ | 57 |
| Q14 | デジタルエックス線装置について説明する. | デジタルエックス線装置とはどのような装置ですか？ | 58 |
| Q15 | エックス線のデジタルセンサーについて説明する. | エックス線のデジタルセンサーとはどのようなものですか？ | 59 |
| Q16 | デジタルエックス線装置の長所および短所について説明する. | デジタルエックス線装置の長所と短所にはどのようなものがありますか？ | 60 |
| Q17 | DICOMを説明する. | DICOMとは何ですか？ | 61 |
| Q18 | 電子カルテのPACS，RIS，HISを説明する. | 電子カルテのPACS, RIS, HISとは何ですか？ | 62 |
| Q19 | 口内法エックス線撮影時の感染対策を述べる. | 口内法エックス線撮影時における感染対策にはどのようなものがありますか？ | 64 |

# 5 画像検査法

佐野司・児玉紗耶香（Q1-29）／金田隆・関谷浩太郎（Q30-45）／金田隆・森進太郎（Q46-60）／
湯浅賢治（Q61-64）／小豆島正典（Q65-67）／泉澤充（Q68-70）

| | | | |
|---|---|---|---|
| Q1 | 口内法の種類について述べる. | 口内法にはどのような種類がありますか？ | 65 |
| Q2 | 二等分法について説明する. | 二等分法とはどのような撮影法ですか？ | 65 |
| Q3 | 平行法について説明する. | 平行法とはどのような撮影法ですか？ | 66 |
| Q4 | 咬翼法について説明する. | 咬翼法とはどのような撮影法ですか？ | 68 |
| Q5 | 咬合法について説明する. | 咬合法とはどのような撮影法ですか？ | 69 |
| Q6 | 口内法エックス線写真での正常解剖像を述べる. | 口内法エックス線画像において矢印で示す構造物の名称は何ですか？ | 71 |
| Q7 | 口外法の種類について述べる. | 口外法にはどのような種類がありますか？ | 77 |
| Q8 | 後頭前頭方向撮影法を説明する. | 後頭前頭方向撮影法とはどのような撮影法ですか？ | 78 |
| Q9 | 後頭前頭方向撮影法の正常解剖像を述べる. | 後頭前頭方向撮影像において矢印で示す構造物の名称は何ですか？ | 79 |
| Q10 | Waters撮影法を説明する. | Waters撮影法とはどのような撮影法ですか？ | 80 |
| Q11 | Waters撮影法の正常解剖像を述べる. | Waters撮影像において矢印で示す構造物の名称は何ですか？ | 81 |
| Q12 | 頭部エックス線規格撮影法を説明する. | 頭部エックス線規格撮影法とはどのような撮影法ですか？ | 82 |
| Q13 | 頭部軸方向撮影法を説明する. | 頭部軸方向撮影法とはどのような撮影法ですか？ | 83 |
| Q14 | 下顎骨（側）斜位投影法を説明する. | 下顎骨（側）斜位投影法とはどのような撮影法ですか？ | 84 |
| Q15 | 顎関節の単純エックス線撮影法を説明する. | 顎関節の単純エックス線撮影法にはどのような種類がありますか？　また，それらはどのような撮影法ですか？ | 85 |
| Q16 | 上顎洞の画像検査法を説明する. | 上顎洞の画像検査法にはどのような種類がありますか？　また，それらはどのような撮影法ですか？ | 88 |
| Q17 | 造影撮影法を説明する. | 造影撮影法にはどのような種類がありますか？　また，それらはどのような撮影法ですか？ | 89 |
| Q18 | 造影剤の具備すべき条件を述べる. | 造影剤にはどのような種類がありますか？　また，具備すべき条件は何ですか？ | 91 |
| Q19 | 嚥下造影を説明する. | 嚥下造影とはどのような撮影法ですか？ | 92 |
| Q20 | 断層撮影法を説明する. | 断層撮影法にはどのような種類がありますか？　また，それらはどのような撮影法ですか？ | 93 |
| Q21 | パノラマエックス線撮影の原理を説明する. | パノラマエックス線撮影（断層方式）の原理とは何ですか？ | 94 |
| Q22 | パノラマエックス線撮影における入射エックス線の角度と拡大率を述べる. | パノラマエックス線撮影（断層方式）のエックス線入射角度，拡大率とは何ですか？ | 96 |
| Q23 | パノラマエックス線撮影の撮影術式を説明する. | パノラマエックス線撮影（断層方式）はどのような術式で撮影しますか？ | 97 |

| Q24 | パノラマエックス線撮影の利点欠点を述べる. | |
|---|---|---|
| | パノラマエックス線撮影（断層方式）の利点と欠点にはどのようなものがありますか？ | 98 |
| Q25 | パノラマエックス線撮影の障害陰影を説明する. | |
| | パノラマエックス線撮影（断層方式）の障害陰影とは何ですか？ | 99 |
| Q26 | パノラマエックス線撮影の正常解剖像を述べる. | |
| | パノラマエックス線像において矢印で示す構造物の名称は何ですか？ | 100 |
| Q27 | パノラマエックス線撮影の含気空洞を述べる. | |
| | パノラマエックス線像において矢印で示す含気空洞の名称は何ですか？ | 102 |
| Q28 | パノラマエックス線検査の失敗を説明する. | |
| | パノラマエックス線検査で期待される画像が得られない原因は何ですか？ | 103 |
| Q29 | 口内法とパノラマエックス線検査法の撮影時間, 鮮鋭度, 線量の比較を説明する. | |
| | 口内法撮影とパノラマエックス線撮影における撮影時間, 鮮鋭度および線量を比較したときの違いは何ですか？ | 105 |
| Q30 | CTの原理を述べる. | |
| | CTの原理とは何ですか？ | 106 |
| Q31 | CTのBack projection法を説明する. | |
| | CTのBack projection法とは何ですか？ | 107 |
| Q32 | CT値を説明する. | |
| | CT値とは何ですか？ | 108 |
| Q33 | CTの利点欠点を述べる. | |
| | CTの利点と欠点にはどのようなものがありますか？ | 109 |
| Q34 | CT装置の構造を説明する. | |
| | CT装置はどのような構造ですか？ | 110 |
| Q35 | 顎顔面領域のCT検査の対象疾患を説明する. | |
| | 顎顔面領域でCT検査の対象となる疾患にはどのようなものがありますか？ | 111 |
| Q36 | CTの障害陰影を説明する. | |
| | CTの障害陰影とは何ですか？ | 112 |
| Q37 | CTのパーシャルボリューム効果を説明する. | |
| | CTのパーシャルボリューム効果とは何ですか？ | 113 |
| Q38 | CTのウィンド値とウィンド幅を説明する. | |
| | CTのウィンド値, ウィンド幅とは何ですか？ | 113 |
| Q39 | CTのボクセル, ピクセル, スライス厚, 検出器厚, HPについて説明する. | |
| | CTのボクセル, ピクセル, スライス厚, 検出器厚, HPとは何ですか？ | 115 |
| Q40 | CTの3つの分解能を説明する. | |
| | CTの3つの分解能とは何ですか？ | 116 |
| Q41 | 造影CTの目的を説明する. | |
| | 造影CTの目的とは何ですか？ | 117 |
| Q42 | CTの造影剤と造影効果について説明する. | |
| | CTの造影効果とは何ですか？ また, 造影剤の危険性とは何ですか？ | 118 |
| Q43 | コーンビームCTの原理を説明する. | |
| | コーンビームCTの原理とは何ですか？ | 119 |
| Q44 | マルチスライスCTの原理を説明する. | |
| | マルチスライスCTの原理とシングルスライスCTの原理の違いは何ですか？ | 120 |
| Q45 | コーンビームCTとマルチスライスCTの違いを説明する. | |
| | コーンビームCTとマルチスライスCTの違いは何ですか？ | 121 |
| Q46 | MRIの原理を述べる. | |
| | MRIの原理とは何ですか？ | 122 |
| Q47 | 磁気共鳴現象（NMR現象）を説明する. | |
| | 磁気共鳴現象（NMR現象）とは何ですか？ | 123 |

| | | | |
|---|---|---|---|
| Q48 | MRIの利点欠点を説明する. | | |
| | | MRIの利点と欠点にはどのようなものがありますか？ | 124 |
| Q49 | 顎顔面のMRI検査の障害陰影（アーチファクト）を説明する. | | |
| | | 顎顔面におけるMRI検査の障害陰影（アーチファクト）とは何ですか？ | 125 |
| Q50 | 顎顔面領域のMRI検査の適応を説明する. | | |
| | | 顎顔面領域におけるMRI検査の適応にはどのようなものがありますか？ | 126 |
| Q51 | MRIのスピンエコー法について説明する. | | |
| | | MRIのスピンエコー法とはどのような撮影法ですか？ | 127 |
| Q52 | T1強調像，T2強調像を説明する. | | |
| | | T1強調像，T2強調像とは何ですか？ | 128 |
| Q53 | MRIのスピンエコー法による各組織の信号強度を説明する. | | |
| | | MRIのスピンエコー法における各組織の信号強度はどのように表現されますか？ | 129 |
| Q54 | 脂肪抑制像を説明する. | | |
| | | 脂肪抑制像とはどのような画像ですか？ | 130 |
| Q55 | 拡散強調像を説明する. | | |
| | | 拡散強調像とはどのような画像ですか？ | 131 |
| Q56 | 機能的MRIを説明する. | | |
| | | 機能的MRIとは何ですか？ | 132 |
| Q57 | MRIの造影剤と効果について説明する. | | |
| | | MRIの造影剤とその効果はどのようなものですか？ | 133 |
| Q58 | 造影MRI検査の禁忌症や注意点を説明する. | | |
| | | 造影MRI検査における禁忌症や注意点にはどのようなものがありますか？ | 134 |
| Q59 | 造影MRI検査の副作用について説明する. | | |
| | | 造影MRI検査にはどのような副作用がありますか？ | 134 |
| Q60 | MRIの安全性について説明する. | | |
| | | MRIの安全性とは何ですか？ | 135 |
| Q61 | 超音波検査を説明する. | | |
| | | 超音波検査とは何ですか？ | 136 |
| Q62 | 超音波検査の利点欠点を説明する. | | |
| | | 超音波検査の利点と欠点にはどのようなものがありますか？ | 137 |
| Q63 | 超音波のドプラー検査を説明する. | | |
| | | 超音波のドプラー検査とは何ですか？ | 137 |
| Q64 | 超音波検査の顎口腔領域の対象疾患を述べる. | | |
| | | 超音波検査が有用な疾患にはどのようなものがありますか？ | 138 |
| Q65 | シンチグラフィの原理を説明する. | | |
| | | シンチグラフィとはどのような検査ですか？ | 139 |
| Q66 | 骨，腫瘍，唾液腺シンチグラフィの各適応症例を説明する. | | |
| | | シンチグラフィでは疾患によってどのように放射性医薬品を使い分けるのですか？ | 141 |
| Q67 | PETを説明する. | | |
| | | PETとは何ですか？ | 142 |
| Q68 | 顎口腔領域のIVRを説明する. | | |
| | | 顎口腔領域のIVRとは何ですか？ | 144 |
| Q69 | 頸部リンパ節転移に有効な画像検査法を説明する. | | |
| | | 頸部リンパ節転移に有効な画像検査法にはどのようなものがありますか？ | 146 |
| Q70 | 顎口腔領域および頸部軟組織の検査に有効な画像診断法を説明する. | | |
| | | 顎口腔領域および頸部軟組織の検査に有効な画像診断法にはどのようなものがありますか？ | 148 |

# 6 画像診断

湯浅賢治（Q1-15, 17-19）／佐野司・児玉紗耶香（Q16）／中山英二（Q20-48）／
森本泰宏・鬼頭慎司（Q49-51, 53, 54）／田口明（Q52）

| Q | タイトル | 問い | 頁 |
|---|---|---|---|
| Q1 | 画像診断の意義および読影手順を説明する． | 画像診断とは何ですか？ | 151 |
| Q2 | 顎骨の病的なエックス線写真の黒化度変化を説明する． | エックス線写真において，透過像・不透過像，境界明瞭・不明瞭，単胞性・多胞性とは何ですか？ | 152 |
| Q3 | 顎骨の病的なエックス線透過性病変や不透過性病変（混合像を含む）を述べる． | エックス線透過像や不透過性像（混合像を含む）を呈する病変にはどのようなものがありますか？ | 155 |
| Q4 | 顎骨嚢胞の画像所見の特徴を説明する． | 顎骨にできる嚢胞ではどのような画像所見がみられますか？ | 159 |
| Q5 | 顎骨の良性および悪性腫瘍のエックス線所見の違いを説明する． | 顎骨の良性腫瘍と悪性腫瘍の画像所見の違いは何ですか？ | 159 |
| Q6 | レントゲンサインについて説明する． | レントゲンサインとは何ですか？ | 160 |
| Q7 | 顎骨病変のレントゲンサインを説明する． | 顎骨の病変に用いられるレントゲンサインにはどのようなものがありますか？ | 160 |
| Q8 | 骨膜反応のレントゲンサインを説明する． | 骨膜反応とは何ですか？ | 162 |
| Q9 | 齲蝕のエックス線像を説明する． | 齲蝕ではどのような画像所見がみられますか？ | 162 |
| Q10 | 歯の数の異常をきたす疾患のエックス線所見を説明する． | 歯の数が少なくなる疾患にはどのようなものがありますか？ | 163 |
| Q11 | 歯の位置異常のエックス線所見を説明する． | 歯の位置異常の観察に有用なエックス線撮影は何ですか？ | 163 |
| Q12 | 歯の形態・形成異常のエックス線所見を説明する． | 歯の形態・形成異常を呈する疾患にはどのようなものがありますか？ | 164 |
| Q13 | 根尖性歯周炎のエックス線所見について説明する． | 根尖性歯周炎ではどのような画像所見がみられますか？ | 165 |
| Q14 | 歯および顎骨外傷のエックス線像について説明する． | 歯の破折や顎骨骨折ではどのような画像所見がみられますか？ | 165 |
| Q15 | 上顎洞病変の画像所見を説明する． | 上顎洞の病変ではどのような画像所見がみられますか？ | 167 |
| Q16 | 顎関節症の画像所見を説明する． | 顎関節症のMR画像からはどのような所見が得られますか？ | 170 |
| Q17 | 唾液腺腫瘍の画像所見を説明する． | 唾液腺腫瘍に用いられる画像検査は何ですか？　また，どのような画像所見がみられますか？ | 174 |
| Q18 | 顎顔面領域軟組織疾患の画像所見を説明する． | 顎顔面領域軟組織の疾患の診断に有用な画像検査は何ですか？ | 176 |
| Q19 | 顎顔面領域軟組織疾患の画像所見を説明する． | 顎顔面領域軟組織の疾患ではどのような画像所見がみられますか？ | 177 |
| Q20 | 歯周炎のエックス線所見について説明する． | 歯周炎ではどのようなエックス線所見がみられますか？ | 181 |
| Q21 | 歯原性嚢胞の画像所見を説明する． | 歯原性嚢胞ではどのような画像所見がみられますか？ | 183 |
| Q22 | 鼻口蓋管（切歯管）嚢胞の画像所見を説明する． | 鼻口蓋管（切歯管）嚢胞ではどのような画像所見がみられますか？ | 186 |
| Q23 | 鼻唇（鼻歯槽）嚢胞の画像所見を説明する． | 鼻唇（鼻歯槽）嚢胞ではどのような画像所見がみられますか？ | 187 |

| Q24 | 歯根嚢胞の画像所見を説明する. | | |
|---|---|---|---|
| | | 歯根嚢胞ではどのような画像所見がみられますか? | *189* |
| Q25 | 単純性骨嚢胞の画像所見を説明する. | | |
| | | 単純性骨嚢胞ではどのような画像所見がみられますか? | *190* |
| Q26 | 脈瘤性骨嚢胞の画像所見を説明する. | | |
| | | 脈瘤性骨嚢胞ではどのような画像所見がみられますか? | *191* |
| Q27 | 石灰化嚢胞性歯原性腫瘍の画像所見を説明する. | | |
| | | 石灰化嚢胞性歯原性腫瘍ではどのような画像所見がみられますか? | *193* |
| Q28 | 静止性骨空洞の画像所見を説明する. | | |
| | | 静止性骨空洞ではどのような画像所見がみられますか? | *194* |
| Q29 | 歯牙腫の画像所見を説明する. | | |
| | | 歯牙腫ではどのような画像所見がみられますか? | *195* |
| Q30 | エナメル上皮腫の画像所見を説明する. | | |
| | | エナメル上皮腫ではどのような画像所見がみられますか? | *196* |
| Q31 | 角化嚢胞性歯原性腫瘍の画像所見を説明する. | | |
| | | 角化嚢胞性歯原性腫瘍ではどのような画像所見がみられますか? | *198* |
| Q32 | 歯原性粘液腫の画像所見を説明する. | | |
| | | 歯原性粘液腫ではどのような画像所見がみられますか? | *200* |
| Q33 | 腺腫様歯原性腫瘍の画像所見を説明する. | | |
| | | 腺腫様歯原性腫瘍ではどのような画像所見がみられますか? | *201* |
| Q34 | 骨性異形成症の画像所見を説明する. | | |
| | | 骨性異形成症ではどのような画像所見がみられますか? | *202* |
| Q35 | 骨腫の画像所見を説明する. | | |
| | | 骨腫ではどのような画像所見がみられますか? | *204* |
| Q36 | 血管腫の画像所見を説明する. | | |
| | | 血管腫ではどのような画像所見がみられますか? | *205* |
| Q37 | 線維性異形成症の画像所見を説明する. | | |
| | | 線維性異形成症ではどのような画像所見がみられますか? | *207* |
| Q38 | 口腔扁平上皮癌の画像所見を説明する. | | |
| | | 口腔扁平上皮癌ではどのような画像所見がみられますか? | *208* |
| Q39 | リンパ節転移の画像所見を説明する. | | |
| | | リンパ節転移ではどのような画像所見がみられますか? | *210* |
| Q40 | 画像による口腔癌のTNM分類を説明する. | | |
| | | 画像による口腔癌のTNM分類とはどのようなものですか? | *213* |
| Q41 | 口腔癌手術後の再発の画像所見を説明する. | | |
| | | 口腔癌手術後の再発ではどのような画像所見がみられますか? | *217* |
| Q42 | 顎骨の骨肉腫の画像所見を説明する. | | |
| | | 骨肉腫ではどのような画像所見がみられますか? | *218* |
| Q43 | 顎顔面の悪性リンパ腫の画像所見を説明する. | | |
| | | 悪性リンパ腫ではどのような画像所見がみられますか? | *220* |
| Q44 | 顎顔面の系統疾患の画像所見を述べる. | | |
| | | 系統疾患ではどのような画像所見がみられますか? | *223* |
| Q45 | 唾石症の画像所見を述べる. | | |
| | | 唾石ではどのような画像所見がみられますか? | *226* |
| Q46 | 唾液腺炎の画像所見を説明する. | | |
| | | 唾液腺炎ではどのような画像所見がみられますか? | *229* |
| Q47 | Sjögren症候群の画像所見を述べる. | | |
| | | Sjögren症候群ではどのような画像所見がみられますか? | *230* |

| | | |
|---|---|---|
| Q48 | 上顎洞炎と真菌症の上顎洞炎の画像所見の違いを述べる． | |
| | 上顎洞炎と真菌症による上顎洞炎の画像所見の違いは何ですか？ | 232 |
| Q49 | 顎骨骨髄炎の画像所見を述べる． | |
| | 顎骨骨髄炎ではどのような画像所見がみられますか？ | 234 |
| Q50 | 硬化性骨髄炎の画像所見を説明する． | |
| | 硬化性骨髄炎ではどのような画像所見がみられますか？ | 235 |
| Q51 | 放射線性骨髄炎の画像所見を説明する． | |
| | 放射線性骨髄炎ではどのような画像所見がみられますか？ | 237 |
| Q52 | ビスホスホネート製剤による顎骨異常の画像所見を説明する． | |
| | ビスホスホネート製剤による顎骨異常ではどのような画像所見がみられますか？ | 238 |
| Q53 | 蜂窩織炎の画像所見を述べる． | |
| | 蜂窩織炎ではどのような画像所見がみられますか？ | 239 |
| Q54 | インプラント術前CT検査の読影ポイントを説明する． | |
| | 歯科用インプラントの術前CT検査において注意しなければならないポイントは何ですか？ | 241 |

# 7　放射線の生物学的影響

土持眞（Q1-11）/羽山秀和（Q12-19）/亀田綾子（Q1-6）

| | | |
|---|---|---|
| Q1 | 放射線の人体に対する影響発現過程を説明する． | |
| | 放射線の人体への影響が発現するまでにはどのようなことが起こるのですか？ | 243 |
| Q2 | 放射線の細胞への影響を説明する． | |
| | 放射線により細胞にはどのような影響が生じますか？ | 244 |
| Q3 | 放射線の直接作用と間接作用について説明する． | |
| | 放射線によるDNAの損傷はどのように起こるのですか？ | 245 |
| Q4 | 放射線の直接作用と間接作用について説明する． | |
| | 放射線の直接作用と間接作用はどのようにして起こるのですか？ | 247 |
| Q5 | 細胞周期と放射線感受性について説明する． | |
| | 最も放射線感受性の高い細胞周期は何ですか？ | 248 |
| Q6 | 損傷したDNAの修復について説明する． | |
| | 放射線で損傷したDNAの修復はどのように行われるのですか？ | 250 |
| Q7 | LETの生物学的意義を説明する． | |
| | LETの生物学的意義とは何ですか？ | 252 |
| Q8 | RBEついて説明する． | |
| | RBEとは何ですか？ | 253 |
| Q9 | LD50について説明する． | |
| | LD50とは何ですか？ | 254 |
| Q10 | Bergonié-Tribondeauの法則を説明する． | |
| | Bergonié-Tribondeauの法則とは何ですか？ | 254 |
| Q11 | 組織の放射線感受性について説明する． | |
| | 組織によって放射線感受性はどのように異なるのですか？ | 255 |
| Q12 | 線量-効果関係としきい値を説明する． | |
| | 放射線の影響と線量にはどのような関係がありますか？ | 256 |
| Q13 | 確定的影響について説明する． | |
| | 確定的影響とは何ですか？ | 257 |
| Q14 | 確率的影響について説明する． | |
| | 確率的影響とは何ですか？ | 258 |
| Q15 | 放射線の身体的影響を全身と局所に分けて説明する． | |
| | 放射線の身体的影響とはどのようなものですか？ | 260 |

| | | | |
|---|---|---|---|
| Q16 | 放射線の遺伝的影響を説明する. | 放射線の遺伝的影響とはどのようなものですか? | 262 |
| Q17 | 胎児の放射線影響について説明する. | 胎児に対する放射線の影響とはどのようなものですか? | 263 |
| Q18 | 小児ができるだけ放射線を被曝しないほうがよい理由を説明する. | 小児ができるだけ放射線を被曝しないほうがよいのはなぜですか? | 264 |
| Q19 | 平均年間実効線量について説明する. | 平均年間実効線量とは何ですか? | 264 |

## 8　放射線防護
本田和也・江島堅一郎

| | | | |
|---|---|---|---|
| Q1 | 自然放射線を説明する. | 自然放射線とは何ですか? | 267 |
| Q2 | 人工放射線を説明する. | 人工放射線とは何ですか? | 267 |
| Q3 | ICRP を説明する. | ICRP とは何ですか? | 268 |
| Q4 | 放射線防護の目的を説明する. | 放射線防護の目的は何ですか? | 269 |
| Q5 | 放射線防護の3原則を説明する. | 放射線被曝軽減のための3原則とは何ですか? | 269 |
| Q6 | 行為の正当化について説明する. | 行為の正当化とは何ですか? | 270 |
| Q7 | 防護の最適化について説明する. | 防護の最適化とは何ですか? | 271 |
| Q8 | 個人の被曝線量の制限について説明する. | 個人の被曝線量の制限とは何ですか? | 271 |
| Q9 | ALARA の原則を説明する. | ALARA の原則とは何ですか? | 272 |
| Q10 | 職業被曝を説明する. | 職業被曝とは何ですか? | 272 |
| Q11 | 公衆被曝を説明する. | 公衆被曝とは何ですか? | 273 |
| Q12 | 医療被曝を説明する. | 医療被曝とは何ですか? | 273 |
| Q13 | 放射線被曝のリスクについて一般的リスクと比較して説明する. | 歯科における放射線被曝を一般的なリスクと比較したとき,どのようなことがわかりますか? | 273 |
| Q14 | 歯科における患者の被曝軽減について説明する. | 歯科における患者の被曝軽減とはどのようなものですか? | 274 |
| Q15 | 歯科における術者の被曝軽減について説明する. | 歯科における術者の被曝軽減とはどのようなものですか? | 274 |
| Q16 | 個人放射線測定用具を説明する. | 個人放射線測定用具にはどのようなものがありますか? | 275 |
| Q17 | 胎児被曝の影響を述べる. | 胎児被曝の影響にはどのようなものがありますか? | 276 |
| Q18 | 最近の CT の被曝リスクを説明する. | CT の被曝リスクとはどのようなものですか? | 276 |

# 9 放射線治療

清水谷公成

| Q1 | 腫瘍に対する放射線の作用を説明する. | | |
|---|---|---|---|
| | | 放射線は腫瘍に対してどのように作用するのですか? | 279 |
| Q2 | 治療可能比を説明する. | | |
| | | 治療可能比とは何ですか? | 280 |
| Q3 | 放射線感受性の高い悪性腫瘍を説明する. | | |
| | | 放射線感受性の高い悪性腫瘍にはどのようなものがありますか? | 281 |
| Q4 | 放射線感受性の低い悪性腫瘍を説明する. | | |
| | | 放射線感受性の低い悪性腫瘍にはどのようなものがありますか? | 281 |
| Q5 | 腫瘍致死線量を説明する. | | |
| | | 腫瘍致死線量とは何ですか? | 282 |
| Q6 | 外部照射について説明する. | | |
| | | 外部照射とはどのような照射法ですか? | 283 |
| Q7 | 分割照射を説明する. | | |
| | | 分割照射とはどのような照射法ですか? | 284 |
| Q8 | 組織内照射について説明する. | | |
| | | 組織内照射とはどのような照射法ですか? | 284 |
| Q9 | 口腔癌における放射線治療の適応について説明する. | | |
| | | 口腔癌に対して放射線治療が行われる理由は何ですか? また, 適応にはどのようなものがありますか? | 286 |
| Q10 | 放射線の酸素効果を説明する. | | |
| | | 放射線の酸素効果とは何ですか? | 287 |
| Q11 | LETの効果について説明する. | | |
| | | LETの生物学的効果とは何ですか? | 288 |
| Q12 | 放射線治療の全身的影響を説明する. | | |
| | | 放射線治療による全身的影響にはどのようなものがありますか? | 289 |
| Q13 | 口腔癌放射線治療の早期および晩期の副作用を説明する. | | |
| | | 口腔癌放射線治療の障害(副作用)にはどのようなものがありますか? | 289 |
| Q14 | 口腔癌放射線治療の口腔管理を説明する. | | |
| | | 口腔癌放射線治療患者の口腔管理を徹底する理由は何ですか? | 290 |

# 10 医療法規

本田和也・川嶋祥史

| Q1 | 歯科放射線防護の関連法規を述べる. | | |
|---|---|---|---|
| | | 歯科放射線防護の関連法規にはどのようなものがありますか? | 293 |
| Q2 | 歯科放射線防護の法令に関する具体例を説明する. | | |
| | | 歯科放射線防護の法令に関する具体例にはどのようなものがありますか? | 294 |
| Q3 | エックス線診療室の構造設備の基準を述べる. | | |
| | | エックス線診療室の構造設備の基準とはどのようなものですか? | 299 |
| Q4 | 管理区域を説明する. | | |
| | | 管理区域とは何ですか? | 299 |
| Q5 | 放射線診療従事者を説明する. | | |
| | | 放射線診療従事者に含まれる職種とは何ですか? | 301 |
| Q6 | 診療放射線技師を説明する. | | |
| | | 診療放射線技師とはどのような職種ですか? | 301 |

| | | |
|---|---|---|
| **Q7** | 診療所の敷地境界における防護を説明する. | |
| | 診療所の敷地境界における防護とはどのようなものですか？ | 302 |
| **Q8** | 漏洩線量の測定について説明する. | |
| | 漏洩線量の測定とは何ですか？ | 303 |
| **Q9** | 職業被曝の線量限度を説明する. | |
| | 職業被曝の線量限度とは何ですか？ | 304 |
| **Q10** | 放射線診療従事者の線量制限を説明する. | |
| | 放射線診療従事者の線量制限とは何ですか？ | 305 |
| **Q11** | 公衆の線量当量制限を説明する. | |
| | 公衆の線量当量制限とは何ですか？ | 306 |
| **Q12** | 放射線診療従事者の健康診断について説明する. | |
| | 放射線診療従事者の健康診断とはどのようなものですか？ | 306 |
| **Q13** | 歯科医師法における放射線管理の記録と保存を述べる. | |
| | 歯科医師法における放射線管理の記録と保存はどのように規定されていますか？ | 307 |
| **Q14** | 歯科エックス線検査における品質保証について述べる. | |
| | 歯科エックス線検査における品質保証とはどのようなものですか？ | 308 |

| | |
|---|---|
| 索　引 | 309 |

# 放射線のはじまりと宇宙

**chap.1 Q1**　SBOs　エックス線が誰によって，いつ発見されたのか説明する．

## エックス線検査の基礎となるエックス線を発見したのは誰ですか？

　エックス線を発見したのは，ドイツの物理学者レントゲン（Wilhelm Conrad Röentgen）博士です．19世紀後半，物理学者の間では真空放電現象が注目され，多くの研究者が真空管（ガイスラー管，クルックス管，レーナルト管）を使って研究を行っていました．1876年には放電現象に伴う電子の流れである陰極線が発見されました．

　1894年，レントゲンはドイツ，ヴュルツブルグ大学の学長職にも就き，すでに名声も得ている物理学の教授でした．50歳にもなろうかという年齢で，レントゲンは陰極線の現象に興味をもち，研究を続けていました．印加電圧を変えて陰極線の性質の変化などを観察していました．そして，電圧を高くするとそれまでわかっていた陰極線の性質とは異なった現象があることに気づきはじめました．1895年11月，真空管（クルックス管）で高圧放電の実験を行っていたところ，管から1mくらい離れたところに置いた蛍光紙（シアン化白金バリウムの紙）が蛍光を発するのを偶然発見しました．それは空中で2～3cmの飛程しかない陰極線では起こり得ないことであり，新しい放射線発見の瞬間でした．レントゲンは未知の放射線として，エックス線（X線）と仮の名前をつけましたが，現在ではこの名前が定着して使われ，一般にはレントゲン線とも称されています．レントゲンは，このエックス線の存在の確証を得るため，前にも増して一人密かに研究に没頭しました．有名なベルタ夫人の手の写真もこの時期に撮影されました．エックス線の研究結果は論文にされ，ヴュルツブルグ物理医学協会議事報告に異例の早さで出版されました．この科学史上偉大

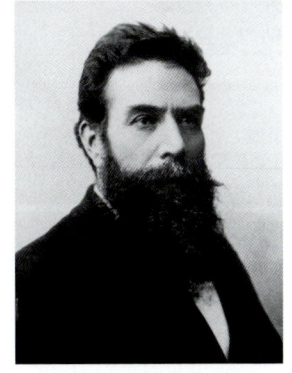

図 ● Wilhelm Conrad Röntgen

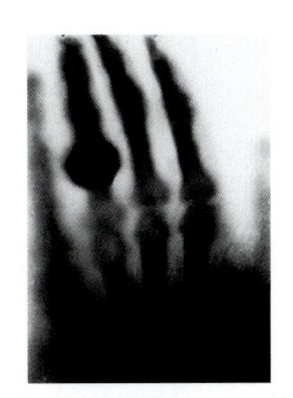

図 ● ベルタ夫人の手のエックス線写真
指輪部分が膨らんだように写っている．

な発見は世界中に知れわたり，1901年ノーベル物理学賞を受賞しました．

エックス線の発見は私たちに大きな恩恵を与えています．医科領域はもちろん歯科領域でも，エックス線写真撮影検査，CT，コーンビームCTと広く利用されています．また，工学，天文学とその利用は広範にわたります．レントゲンがエックス線を発見する十数年前から有名な研究者を含めてエックス線を放射する陰極管を使って研究がなされていました．なかにはエックス線発見に結びつく現象もとらえられていたようです．レントゲンは偶然の蛍光現象に遭遇したという事実があったとしても，そこからエックス線発見に結びつけた洞察力と，精緻な実証実験を行ってそれを証明したところにその偉大さがあります．

**参考文献** 1）山崎岐男，大場覚，鈴木宗治，大竹久：X線発見の軌跡，日本シェーリング，1996

---

chap.1　SBOs　放射線による利益と害を述べる．

## Q2　放射線を利用するとどのような利益や害があるのですか？

さまざまな放射線や放射性同位元素（放射線を放出する物質）を人工的につくり出せるようになり，いろいろな分野で利用され，多くの利益が得られています．

医用放射線は，歯科医学の分野では疾患の診断や治療の目的で用いられています．肉眼で見ることができない生体内の顎骨や歯の内部の状態は，エックス線を用いることでその観察が可能です．たとえば，齲蝕や根尖病巣の有無，歯の破折，歯槽骨や顎骨の状態など，歯科領域の疾患の診断，そして治療するための重要な情報を得ることができます．

生体内の状態をみることができるという放射線の特性は，臨床医学のすべての領域にわたって広く利用されており，放射線を利用して撮影検査する画像検査法は最も重要な検査

**表 ● 放射線利用による利益と害**

| | | 利　益 | | 害 |
|---|---|---|---|---|
| | 一般的なもの | 健康，事故防止，豊かな社会 | | 疾病と苦痛 寿命短縮 |
| 利用例 | 医用放射線 | 診断・治療 | 身体的障害 | 発がん 寿命の短縮 白内障 |
| | 原子力発電 | 安価な電力 大気汚染の低減 | | |
| | 工業用エックス線 | 非破壊検査 電線ケーブルの熱耐加工 タイヤ用ゴムの強化（事故防止） | 胎児の障害 | 胎児死亡 催奇効果 発がん |
| | 農業利用 | 発芽防止（保存性向上） 品種改良（品質向上） 殺虫・殺菌（生産性向上） | 遺伝的影響 | 胎児，幼児死亡 催奇効果 |
| | その他 | 害虫駆除（健康） 手荷物検査装置（犯罪防止） 煙探知機（事故防止） | | |

法の1つになっています．また，放射線は悪性腫瘍の治療にも利用され，近年では治療効果を高めるために手術，化学療法，免疫療法などとも併用されています．

医療用のさまざまな用具の滅菌にも利用されています．滅菌方法にはγ線（ガンマ線），電子線，エチレンオキサイド，高圧蒸気によるものがありますが，エチレンオキサイドの場合は工程保守管理や残留性の問題があり，また，高圧蒸気では滅菌できないものがあることから，γ線によって滅菌されるものが増えています．

医療以外でも原子力利用などの基礎科学の分野から，工学，農学などの応用分野まで，広範な分野において重要な地位を占めています．原子力利用としては原子力発電があり，火力発電の問題である大気汚染がなく安価で安定した電力を得ることができます．工業利用においては溶接部，機材の故障や破損をエックス線撮影して確認する非破壊検査，電線ケーブルの放射線照射による熱耐加工，タイヤ用ゴムの強化のために電子線を当てる加硫処理などがあり，事故の防止や安全性の向上が期待できます．農業利用としては放射線照射による発芽防止，殺虫・殺菌，品種改良および不妊化による害虫駆除などがあり，生産性を高めた保存性が高く，おいしい食品の供給が得られます．そのほかにも，炭素14という放射性元素の残存量で測る年代測定，手荷物検査装置，放射線の線源と検出器の間に製品を通して厚さを計る厚さ計，腕時計などの蛍光塗料，煙探知機，蛍光灯を点灯させるグロー管，避雷針など，思いもよらないものにも利用されてさまざまな恩恵を得ています．

しかし，放射線はその取り扱い方によって，身体的影響という有害な面や，遺伝的影響という人類にとって重大な回避すべき課題があります．たとえば，齲蝕や根尖病巣が疑われるとき，エックス線検査を行うことで早期に発見・治療することができますが，同時にエックス線によって何らかの放射線の影響も受けることになります．しかし，病巣を診断して治療する利益と放射線障害とを比較した場合，利益のほうがはるかに大きいためエックス線検査を行います．この場合，歯科医師には診断のため撮影した画像を正確に読影して適切な診断をするための能力が要求されます．そうでなければ，いたずらにエックス線を利用して放射線障害のみをもたらすことになってしまいます．放射線はいまや人類にとってなくてはならないものとなっていますが，身体的影響や遺伝的影響などの問題が潜んでいることを忘れてはなりません．そして，害を最小限に抑えて最大限の利益を得るように努力していくことが歯科医師の責務となっています．

**参考文献**
1) 鹿島勇，土持眞，金田隆：人体に対する放射線の影響，新歯科放射線学（鹿島勇 編），第1版，p.363-372，医学情報社，2008
2) 東与光，青山亘，鈴木信一郎：放射線医学の基礎 Oral radiology，第6版，p.1-164，日本医事新報社，1975

chap.1

**SBOs** 宇宙における被曝を説明する.

## Q3 私たちは宇宙からも放射線を浴びているのですか？

参照
▼
chap.8-Q1
chap.8-Q2

　宇宙空間ではそこを飛び交う放射線によって被曝を受けます．宇宙空間を飛び交う放射線には，太陽の放射線，銀河系内の放射線，銀河系外の放射線があります．太陽の放射線は，太陽から放出される陽子と電子がほとんどで，数%のα粒子と微量の重粒子を含みます．また，太陽は11年周期で活動しており，太陽表面の爆発（太陽フレア）によって大量の放射線を放出しています．銀河系内の放射線は，地球が存在する天の川銀河系のなかにある超新星，中性子星から発生する陽子，α粒子，重粒子です．銀河系外の放射線とは，天の川銀河系以外のさらに遠い銀河系や星雲間どうしの衝突で生じた陽子，α粒子，重粒子です．

　地球周囲では太陽の放射線などが地磁気の磁力線に捕捉され，赤道上空を土星の環のように取り囲み，平均高度が約3,600 kmの陽子帯と約18,000 kmの電子帯の2層の放射能ベルト（バンアレン帯）があります．

　また，地球上では宇宙空間を飛び交う放射線が地球に降り注いだものを宇宙線（宇宙放射線）と呼びます．宇宙線というのは単一構成の放射線ではなく，各種放射線の総称です．宇宙空間を飛び交う放射線を一次宇宙線，一次宇宙線が大気中の原子核との相互作用によって生ずる放射線を二次宇宙線と呼びます．二次宇宙線はどのように発生しているのでしょうか．まず，高エネルギーの宇宙線が地球大気内に入射すると，大気中の原子核と相互作用し，高エネルギーの二次粒子が発生します．発生した二次粒子もエネルギーが高いため，さらに粒子を生成します．このような反応が連鎖的に生じて大気中で大量の二次粒子が発生する現象を空気シャワーと呼びます．大気を進むにつれて空気シャワーは発達し，シャワー中の粒子数が増加しますが，それに伴って，1粒子当たりのエネルギーは低くなっていきます．やがて，エネルギーの低くなった粒子は新たな粒子を生成できなくなり，空気シャワーは減衰します．生成された粒子のうち，寿命の短いものは崩壊し，残ったγ線，電子，μ粒子などが地表に複数同時に到来します．空気シャワー中では，原子核の相

**表●自然線源からの平均被曝線量**

| 線源 | | 世界の平均年実効線量(mSv) | 代表的な範囲(mSv) |
|---|---|---|---|
| 外部被曝 | 宇宙線 | 0.4 | 0.3〜1.0[a] |
| | 地殻γ線 | 0.5 | 0.3〜0.6[b] |
| 内部被曝 | 吸入（主としてラドン） | 1.2 | 0.2〜1.0[c] |
| | 摂取 | 0.3 | 0.2〜0.8[d] |
| 合計 | | 2.4 | 1.0〜10 |

a：海面から高所までの幅．
b：土壌と建材の放射性核種成分による．
c：ラドンガスの屋内蓄積による．
d：食物と飲料水の放射性核種成分による．

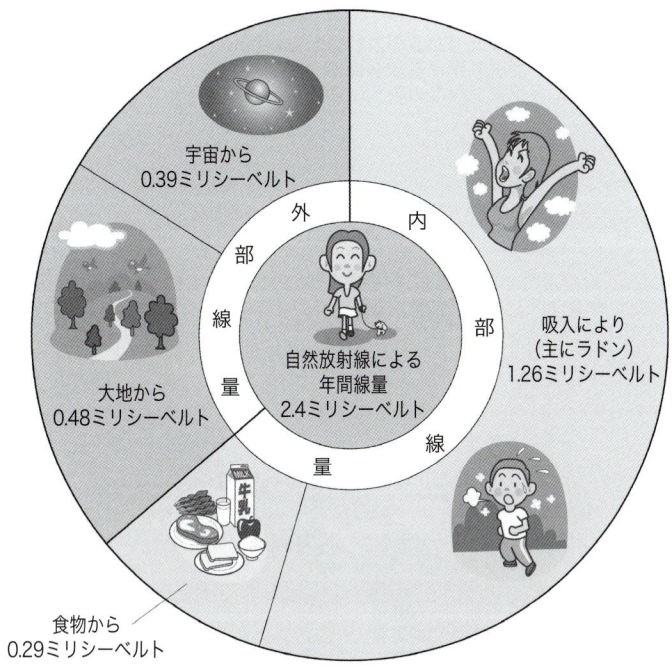

図●**自然放射線から受ける線量**（1人当たりの年間線量：世界平均）
〔参考文献：3）より〕

互作用で生じた中性π粒子の崩壊などによってγ線が生じます．このγ線から，対生成（創成）によって1組の電子・陽電子が生じ，これらの電子対が大気中の原子核によって何度か制動放射を起こすことで，複数のγ線を放出します．この過程を繰り返すことで粒子数が増加します．このような現象を電磁カスケードと呼びます．γ線と電子は，空気シャワーの主要な成分であり，電磁カスケードは空気シャワーの主要な現象です．

地表からの高度の増加とともに大気がなくなり，荷電粒子を散乱させる地磁気が弱くなっていくと宇宙線の量は急激に増加します．地表では世界の平均で年間 0.39 mSv といわれていますが，航空機が飛行する高度 10,000 m では年間 20〜30 mSv となるので，日本・米国間の往復飛行をすると約 0.1 mSv になります．また，高度約 400 km，軌道傾斜角 50 度で飛行する宇宙ステーションの内部では，地表の約 1,000 倍に相当する約 1 mSv/day と概算されています．

また，地表においては，それ以外に大地放射線として大地や建材中に含まれる放射性物質，ウラン-238，トリウム-232 およびカリウム-40 などから年間 0.48 mSv，体内放射線として体内に取り込まれた自然に存在する放射性物質，ラドン-222，ウラン-238，トリウム-232 やカリウム-40 によって，年間 1.5 mSv 被曝しています．つまり，人は自然界の宇宙線，大地放射線および体内放射線によって世界の平均で年間 2.4 mSv 被曝していることになります．

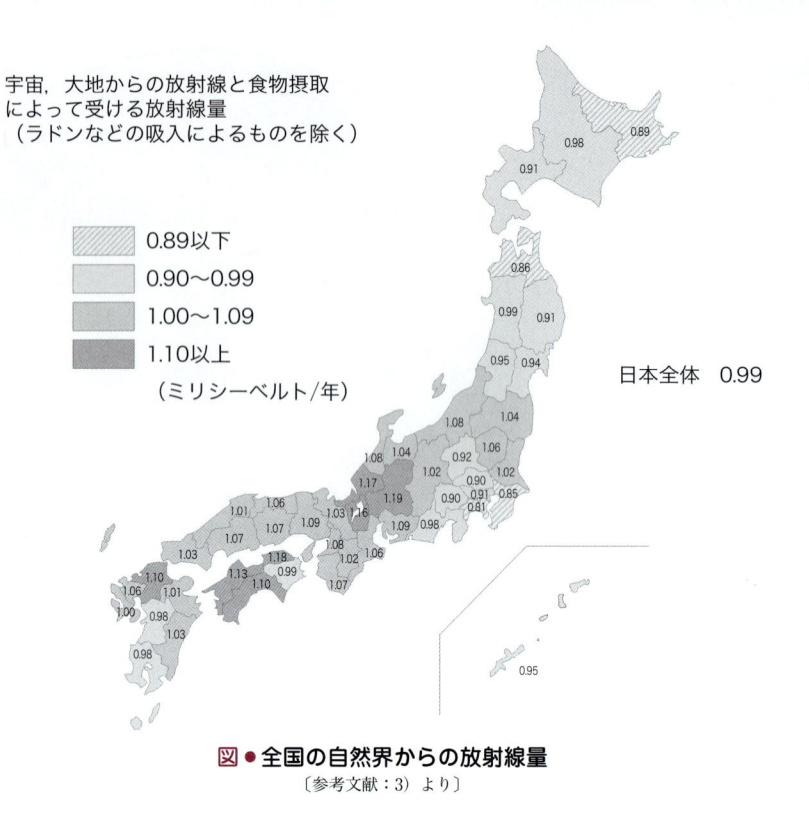

宇宙，大地からの放射線と食物摂取
によって受ける放射線量
（ラドンなどの吸入によるものを除く）

　　0.89以下
　　0.90〜0.99
　　1.00〜1.09
　　1.10以上
　（ミリシーベルト/年）

日本全体　0.99

図● 全国の自然界からの放射線量
〔参考文献：3）より〕

参考文献
1）鹿島勇，土持眞，金田隆：人類がうける放射線被曝，新歯科放射線学（鹿島勇 編），第1版，p.357-362，医学情報社，2008
2）岩崎民子，中村祐二：放射線の線源と影響，国連科学委員会2000年報告書，放射線科学，Vol. 43, No. 12, 2000
3）電気事業連合会ホームページ：でんきの情報広場，原子力・エネルギー図面集2011
　　http://www.fepc.or.jp/library/publication/pamphlet/nuclear/zumenshu/index.html，（参照 2011-2-15）

chapter

# 2

# 放射線の発生と装置

chap.2 　SBOs　電離放射線を説明する．

## Q1　電離放射線とは何ですか？

参照
chap.2-Q2

　電離放射線とは，物質を直接あるいは間接的に電離する能力を有する電磁波と粒子のことです．

　物質の最小単位である原子から放出された粒子あるいはエネルギーのことを放射線といいます．原子は，その内部に"素粒子"が存在しています．電子，陽子，中性子がその代表的な粒子で，中性子と陽子は強固に結合し原子核を構成しています．核の周囲には電子がまわっています．これらの粒子と粒子を結合しているエネルギーが原子の外に放出された，電磁波および運動エネルギーをもった粒子線を放射線といいます．電磁波と粒子線は物質中を通過するとき，直接的あるいは間接的に電離を引き起こす性質をもっています(電離放射線)．電離とは放射線が物質を通過する際，物質を構成する原子の軌道電子を原子外にはじき飛ばす現象で，その結果，原子はプラス（＋）の電荷をもつことになります．

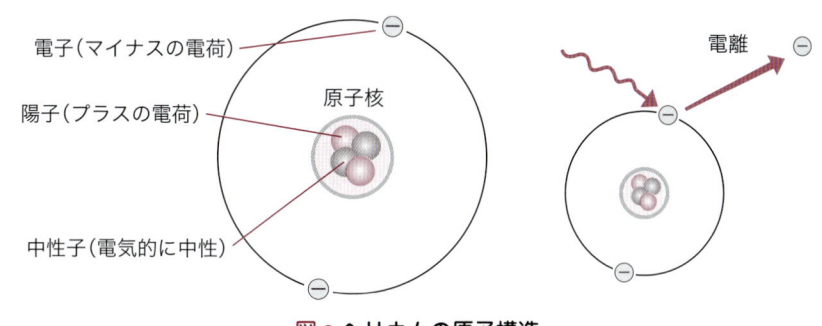

図● ヘリウムの原子構造

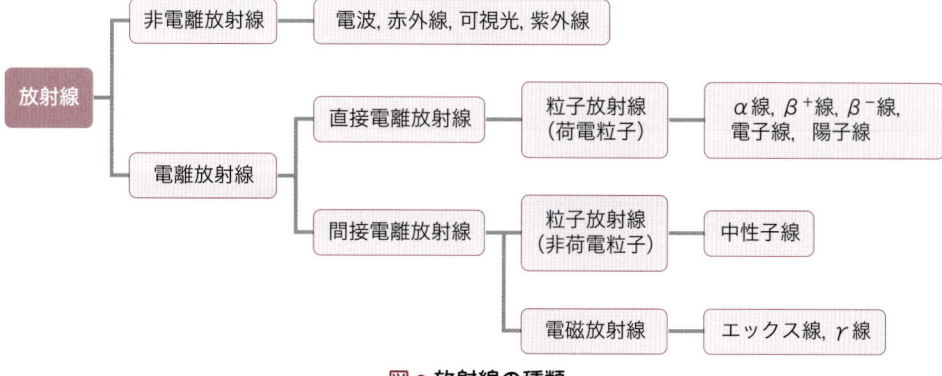

図● 放射線の種類

参考文献　1）Ter-Pogossian, M. M.：物理的表現の分類，放射線診断の物理（宮川正 監訳），p.8-26, 朝倉書店, 1970

chap.2　SBOs　電磁波を説明する．

# Q2　電磁波とは何ですか？

　電磁波とは，電場と磁場の変化によってできた波であり，電界と磁界が同時に発生し空間を伝搬していくエネルギーそのものです．エネルギーそのものが伝搬するため，音波のように媒体となる物質が存在しなくても真空中を伝わっていきます．

　電磁波には，電波，赤外線，可視光，紫外線，エックス線（X線），γ線（ガンマ線）が含まれます．このなかで物質との相互作用により電離を引き起こす力をもったエックス線，γ線が電磁放射線になります．

　電磁波には次の特徴があります．

① 質量，荷電をもちません．
② 真空中では光速度（$3×10^8$ m/sec）で伝搬します．
③ 直進します．
④ 波長は $10^{-8}$ m〜$10^{-14}$ m の範囲です．
⑤ 物質と相互作用し吸収，散乱が起こります．
⑥ 反射，屈折を起こします．
⑦ 電場，磁場の影響を受けません．
⑧ 偏向，干渉が起こります．

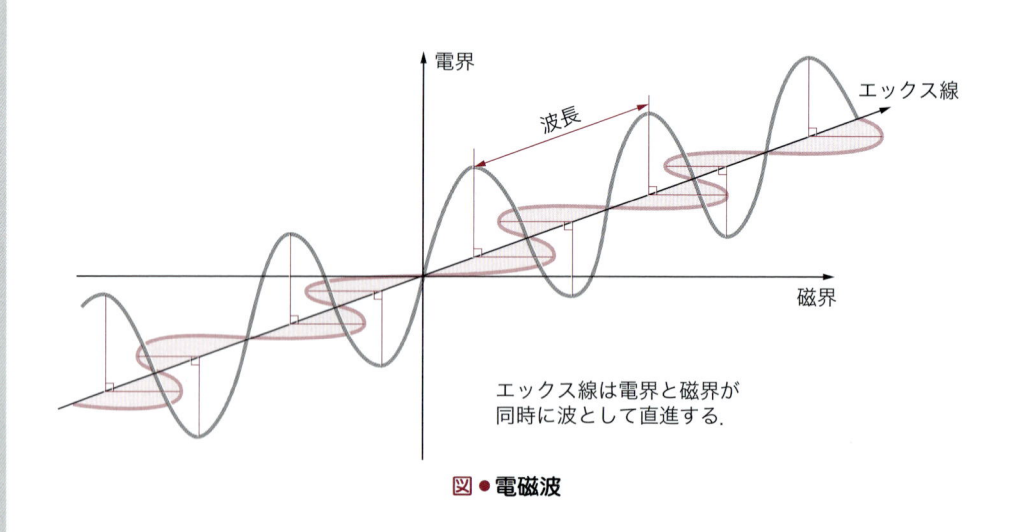

エックス線は電界と磁界が同時に波として直進する．

図●電磁波

参考文献　1）Ter-Pogossian, M. M.：物理的表現の分類，放射線診断の物理（宮川正 監訳），p.8-26, 朝倉書店, 1970

chapter 2　放射線の発生と装置

## Q3　粒子放射線とは何ですか？

**SBOs**　粒子放射線を説明する．

　原子を構成する素粒子〔陽子，中性子，電子，α粒子（アルファ粒子），中間子，中性微子など〕が加速され，原子外に放出されたものを粒子放射線といいます．粒子によって荷電している場合（荷電粒子）は直接電離放射線であり，荷電をもたない（非荷電粒子）場合は間接電離放射線です．粒子放射線と物質との相互作用は，粒子の大きさ，速度，電荷により左右されます．物質によって阻止されるとエネルギーが伝達されます．

① 荷電粒子線：電子，陽電子，β線（ベータ線：核内から放射された電子），α線（アルファ線：加速されたヘリウム原子核），陽子（加速された水素原子核）など．
② 非荷電粒子：中性子，中性微子など．

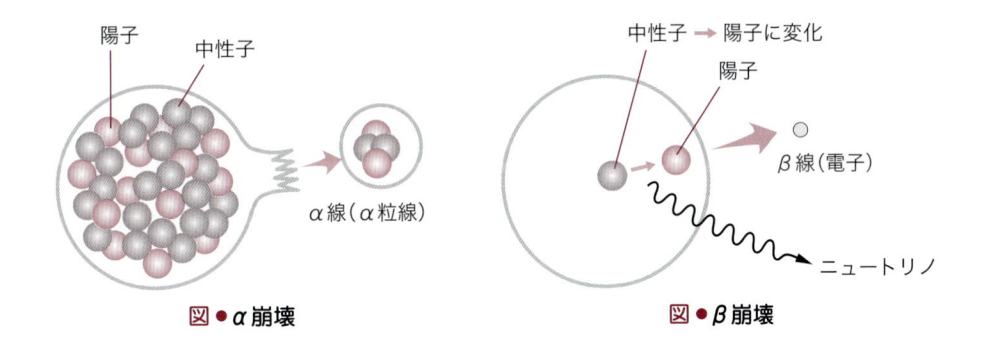

図●α崩壊

図●β崩壊

**参考文献**
1）Ter-Pogossian, M. M.：物理的表現の分類，放射線診断の物理（宮川正 監訳），p.8-26，朝倉書店，1970

## Q4　エックス線，γ線とは何ですか？

**SBOs**　エックス線，γ線を説明する．

**参照**
chap.2-Q1

　電磁放射線にはエックス線とγ線（ガンマ線）があります．エックス線，γ線とも光の速度と同じ速さ（$3 \times 10^8$ m/sec）で空間を伝搬します．しかし，同じ電磁波であってもγ線とエックス線は発生機構が異なっています．
　エックス線とは，原子核外の軌道電子領域から電子の運動および位置エネルギーが変換されて発生します．
　γ線とは，原子核の崩壊により二次的に核内から放出されます．原子核内の陽子あるいは中性子が崩壊してα崩壊あるいはβ崩壊を引き起こし，次に崩壊後の娘核が励起状態にあるときγ線を放出して基底状態に移行します．γ線を放出しても原子核の番号や質量には変化は生じません．

9

エックス線，γ線は波であることから振動数（ν）と波長（λ）の関係は次の関係式が成り立ちます．

$$\nu = c/\lambda$$

c：光速 $3\times10^8$ m/sec

一方，電磁波は波動と粒子の性質を兼ね備えている関係から光量子（光子）といい，波長と光量子エネルギーとの関係は次の式で定められています．

$$E = h\nu$$

h：プランクの常数，$6.6256\times10^{-34}$ j・sec

つまり，波長が短ければその電磁波のもつエネルギーは大きくなり，物質の透過力が強くなります．

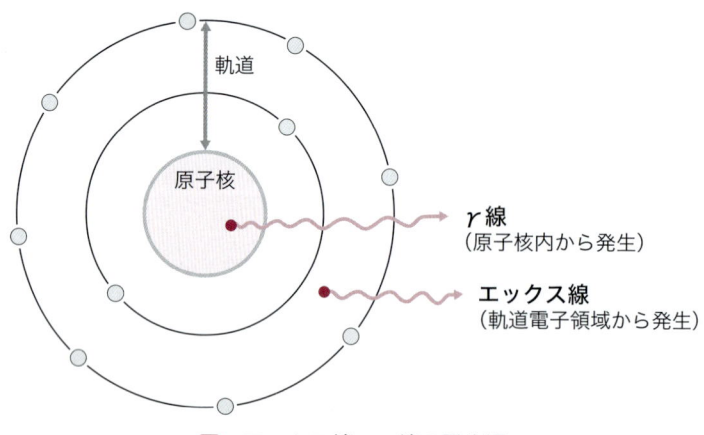

**図●エックス線，γ線の発生源**

**参考文献**
1）Ter-Pogossian, M. M.：物理的表現の分類，放射線診断の物理（宮川正 監訳），p.8-26，朝倉書店，1970

---

chap.2　SBOs　エックス線発生の必要条件を説明する．

## Q5 エックス線発生のための必要条件とは何ですか？

エックス線はエックス線管と呼ばれるガラスでできた管球から，次の条件を満たすとき発生します．

① 熱電子（自由電子）の存在：陰極のタングステンでできたフィラメントに電流を通すと熱電子が発生します．

② 熱電子の加速（高電圧）：陰極と陽極の間に高電圧（歯科用では60 kV あるいは 70 kV）をかけ，熱電子を陽極に向かって放出させて加速を与えます．

③ ターゲット：高速運動を与えられた電子を陽極にあるタングステン製ターゲット（阻止物体）に衝突させます．

④ 真空：自由電子の加速と方向を保つため，管球の中を真空状態にします．

エックス線は，電子のもっている運動エネルギー，位置エネルギーが電磁波に変化したものです．高速で運動する電子が物質の原子内（ターゲットのタングステン）を通過する際，次の2つの過程によりエックス線が発生します．

① 相互の作用を起こして，核の近くで減速されます．減速することにより失ったエネルギーは電磁波として放出されます（連続エックス線）．

② 軌道電子と衝突した場合，軌道電子のエネルギー順位が高くなり原子外へ放出されます．軌道電子放出後は，そこが空位になるため外側の軌道電子が遷移して電子の再配置が行われます．その結果，軌道間のエネルギー差が電磁波として放出されます（特性エックス線）．

① 熱電子の発生

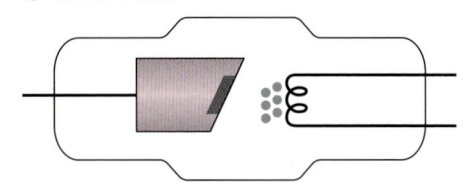

② 熱電子の加速（高電圧）

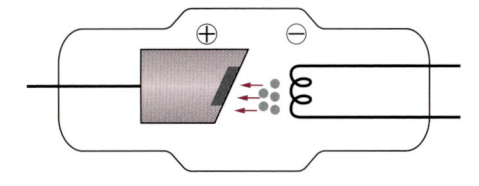

③ ターゲット
（高速電子がターゲットに衝突）

エックス線の発生

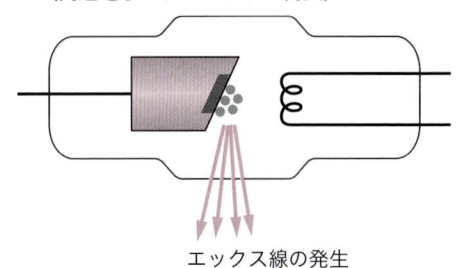

**図●エックス線の発生**

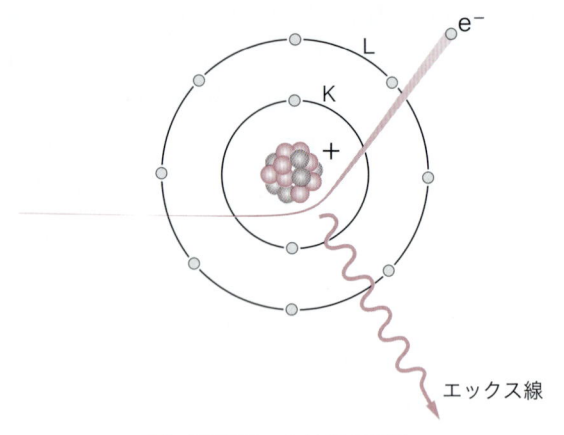

**図 ● 連続エックス線の発生**

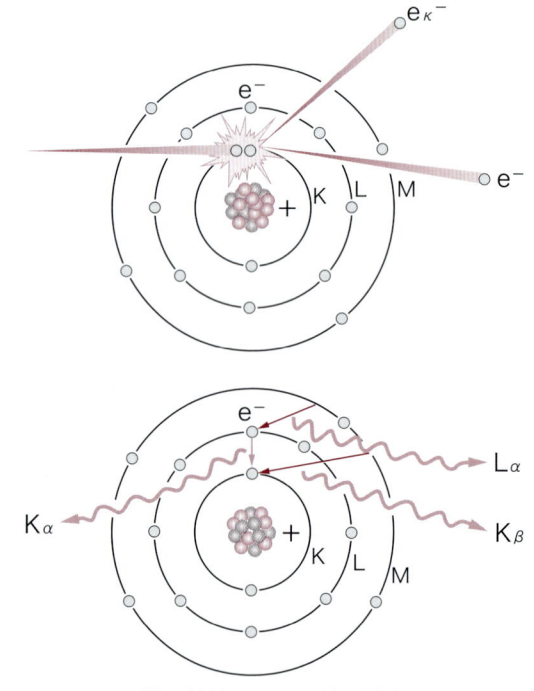

**図 ● 特性エックス線の発生**
L$_α$：M 殻電子が L 殻へ転移するときに放出されるエックス線光子
K$_β$：M 殻電子が K 殻へ転移するときに放出されるエックス線光子
K$_α$：L 殻電子が K 殻へ転移するときに放出されるエックス線光子

参考文献　1）東与光：X 線の発生と性質，Oral radiology, p.23-24, 医事新報社，1985

chapter 2　放射線の発生と装置

## chap.2 Q6

SBOs　エックス線の一般的な性質を説明する．

### エックス線にはどのような性質がありますか？

**物質透過作用**
　エックス線が物質と相互作用を行わないで透過することがあります．透過したエックス線はフイルムなどに画像形成に関与します．

**物理的作用**
▶ 励起と電離作用
　エックス線が物質と衝突すると相互の作用が行われます．その原子から光電効果，コンプトン効果あるいは電子対生成（創成）が行われ，電離・励起を引き起こします．
▶ 蛍光作用
　エックス線を蛍光物質（タングステン酸カルシウム，希土類元素など）に照射すると，これらの物質に吸収されて可視光や蛍光を発生します．

**化学的作用**
　エックス線によりつくられた高速電子が電離，励起を引き起こし，化学変化が起きます．

**物理・化学的作用**
▶ 写真作用
　フイルムの感光剤（ハロゲン化銀）に化学作用を引き起こし，金属銀が析出することによりエックス線写真をつくります．
▶ 着色作用
　ある種の物質にエックス線を照射すると着色します．

**生物学的作用**
　エックス線により，皮膚の紅斑，潰瘍あるいは白血病，発がん，遺伝的影響を引き起こします．

参考文献　1）東与光：X線の発生と性質，Oral radiology，p.30-32，医事新報社，1985

## chap.2 Q7

SBOs　エックス線管の構造を説明する．

### エックス線管はどのような構造ですか？

　エックス線管は，①熱電子（自由電子）の存在，②熱電子の加速（高電圧），③ターゲット，④真空の条件を備えています．
　写真に示すように陰極，陽極の2つの電極をガラスの中に設置して内部を真空状態（$10^{-7}$ mmHg 前後）にした，いわゆる2極真空管です．
　内部の構造を図に示します．

▶ 陰　極

　陰極（cathode）のフィラメントはタングステン製で，ここに電流を流し，熱電子を放出させます．

▶ 陽　極

　陽極（anode）は銅製で，電子が当たる部分をターゲットといい，タングステンがはめ込まれています．

▶ 焦　点

　陰極から放出された熱電子が集束電極で収束され，電子ビームが陽極ターゲット面の1点に衝突します．この部分を焦点（focus）と呼びます．

▶ 集束電極

　陰極のフィラメントから放出された電子は，陽極に向かって高速運動をしますが，この電子ビームを陰極に付属した集束電極で反発させて焦点に集中させます．

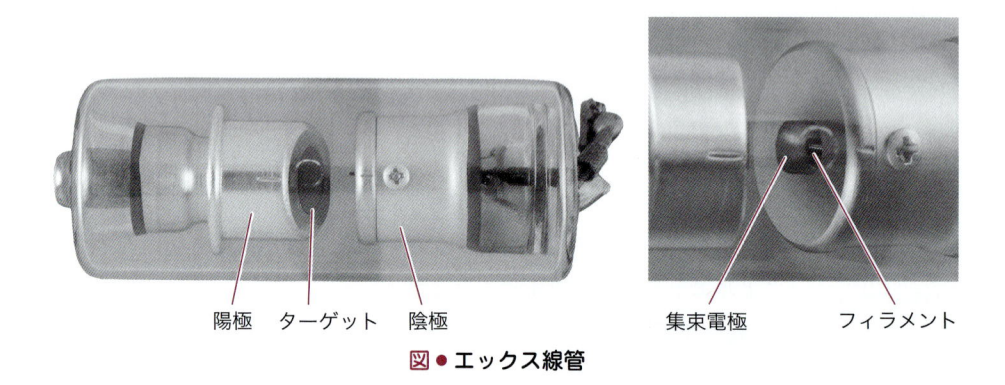

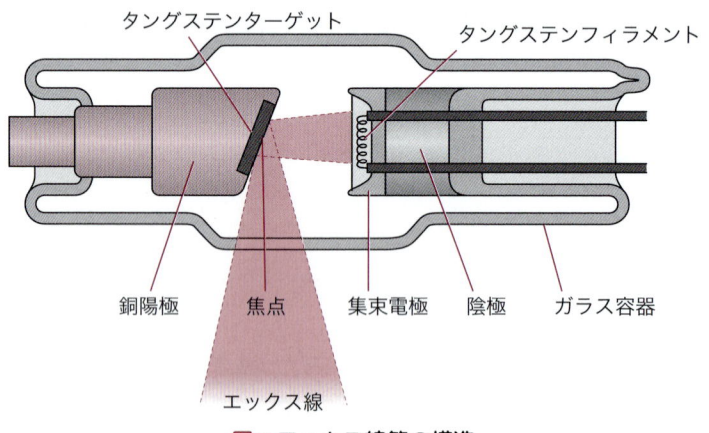

図● エックス線管

図● エックス線管の構造

**参考文献**　1）Ter-Pogossian, M. M.：X 線装置，放射線診断の物理（宮川正 監訳），p. 98-105，朝倉書店，1970

chapter 2　放射線の発生と装置

chap.2　SBOs　歯科用エックス線装置の特徴を説明する．

## Q8　歯科用エックス線装置にはどのような特徴がありますか？

　胸部，腹部撮影用，透視撮影用など大型のエックス線発生装置は，エックス線管そのものが大型で，回転陽極が使用されています．しかし，歯科用エックス線撮影装置は比較的小さなエックス線管で，焦点も固定されています．整流器を用いない自己整流方式も特徴の1つです．

　撮影時の条件設定も一般の撮影装置の場合，タイマ，管電流，管電圧を調整し撮影をします．しかし，歯科用の場合，管電圧（60〜70 kVp），管電流（7〜10 mA）は固定され，撮影条件はタイマで照射線量の調整をしています．

　照射野の調整は，一般的装置では多重絞りが使用されていますが，歯科用の場合，固定絞りと照射筒（コーン）により固定されています．

　撮影時の照射角度は自由に設定可能とするため，アームで自由な角度を設定できるようになっています．

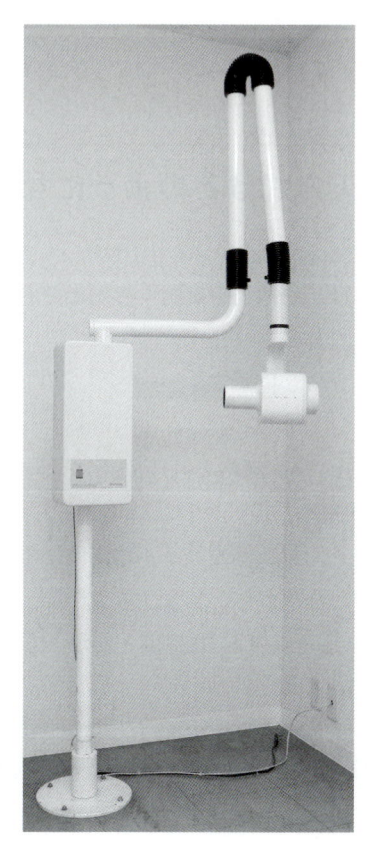

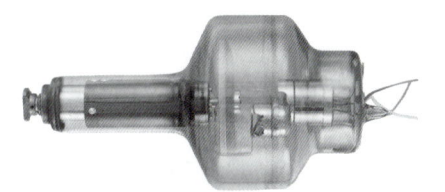

回転陽極

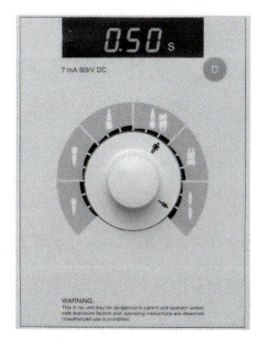

タイマ

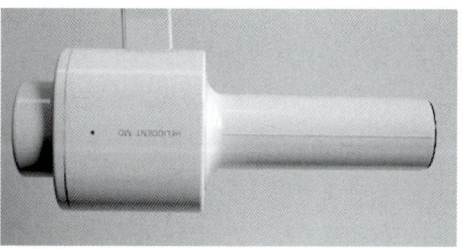

照射筒
（コーン）

図●歯科用エックス線装置

参考文献　1）奥村泰彦：口内法 X 線撮影装置, 歯科放射線学（古本啓一, 岡野友宏, 小林馨 編）, 第 4 版, p.48-51, 医歯薬出版, 2008

15

chap.2 SBOs 歯科用エックス線装置のJIS規格を説明する．

## Q9 歯科用エックス線装置のJIS規格はどのようになっていますか？

歯科用エックス線装置には，その製造過程においてJIS規格（日本工業規格）によって詳細な規格が定められています．主要な項目を表に示します．

**表 ● 歯科用エックス線装置のJIS規格**

| 項　目 | 規　格 | JIS規格 |
|---|---|---|
| 総濾過 | 管電圧70 kV未満でアルミニウム当量1.5mmAl以上 | JIS Z 4701 |
| 焦点・皮膚間距離 | 管出圧60 kV以上で20 cm以上 | JIS Z 4701 |
| 照射野 | 照射筒先端部において60 mmを超えない | JIS Z 4711 |
| 照射用タイマ | 上限値は3.2秒以下にする | JIS Z 4711 |
| 照射スイッチ | デッドマンタイプのスイッチを使用しなければならない | JIS Z 4703 |

**参考文献**
1）JIS：医用X線装置通則 JIS Z 4701，日本規格協会，1997
2）JIS：医用X線機械装置通則 JIS Z 4703，日本規格協会，1995
3）JIS：医用X線機械装置通則 JIS Z 4711，日本規格協会，2006

chap.2 SBOs エックス線フィラメントの点火方式について説明する．

## Q10 エックス線フィラメントの点火方式はどのようになっていますか？

エックス線管の陰極にあるフィラメントは，熱電子を供給するためのものです．これに電流（1.5～2.0 A）を流し，フィラメントを加熱させます．

フィラメントの加熱は，同時点火と先点火の2種類です．

### ▶ 同時点火方式

タイマのスイッチを入れると，フィラメント回路と高圧回路に同時に電流が流れてフィラメントが加熱される方式です．回路図に示すように，同じトランスを使用していることから，一次側のスイッチを入れると，二次側のコイルに同時に電流が流れます．

したがって，フィラメント点火と同時に高圧がかかります．この際，フィラメントは温度上昇まで時間差が生じ，エックス線発生まで1/10秒ほどかかります．この現象が生じるため，タイマ時間調整が細かくできません．

### ▶ 先点火方式

メインのスイッチがONになったとき，高圧発生トランスとは別回路になっているフィラメント用トランスに電流が流れて管球のフィラメントを加熱します．

したがって，高圧電流を流す前にフィラメントには熱電子が供給された状態になり，タイマスイッチが押されると同時にエックス線が発生します．つまり，同時点火方式に比べて短いタイマ設定が可能となります．

図 ● 同時点火方式

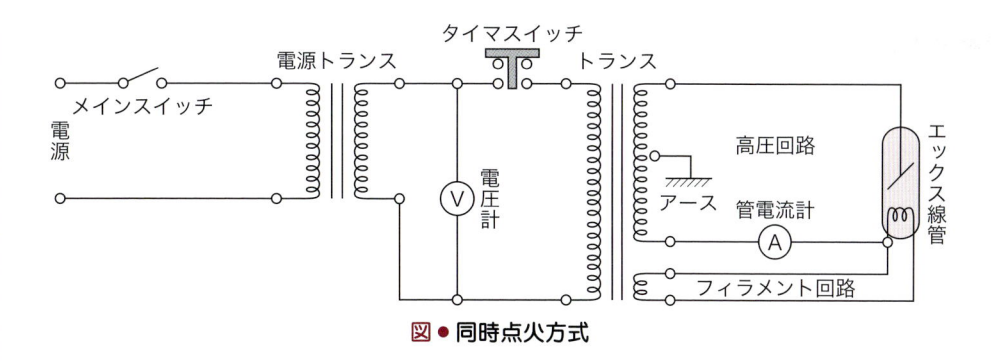

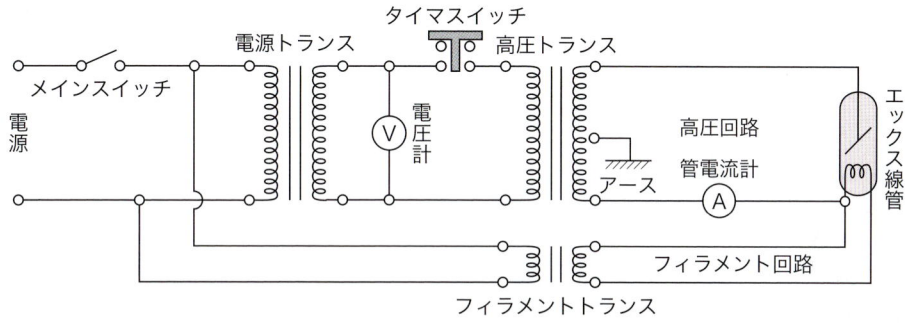

図 ● 先点火方式

参考文献　1）東与光：歯科用X線装置, Oral radiology, p.39-40, 医事新報社, 1985

---

chap.2　SBOs　エックス線の発生強度を変化させる因子を説明する．

## Q11　エックス線の発生強度を変化させる因子は何ですか？

　エックス線管から単位時間当たりに発生するエックス線量は，各種条件によって変化します．エックス線量Dは次式のようになります．

$$D = K \cdot I \cdot Z \cdot V^n$$

D：エックス線量　I：管電流（mA）　Z：焦点の原子番号
V：管電圧（kVp）　K：比例定数

　つまり管電流の増加に比例して強度は増加します．管電圧のn乗に比例して強度は増加します（歯科用のエックス線撮影装置ではn＝2）．撮影時間（タイマ）を大きくすると強度は増加します．

　また，エックス線管に貼付するフィルターの厚みによっても線量が変化します．フィルターが厚くなると強度は減弱します．

参考文献　1）東与光：X線の発生と性質, Oral radiology, p.26-27, 医事新報社, 1985

chap.2 SBOs 実焦点と実効焦点の違いを説明する．

## Q 12 実焦点と実効焦点の違いは何ですか？

　焦点面は電子ビーム方向に対して少し傾いています．したがって，高速電子は焦点面に長方形の領域に衝突します．この電子が衝突する面積を実焦点といい，おおよそ1：3もしくは1：4くらいの矩形を呈します．これを実際にエックス線が照射される方向（管球軸に直角）から見ると正方形に見えます．この方向から見た焦点を利用すると写真的効果が大きくなります．また，焦点面の加熱の回避や発生するエックス線量を多くすることができます．このような見かけ上の焦点を実効焦点といいます．

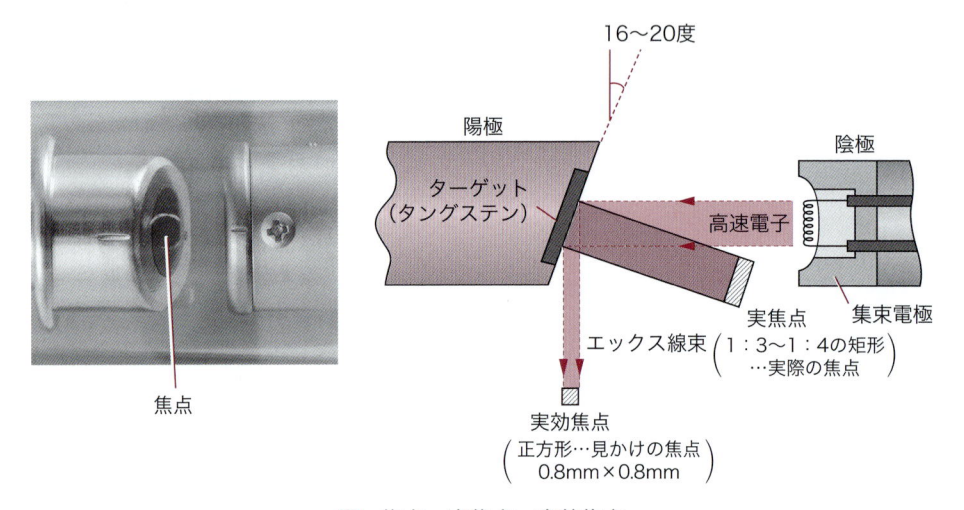

図●焦点，実焦点，実効焦点

参考文献　1）岡島俊三：X線装置，医学放射線物理学，p.39-40，南山堂，1986

chap.2 SBOs 本影と半影を説明する．

## Q 13 本影と半影とは何ですか？

　実効焦点はある大きさ（歯科用エックス線管で0.8 mm×0.8 mm）を有しています．被写体を撮影した場合，この焦点の大きさにより陰影の周囲に不鮮鋭な部分が生じます．これを半影といいます．
　焦点全体からエックス線が照射され，被写体が完全にエックス線を吸収した場合，接線部分はエックス線が部分的に画像Hを描出します．この部分の画像を半影といい，Sの部分は本影といいます．

## chapter 2 放射線の発生と装置

　半影の大きさは，焦点の大きさと被写体・フイルム間距離に影響され，次式が成り立つことから，半影を小さくしようとする場合，焦点を小さくするか，焦点・被写体間距離を長くする，あるいは被写体・フイルム間距離を小さくするとよいことになります．

$$F/H = a/b \qquad H = F \times b/a$$

F：焦点の大きさ　　P：被写体の大きさ
H：半影の大きさ　　S：本影（影像）
a：焦点・被写体間距離　　b：被写体・フイルム間距離

F：焦点の大きさ
P：被写体の大きさ
H：半影の大きさ
S：本影（影像）
a：焦点・被写体間距離
b：被写体・フイルム間距離

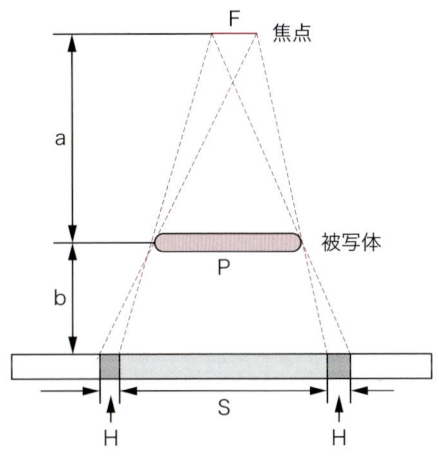

図● 本影と半影

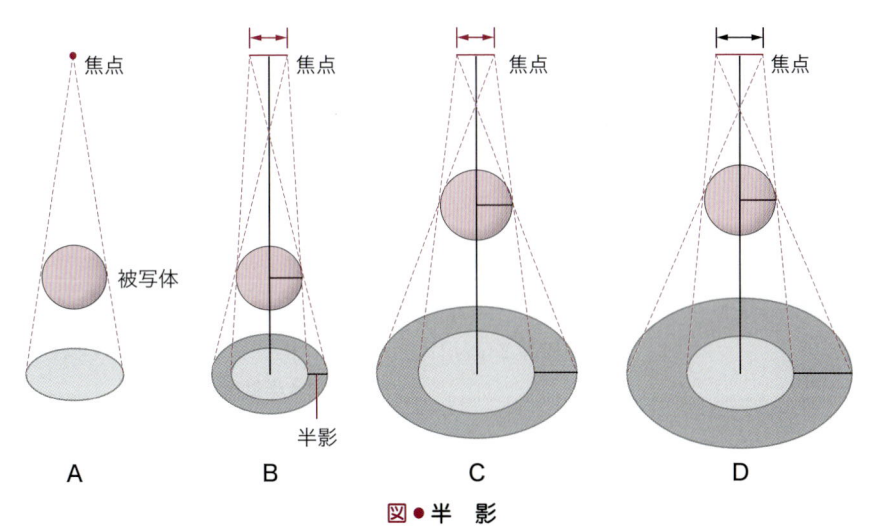

図● 半　影

A：焦点が点のとき半影は生じない．
B：焦点が大きさをもつため半影が生じる．
C：Bと同じ焦点の大きさでも，焦点・被写体間距離が小さくなると半影は大きくなる．
D：Cと同じ位置関係でも焦点が大きくなると半影も大きくなる．

**参考文献**
1）土持眞：X線撮影と画像検査, 歯科放射線学（古本啓一, 岡野友宏, 小林馨 編）, 第4版, p.42-44, 医歯薬出版, 2008

chap.2 SBOs 半価層を説明する.

# Q14 半価層とは何ですか？

　入射するエックス線量がある被写体を通過する際，その物質と相互作用が起こり吸収されます．透過後のエックス線量が入射エックス線量の1/2になるときの被写体の厚さを**半価層**（HVL；half value layer）といいます．

　エックス線はさまざまな波長が含まれている連続エックス線で，線質を正確に表すためにはスペクトル測定が必要となります．一般的に連続エックス線のスペクトル測定は煩雑です．そこで，簡便な線質の測定法として半価層を利用します．半価層は吸収体におけるエックス線の減弱を特徴とする定数です．ろ過板を徐々に厚くしていき，透過エックス線量が1/2になるフィルターの厚さを半価層とします．つまり，エックス線が吸収体を通り抜ける光子を1/2に減少させる吸収体の厚さに等しくなります．半価層が厚くなると透過力の強いエックス線であり，いわゆる硬エックス線，薄くなると透過力の弱い軟エックス線となります．歯科用エックス線装置の場合，アルミニウムを測定用フィルターとして用い，1.5 mmAlのように表示します．

　エックス線量を1/2にするフィルターの厚さを第1半価層といい，透過したエックス線をさらに1/2にするフィルターの厚みを第2半価層といいます．連続エックス線は第2半価層$D_2$が大きくなります．

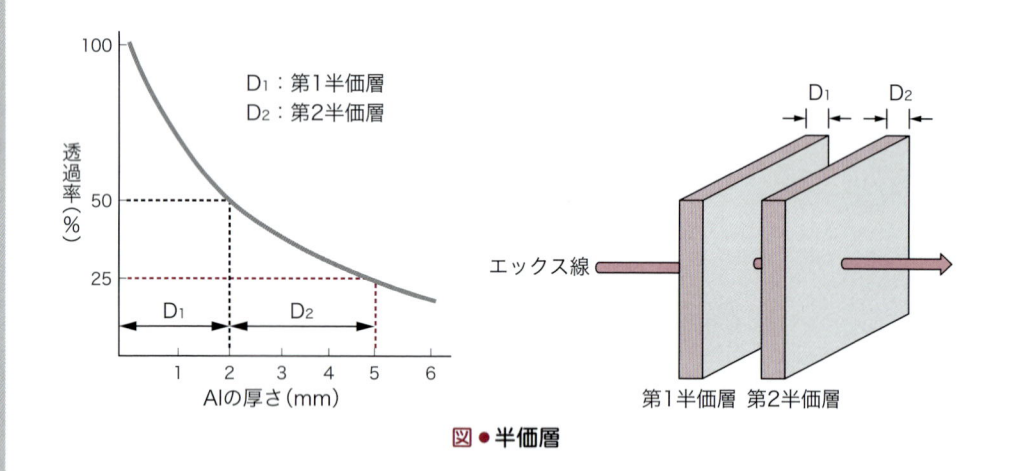

図●半価層

**参考文献**
1) Ter-Pogossian, M. M.：X線装置，放射線診断の物理（宮川正 監訳），p.94-114, 朝倉書店，1970

chap.2 SBOs Duane-Hunt の法則を説明する.

# Q 15 Duane-Hunt の法則とは何ですか？

　管電圧と連続エックス線との関係で，その最短波長は管電圧の最大値に逆比例します．エックス線光子のエネルギーは，振動数，波長と次の式で表されます．

$$E = h\nu = hc/\lambda$$
$$\lambda = hc/E = hc/eV$$

　　　　$\nu$：振動数
　　　　$\lambda$：波　長
　　　　h：プランクの常数（$6.6256 \times 10^{-34}$ j・sec）
　　　　c：光速（$3 \times 10^8$ m/sec）
　　　　eV：電子ボルト（$1.602 \times 10^{-19}$ J）

　$h = 6.626 \times 10^{-34}$ J・s，$eV = 1.602 \times 10^{-19}$ J であることから，$\lambda$ は最短波長，c は光速（$3 \times 10^8$ m/s），V は最大管電圧を表します．

　V を kV，$\lambda$ を Å で表すと，$\lambda = 12.4/V$（Å：$10^{-10}$ m）になります．これを Duane-Hunt の法則といいます．

　たとえば，最大電圧が 60 kVp のときには最短波長は 0.21 Å となります．

**参考文献**

1）岡島俊三：X 線発生の原理，医学放射線物理学，p.32-34，南山堂，1986

chap.2　SBOs　線量と線質を説明する.

# Q 16　線量と線質とは何ですか？

　線質とは，エックス線の波長などの性質のことを表します．波長の違いにより，性質が変わります．

　エックス線管から発生するエックス線の単位時間当たりのエックス線量は次式のようになります．

$$D = K \cdot I \cdot Z \cdot V^n$$

　　　　　D：エックス線量
　　　　　I：管電流（mA）
　　　　　Z：焦点の原子番号
　　　　　V：管電圧（kVp）
　　　　　K：比例定数

したがって，管電流，管電圧（2乗）によって変化します．また，撮影時間，撮影距離が実際の撮影時に影響を与えます．

　エックス線の波長に影響する条件には，次の式の各項目が影響することになります．

$$E = h\nu = hc/\lambda$$

　　　　　$\nu$：振動数
　　　　　$\lambda$：波　長
　　　　　h：プランクの常数（$6.6256 \times 10^{-34}$ j・sec）
　　　　　c：光速（$3 \times 10^8$ m/sec）

つまり，エックス線の波長は，管電圧，振動数が変化すると線質が変化します．

　また，スペクトル，ろ過，半価層なども線質を表す項目になります．

① 波長：エックス線の振動する波の頂点と頂点の間の距離です．
② 振動数：単位時間当たりに繰り返される波の回数（ヘルツ，Hz）です．
③ 管電圧：管電圧の変化は Duane-Hunt の法則により波長が変化します．
④ ろ過：エックス線吸収体を透過したエックス線（連続エックス線）は，波長の長い部分が吸収されて線質が変化します．
⑤ スペクトル：波長と光子数を表示したものです．
⑥ 半価層：連続エックス線は半価層（エックス線吸収体）を透過すると長波長成分が吸収されて線質が変化します．

**参考文献**
1）鈴木陽典：放射線とX線の性質，歯科放射線学（古本啓一，岡野友宏，小林馨 編），第4版，p.20-24，医歯薬出版，2008

chapter 2　放射線の発生と装置

| chap.2 | SBOs | 硬エックス線と軟エックス線の違いを説明する． |

## Q 17　硬エックス線と軟エックス線の違いは何ですか？

　電磁波であるエックス線はその性質により，硬エックス線あるいは軟エックス線と表現します．エックス線は，波長，振動数，管電圧によりその性質が変化します．波長が短く，エネルギーが高いエックス線は透過力が強く，硬い線質のエックス線といいます．逆に波長が長く，エネルギーの低いエックス線は透過力が弱く，軟らかい線質のエックス線といいます．

表●硬エックス線と軟エックス線

|  | 管電圧 | 波長 | 透過力 | 吸収 | 半価層 | 光子エネルギー |
|---|---|---|---|---|---|---|
| 硬エックス線 | 高い | 短い | 強い | されにくい | 厚い | 高い |
| 軟エックス線 | 低い | 長い | 弱い | されやすい | 薄い | 低い |

**参考文献**　1）東与光：放射線医学の基礎，Oral radiology, p.22, 医事新報社，1985

| chap.2 | SBOs | エックス線と物質との相互作用を説明する． |

## Q 18　エックス線と物質にはどのような相互作用がありますか？

　エックス線には波動としての性質のほか，粒子（光子）としての性質もあります．したがって，物質と衝突すると物質を構成する原子と相互の作用が起こり，エックス線のエネルギーと物質の原子番号，密度の違いによって吸収と散乱が起こりエネルギーを失います．吸収と散乱の現象は次のとおりです．

▶ 吸　収
　① 光電吸収
　② コンプトン吸収
　③ 電子対生成（創成）

▶ 散　乱
　① コンプトン散乱
　② 古典散乱（コヒーレント散乱，トムソン散乱）

吸収と散乱が同時に起こります．

**参考文献**　1）岡島俊三：放射線の性質と物質との相互作用，医学放射線物理学，p.108, 南山堂，1986

chap.2 SBOs 光電効果を説明する.

# Q 19 光電効果とは何ですか？

　入射エックス線（光子）のエネルギーが比較的低い場合，光電効果（吸収）が起こります．光子はそのエネルギーを物質の軌道電子に与え，みずからは消滅（吸収）し，衝突した軌道電子は原子の外にはじき飛ばされます（光電子）．この現象を光電効果（吸収）といいます．

　原子は軌道電子を失うことにより正のイオンになりますが，非常に不安定で空所へは外側の電子が遷移します．この際，特性エックス線を放出します．この光電効果の起こる確率は衝突する原子番号のほぼ3乗に比例し，放出された特性エックス線はエネルギーが低いため物質中で吸収されます．

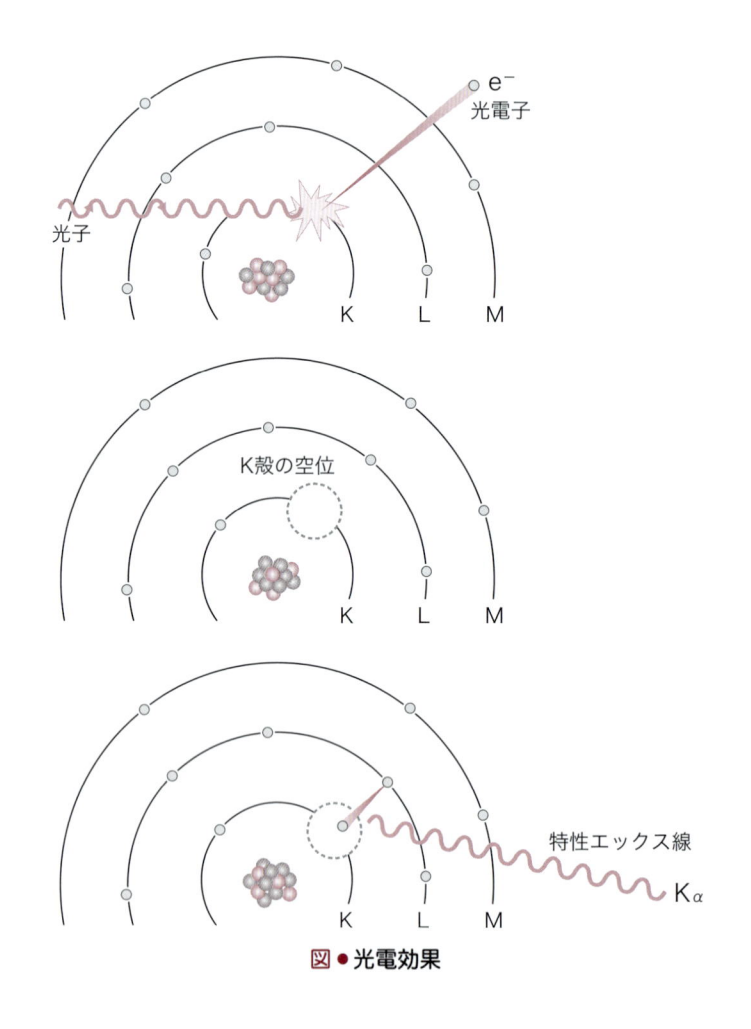

図 ● 光電効果

参考文献　1）Ter-Pogossian, M. M.：X線と物質との相互作用，放射線診断の物理（宮川正 監訳），p.74-76，朝倉書店，1970

chap.2 | SBOs　コンプトン効果を説明する．

# Q 20　コンプトン効果とは何ですか？

　**コンプトン効果**とは，入射エックス線が物質の原子の比較的外側の軌道電子（結合エネルギーが小さい電子）に衝突した場合に起こる効果です．この場合，吸収と散乱が同時に起こります．

　エックス線は軌道電子に衝突し，そのエネルギーの一部分が吸収されます．次に，エネルギーが減弱したエックス線は，入射エックス線より低エネルギーの散乱線として散乱されます．エネルギーを吸収した軌道電子はコンプトン電子といい，軌道外へ放出されます．

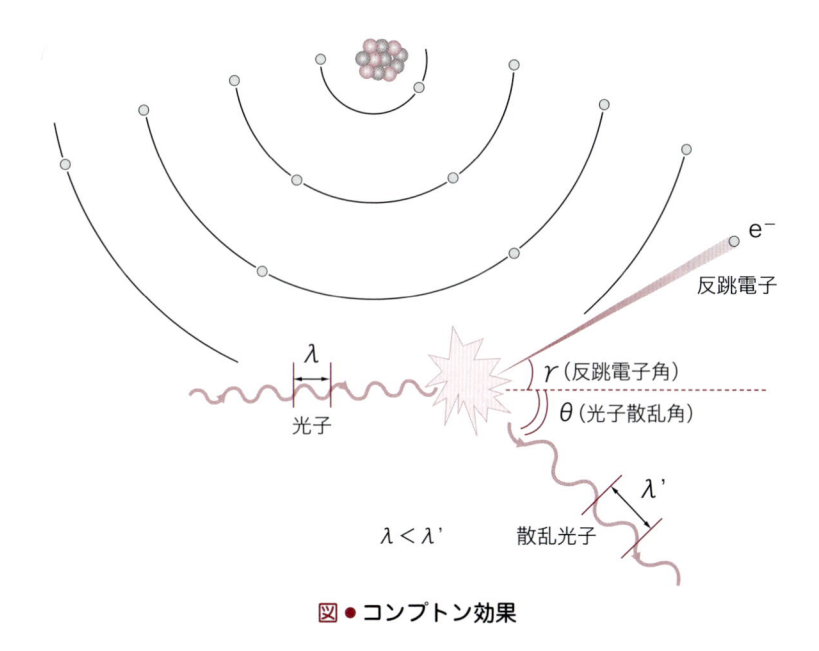

図● コンプトン効果

---

参考文献　1）Ter-Pogossian, M. M.：X線と物質との相互作用，放射線診断の物理（宮川正 監訳），p.77-81，朝倉書店，1970

chap.2　SBOs　電子対生成（創成）を説明する．

# Q21 電子対生成（創成）とは何ですか？

　電子対生成（創成）とは，高エネルギーのエックス線が物質の原子核の近くを通過するとき，消滅して陽電子と電子を生じる現象です．つまり，エックス線エネルギーは2個の電子に変換され消滅することから吸収となります．光子のエネルギーが2個の電子を生成するために十分なエネルギーを有しているときに起こります．よって一般の診断用エックス線撮影ではこの現象は生じません．1個の電子の制止エネルギーは0.51 MeVに等しいため，2個の電子を生じさせるためには1.02 MeV以上のエックス線エネルギーが必要となります．

　エックス線，$\gamma$線による光電効果，コンプトン効果，電子対生成（創成）の発生頻度を図に示します．

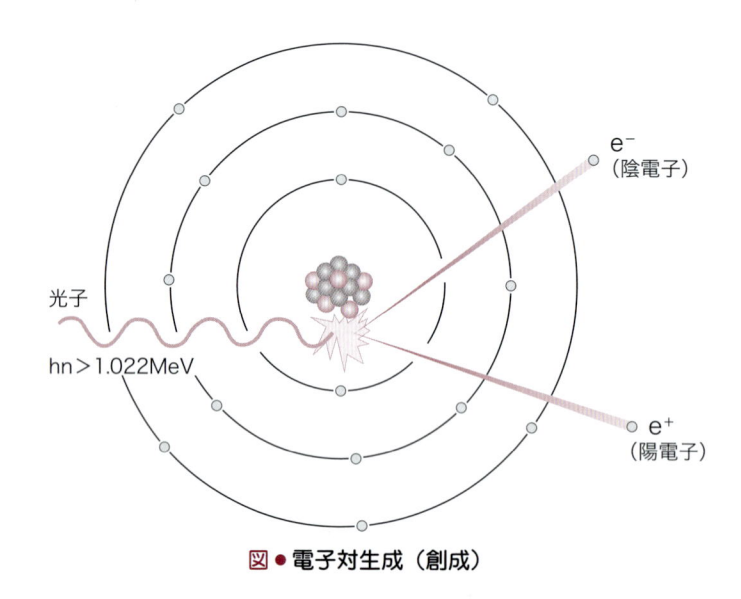

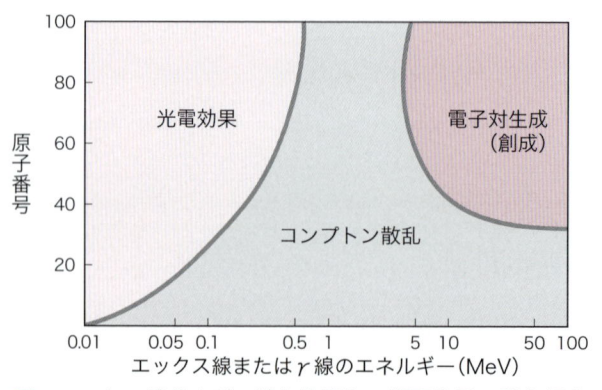

図●電子対生成（創成）

図●エックス線および$\gamma$線と物質との相互作用の発生頻度

参考文献　1）Ter-Pogossian, M. M.：X線と物質との相互作用，放射線診断の物理（宮川正 監訳），p.82-85, 朝倉書店，1970

chap.2　SBOs　エックス線の減弱について説明する.

## Q 22　エックス線の減弱とは何ですか？

　エックス線は，距離による減弱，あるいはエックス線と物質との相互作用の2つの過程で減弱します．

### 距離による減弱

　エックス線管から放射されたエックス線は，焦点から距離が離れるほど次第に単位面積当たりの強度が距離の2乗に反比例して減弱します．図のように距離が2倍になるとエックス線に照射される面積は4倍になります．したがって，単位面積当たりのエックス線量は1/4になり，$1/x^2$の式が成り立ちます．

### 物質による減弱

　エックス線と物質との相互の作用により，光電効果，コンプトン効果，電子対生成（創成）が起こります．これらの現象は，照射されたエックス線が吸収し減弱することから次の式が成り立ちます．

$$I = I_0 e^{-\mu x}$$

$I_0$：入射エックス線量
$I$：物質透過後のエックス線量
$x$：物質の厚さ
$e$：自然対数
$\mu$：透過物質の吸収係数

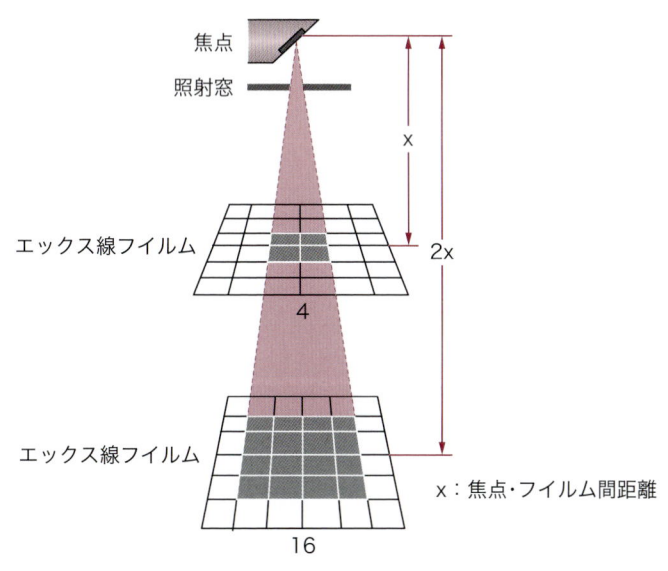

図●距離によるエックス線の減弱

$$\mu = KZ^3\lambda^3\rho$$

K：比例定数
Z：透過物質の原子番号
λ：エックス線の波長
ρ：透過物質の密度

したがって，原子番号・厚み・密度が高くなると入射エックス線の減弱が大きくなります．入射エックス線の波長が大きくなると透過力が落ちて，減弱が大きくなります．

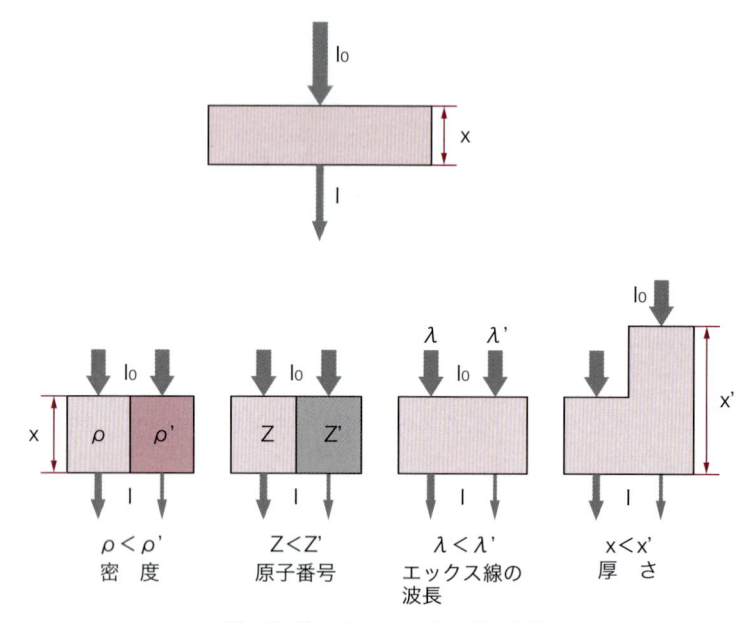

図●物質によるエックス線の減弱

**参考文献**

1）Ter-Pogossian, M. M.：X線と物質との相互作用，放射線診断の物理（宮川正 監訳），p. 65-71，朝倉書店，1970

chapter 2 放射線の発生と装置

chap.2 SBOs 放射性同位元素を説明する．

## Q 23 放射性同位元素とは何ですか？

　原子は，原子核とその周囲を回る軌道電子からなります．一方，原子核はプラスの電気を帯びた陽子と電気的に中性な中性子と呼ばれる2種類の粒子から構成されます．電子の重さは陽子や中性子の重さの約1/2,000しかないので，原子の重さはほぼ原子核の重さであり，陽子と中性子の個数の合計を質量数と称します．さらに陽子の個数は原子番号に一致し，原子核の周囲にある軌道電子の個数にも一致します．原子は，それぞれの原子番号（＝陽子の個数＝軌道電子）の個数によって化学的性質が大きく異なるために，N（窒素）やF（フッ素），Ga（ガリウム）などの固有の元素記号で表し，約90種類の元素があります．

　しかし，元素のなかには同じ原子番号をもっていても，中性子の個数が異なるために質量数の異なる元素があります．これらを同位元素あるいは同位体といいます．たとえば，原子番号1のH（水素）には，$^1$H（軽水素），$^2$H（重水素），$^3$H（三重水素・トリチウム）の3種類の同位元素があります．

　同位元素のなかでも，みずから放射線を出して原子核が崩壊し，他の種類の原子核に変わる元素を放射性同位元素（radioisotope：ラジオアイソトープ）といいます．自然界にあるほとんどの原子は，放射線を出して崩壊しない安定同位元素です．水素の場合では$^1$Hと$^2$Hが安定同位元素で，$^3$Hは放射性同位元素です．

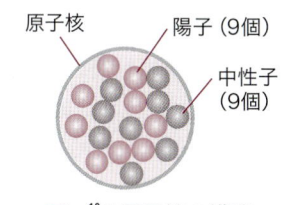

図●$^{18}$F 原子核の構造
原子核内には陽子と中性子の2種類の粒子が入っている．

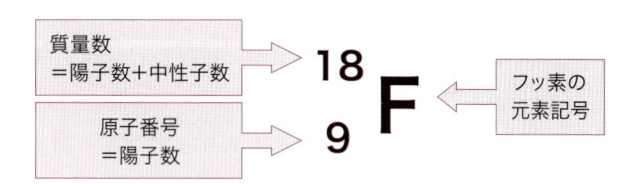

図●フッ素の放射性同位元素
元素記号は原子番号＝陽子数を表しているので，通常，原子番号は省略され，この元素では$^{18}$Fと表記される．
$^{18}$Fは原子核から陽電子（ポジトロン）を放出し，陽子数8，中性子数10をもつ$^{18}$Oへと変化する．

参考文献　1）日本アイソトープ協会 編：やさしい放射線とアイソトープ，第4版，日本アイソトープ協会，2008

chap.2　SBOs　放射性崩壊を説明する.

# Q 24 放射性崩壊とは何ですか？

参照
▼
chap.2-Q3

　原子核が放射線を放出して壊れ，他の種類の原子核に変わることを放射性崩壊といいます．代表的な崩壊にはα崩壊とβ崩壊があり，その際γ線放射を伴うこともあります．そのほかにも陽子や中性子が放射線として放出される崩壊があります．

### α線：ヘリウムの原子核が高速で飛び出したもの

　原子核内には陽子と中性子とが存在しています．陽子はプラスの電気をもっているので，お互いに反発し合ってバラバラになろうとしています．しかし，原子核内には電気的反発力より強い大きな引力（核力）があるため陽子と中性子は強固に結合していて，簡単には崩壊しません．ところが，原子核が大きくなって陽子数が増大してくると陽子と陽子の電気的反発力が核力より大きくなり，原子核が分裂するようになります．そのため，ウランやラジウムのように質量数の多い放射性同位元素の原子核では，原子核崩壊が起こり陽子2個と中性子2個からなるα線が放出されます．これはヘリウムの原子核と同じ粒子といえます．このような崩壊をα崩壊といい，元の原子（親核種）は原子番号が2，質量数が4小さな原子（娘核種）へと変化します．

### β線：電子が原子核から高速で飛び出したもの

　放射性崩壊により原子核から高速の電子が飛び出すことがあります．この電子をβ線と呼びます．中性子が，「陽子」と「飛び出す電子」に変化するため，崩壊後には原子番号が1増えますが，質量数は変化しません．また，電子の代わりに陽電子（ポジトロン）が放出されることもあります．この場合，陽子が中性子と陽電子に変わるため，崩壊後には原子番号が1減りますが，質量数は変化しません．がんの診断にも使われるPETでは，この陽電子放出の性質を利用して診断を行っています．これらとは逆に軌道電子が原子核内に捕らえられることもあります（電子捕獲）．このように電子が原子核を出入りする壊変をまとめてβ崩壊と呼びます．

### γ線：原子核から飛び出した高エネルギー光子

　α崩壊やβ崩壊で生じた娘核種や核反応で生成された核種は，しばしばエネルギー過剰となり興奮状態にあります．この興奮状態を励起状態といいますが，このときγ線と呼ばれる高エネルギーの光（光子），すなわち電磁波が原子核から放出され，エネルギーの低い安定した状態（基底状態）へと変化します．通常，励起状態は非常に短く $10^{-13}$ 秒程度ですが，原子核によっては励起状態が長い場合があります．そのような状態を準安定状態（metastable）といい，γ線の強度はゆっくり減衰して行きます．この種の転位を核異性体転位と称し，$10^{-10}$ 秒から約4年の半減期をもつものまで約120種の核種があります．このような放射性同位元素では，元素記号の質量数の次に metastable の m をつけます．シンチグラフィで用いられる $^{99m}Tc$ は $^{99}Tc$ の核異性体です．

　放射性崩壊に伴って放出される放射線とその特徴を表に示します．

**表● 放射性崩壊に伴って放出される放射線とその特徴**

| 崩壊の種類 | 放出される粒子・放射線 | 質量 | 原子番号（＝陽子数） |
|---|---|---|---|
| α崩壊 | α粒子（α線） | 4つ減る | 2つ減る |
| β崩壊 | 電子（β線） | 変化なし | 1つ増える |
|  | 陽電子（陽電子線） | 変化なし | 1つ減る |
| γ線放射 | γ線 | 変化なし | 変化なし |

**参考文献**
1）尾内能夫：ラジウム物語 ― 放射線とがん治療，日本出版サービス，1998

---

**chap.2 Q25**

SBOs　照射線量を説明する．

## 照射線量とは何ですか？

参照 chap.2-Q26

　エックス線は1895年にWilhelm Conrad Röntgenによって発見されましたが，まもなく放射線障害が問題視されるようになり，万国共通に使える単位で線量を測定する必要性が生じました．その目的のために表した単位が照射線量です．

　空気にエックス線あるいはγ線が照射されると，空気を構成する原子との相互作用により，二次的に電子（二次電子）が生じます．すなわち，光電効果が起こると光電子とオージェ電子が，コンプトン効果が起こると反跳電子が，電子対生成（創成）が起こると陰電子と陽電子が生じます．これら二次電子は，空気中を進行して正と負のイオンを生じながらエネルギーを失い停止します．このときに生じた正あるいは負のイオンのうち，どちらか一方の全電荷量をdQ，照射された空気の容積をdmとすると，照射線量（$X$）は次式により表されます．

$$X = dQ/dm$$

　SI単位で，照射線量はC/kg（クーロン毎キログラム）で表され，1 kgの空気を電離させることによって生じる電荷の量です．

　また，旧単位であるR（レントゲン）との関係は次式により表されます．

$$1\,\mathrm{R} = 2.58 \times 10^{-4}\,\mathrm{C/kg}$$

　現在，線量を表す言葉には照射線量と吸収線量とがあります．照射線量は空気に対する電離能力で表したもので，空気に対する吸収線量ではありません．また，エックス線あるいはγ線にのみ適応される線量であることに注意してください．

**参考文献**
1）尾内能夫：ラジウム物語 ― 放射線とがん治療，日本出版サービス，1998

chap.2
**Q 26**　SBOs　吸収線量を説明する．

## 吸収線量とは何ですか？

参　照
▼
chap.2-Q25

　**吸収線量**とは，放射線が物質に吸収されたエネルギーの割合を表す言葉です．物質1 kgに1 J（ジュール）のエネルギーが吸収された場合を1 Gy（グレイ）とします．

　　　　1 Gy＝1 J/kg

　照射線量は，エックス線とγ線の空気に対する電離能力を表しているため，線量と生物学的効果をさまざまな種類の放射線の間で比較できません．しかも照射線量と吸収線量は，光子エネルギーの大小と吸収される物質の種類によって異なるために，両者は必ずしも比例関係にはありません．吸収線量はすべての電離放射線および物質に対して適応され，等価線量や実効線量を求める際の基本的な物理量となっています．

参考文献　1）尾内能夫：ラジウム物語 — 放射線とがん治療，日本出版サービス，1998

---

chap.2
**Q 27**　SBOs　等価線量を説明する．

## 等価線量とは何ですか？

参　照
▼
chap.7-Q8

　放射線防護のためには，発がんと遺伝的影響である確率的影響の発生を容認できるレベル以下の被曝線量にしなければなりません．しかし，エックス線とα線のRBE（生物学的効果比）が異なるように，たとえ同一の吸収線量であっても放射線の種類によって生物効果が違います．放射線防護のために，低線量における確率的影響（すなわち発がんと遺伝的影響）に対するRBEを考慮して放射線の種類ごとの重みを数値化したものが**放射線加重係数**です．そして被曝した組織・臓器の吸収線量に，被曝に関係した全種類の放射線の加重係数をかけて総和したものが**等価線量**となります．

　等価線量の単位は吸収線量と同じJ/kgですが，混同するため特別な名称の**Sv**（シーベルト）が用いられます．等価線量は放射線防護における確率的影響の評価にのみ使用されるものであり，確定的影響の線量評価には使用しません．確定的影響の評価には吸収線量を用います．

　エックス線，γ線および電子線の放射線加重係数は同一で1であること，ある臓器にエックス線が1 Gy吸収された場合は1 Svの等価線量になることに注意してください．

　ある組織・臓器Tの等価線量$H_T$は次式で定義されます．

$$H_T = \sum w_R \times D_{T,R}$$

　　　　　$w_R$：放射線Rの放射線加重係数
　　　　　$D_{T,R}$：組織・臓器Tの放射線Rに起因する平均吸収線量

代表的な放射線加重係数を表に示します．

chapter 2　放射線の発生と装置

**表 ● 代表的な放射線加重係数**

| 放射線の種類 | 放射線加重係数 |
|---|---|
| 光子（エックス線とγ線） | 1 |
| 電子 | 1 |
| 陽子 | 2 |
| α粒子・重イオン | 20 |
| 中性子 | エネルギーにより約2.5～20まで連続的に変化 |

▶ 注意：用語表記

　等価線量は以前「線量当量」と呼ばれていたものに相当します．また，放射線加重係数は以前「放射線荷重係数」と表記されていましたが，ICRP 2007年勧告を機に日本では「放射線加重係数」という表記に改められました（2009年）．

**参考文献**
1) 日本アイソトープ協会 編：ICRP Publication 103, 国際放射線防護委員会の2007年勧告, 日本アイソトープ協会, 2009

---

chap.2

**SBOs** 放射能を説明する．

## Q 28　放射能とは何ですか？

### 放射能

　放射性同位元素が放射線を出して他の種類の元素に変わる性質を放射能と称します．さらに，この放射能という言葉は「性質」だけではなく「性質の大きさ」を表すのにも用いられ，実用的に「単位時間当たりに崩壊する原子核の個数」で表されます．

　以前使われていた放射能の単位は，ラジウム元素とポロニウム元素を発見し，放射線を放出する性質を「放射能」と名づけたキュリー夫人（Marie Curie）にちなんでCi（キュリー）でしたが，現在では，ウランにエックス線に似た放射線を放出する性質があることを発見したベクレル（Antoine Henri Becquerel）にちなみ，Bq（ベクレル）が使われています．

　1 Bqとは，1秒間に1原子核が1個の割合で放射性壊変が起こることを意味しており，以前使われていた単位Ciは $^{226}$Ra（ラジウム）1 gの放射能に相当します．両者は次の関係にあります．

$$1\ Bq = 1\ s^{-1}$$
$$1\ Bq ≒ 2.70 \times 10^{-11} Ci$$
$$= 27\ pCi（ピコキュリー）$$
$$1\ Ci = 3.70 \times 10^{10} Bq$$

### 半減期

　放射性同位元素は時間とともに崩壊しますが，原子の個数が半分に減るまでの時間を半減期と称し，放射性同位元素の種類によって決まった値をもちます．しかもこの値は温度や圧力などで変化することはありません．原子数が半分になると放射能も半分になるので，原子数の半減期と放射能の半減期は同じ関係になります．

　たとえば$^{18}$F（フッ素-18）は陽電子を放出して$\beta$崩壊（$\beta^+$崩壊）し，半減期は約110分です．$\beta^+$崩壊では，原子核中の陽子が中性子に変化するため陽子数は1減り中性子が1増えます．そのため，Fの陽子数は9から8に変化しますが質量数は変化しません．陽子数が8という原子はO（酸素）と表記されるため，$^{18}$Fは110分後にその半数が崩壊し$^{18}$Oになります．

　口腔領域で使用される代表的な放射性同位元素の半減期を表に示します．

**表 ● 口腔領域で使用される代表的な放射性同位元素の半減期**

| 放射性同位元素 | 半減期 | おもな使用目的 |
|---|---|---|
| $^{18}$F | 110 分 | PETのがん診断 |
| $^{99m}$Tc | 6 時間 | 骨シンチグラフィ，唾液腺シンチグラフィ |
| $^{123}$I | 13 時間 | 甲状腺シンチグラフィ |
| $^{201}$Tl | 73 時間 | 腫瘍シンチグラフィ，心筋血流シンチグラフィ |
| $^{67}$Ga | 78 時間 | 腫瘍シンチグラフィ |
| $^{60}$Co | 5.3 年 | 放射線治療装置の線源 |
| $^{198}$Au | 2.7 日 | 組織内照射 |
| $^{192}$Ir | 73.8 日 | 組織内照射 |
| $^{226}$Ra | 1600 年 | 組織内照射 |
| $^{131}$I | 8 日 | 甲状腺腫瘍の放射線治療 |
| $^{125}$I | 59 日 | ラジオイムノアッセイ |

**参考文献**

1）尾内能夫：ラジウム物語 ― 放射線とがん治療，日本出版サービス，1998

## コラム　放射線の線量と単位

1. 照射線量：C/kg
　照射線量は空気単位質量当たりに生ずるイオン対の正または負，いずれかの電荷の総和で表す．ある場所の光子（エックス線，γ線）の照射の強さの程度は空気の電離の程度で評価できる．
2. 吸収線量：Gy
　物質の単位質量当たりに吸収された放射線のエネルギーを吸収線量という．生体に対する放射線の影響は，放射線のエネルギーが生体にどれだけ吸収されたかによって決まる．
3. 等価線量：Sv

　　　　等価線量（Sv）＝ 吸収線量（Gy）× 放射線加重係数

　生体に対する放射線の影響は，放射線の種類やエネルギーによって異なる．そのため，放射線の種類による生体への影響を放射線加重係数で補正する必要がある．等価線量は，吸収線量に人体への影響の程度を補正する係数である放射線加重係数を乗じて得られる．
4. 実効線量：Sv

　　　　実効線量（Sv）＝ Σ〔等価線量（Sv）× 組織加重係数〕

　放射線による生体の確率的影響の起こりやすさは，組織・臓器ごとに異なる．実効線量は，等価線量に各組織・臓器の放射線感受性の程度を考慮した組織加重係数をかけて，それらを足し合わせた量を用いることで全身が被曝した場合と同一尺度で表す．
5. 放射能：Bq
　放射性物質（核種）が放射性壊変（不安定な放射線物質がα線，β線，γ線などの放射線を放出しながら安定な物質に変化する）を起こす性質および程度をいう．放射性物質（核種）が単位時間に放射性壊変を起こす回数で表す．
6. 放射線の単位

| 単 位 | SI単位 | 特別単位 | 旧単位との関係 |
| --- | --- | --- | --- |
| 照射線量 | C/kg | — | 1 R＝2.58×10$^{-4}$C/kg |
| 吸収線量 | J/kg | 1 Gy（グレイ）＝1 J/kg | 1 rad＝0.01 Gy |
| 等価線量 | J/kg | 1 Sv（シーベルト）＝1 J/kg | 1 rem＝0.01 Sv |
| 実効線量 | J/kg | 1 Sv（シーベルト）＝1 J/kg | 1 rem＝0.01 Sv |
| 放射能 | s$^{-1}$（壊変/秒） | 1 Bq（ベクレル）＝s$^{-1}$ | 1 Ci＝3.7×10$^{10}$Bq |

chap.2　SBOs　実効線量を説明する.

# Q 29　実効線量とは何ですか？

　放射線の人体に対する生物学的効果は，吸収線量が同じであっても放射線の種類や被曝を受けた臓器によって異なります．

　実効線量とは，被曝を受けた組織の放射線感受性および放射線の種類を考慮した吸収線量です．実効線量の単位は，吸収線量と同じ J/kg ですが，混同するため通常は特別な名称の Sv（シーベルト）で表します．

　実効線量（E）は次式で定義され，組織・臓器の放射線感受性を数値化した組織加重係数に，基本物理量である吸収線量に確率的影響の RBE を考慮した放射線加重係数をかけて得られた等価線量をかけ合わせて総和します．組織加重係数（$w_T$）の値は，確率的影響による放射線障害全体に対する個々の臓器・組織の寄与を表すように選ばれています．

$$実効線量（E）= \sum w_T H_T$$

　　　　$H_T$：組織・臓器 T の等価線量
　　　　$w_T$：組織 T の組織加重係数
　　　　$\sum w_T$：組織加重係数の総和（＝1）

　組織荷重係数を表に示しました．組織加重係数の値を個々に覚える必要はありませんが，組織加重係数の高い臓器，低い臓器の例は覚えておいたほうがよいでしょう．

**表●組織加重係数**

| 組　織 | 組織加重係数（$w_T$）<br>（ICRP2007 年） | $\sum w_T$ |
|---|---|---|
| 骨髄（赤色），結腸，肺，胃，乳房，残りの組織* | 0.12 | 0.72 |
| 生殖腺 | 0.08 | 0.08 |
| 膀胱，食道，肝臓，甲状腺 | 0.04 | 0.16 |
| 骨表面，脳，唾液腺，皮膚 | 0.01 | 0.04 |
| 合　計 |  | 1.00 |

＊残りの組織：副腎，胸郭外領域，胆嚢，心臓，腎臓，リンパ節，筋肉，口腔粘膜，膵臓，前立腺（男性），小腸，脾臓，胸腺，子宮/頸部（女性）

▶ 注意：用語表記

　実効線量は以前「実効線量当量」と呼ばれていたものに相当します．また組織加重係数は以前「組織荷重係数」と表記されていましたが，ICRP 2007 年勧告を機に日本では「組織加重係数」という表記に改められました（2009 年）．

参考文献
1) 日本アイソトープ協会 編：ICRP Publication 103，国際放射線防護委員会の 2007 年勧告，日本アイソトープ協会，2009

chapter 2　放射線の発生と装置

chap.2
Q 30

SBOs　放射線の測定装置を述べる．

## 放射線の量はどのような装置で測定するのですか？

参　照
chap.8-Q16

　放射線を検出するには，放射線のもつ電離・励起作用や蛍光作用，化学作用などの性質を利用します．測定装置には，環境の放射線量を測定するものと個人の被曝線量を測定する器機（8章参照）があります．
　環境測定用線量計には次のようなものがあります．

**電離作用を利用したもの**

▶ 電離箱

　2つの電極に高電圧をかけておいたとき，電極の間にある空気を放射線が電離すると，多数の陽イオンと負の自由電子が生じます．その結果，陽イオンは負の電極へ，自由電子は正の電極へと移動して電流が流れます．この電流値を測定することによりエックス線や$\gamma$線の照射線量を知ることができます．

▶ GM計数管（ガイガー・ミュラー計数管）

　電離箱と似ていますが，気密にした空洞から空気を抜き，アルゴンなどの気体が少し封入されています．電離箱とは異なり，発生した自由電子をさらに電場で加速し，極限

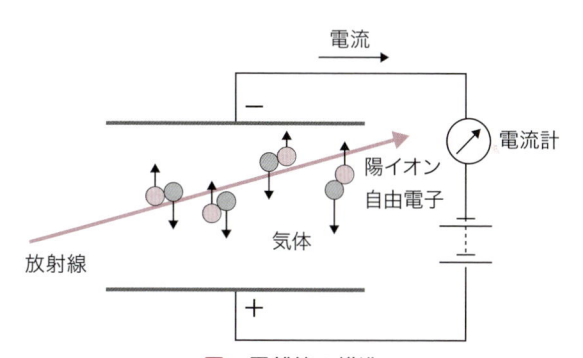

図●電離箱の構造

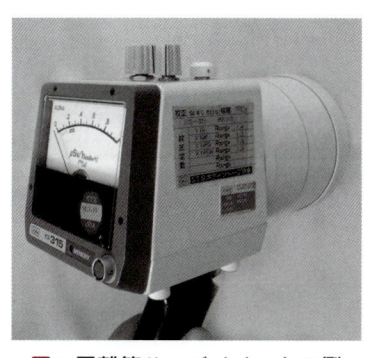

図●電離箱サーベイメータの例　　図●GMサーベイメータの例

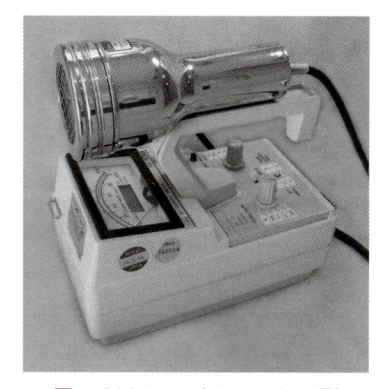

まで放射線の検出感度を上昇させるしくみをもっています．γ線やβ線を測定できます．

**蛍光作用を利用したもの**

▶ シンチレーション・カウンタ

　放射線が当たると蛍光が生ずる物質を蛍光物質あるいはシンチレータといいます．この光はきわめて微弱であるため，光電子増倍管を利用し光を電流に変えて放射線の量を測定することができます．エックス線やγ線の検出にはNaI（ヨウ化ナトリウム）結晶を用いたシンチレーション・カウンタ，低エネルギーのβ線の測定には液体シンチレーション・カウンタを用います．

▶ 熱ルミネセンス線量計（TLD）

　放射線を照射したフッ化リチウム（LiF），フッ化カルシウム（$CaF_2$），硫酸カルシウム（$CaSO_4$）などの物質を加熱すると，放射線の線量に比例する光が発生します．この現象を利用したものが熱ルミネセンス線量計（TLD；thermoluminescence dosimeter）です．TLD素子から発生する蛍光を測定するためには特別の読み取り装置が必要です．

**参考文献**　1）日本アイソトープ協会 編：やさしい放射線とアイソトープ，第4版，日本アイソトープ協会，2008

# chapter 3

# エックス線像の形成

**chap.3 Q1** | SBOs　黒化度を説明する.

## エックス線写真を表現する黒化度とは何ですか？

黒化度とは，エックス線写真の"黒さ"や"白さ"を，誰が見ても客観的に判断できるように定めたエックス線写真の濃度を表す指標です．別名フイルム濃度ともいわれます．フイルムに入射したエックス線の強さを $I_0$，フイルムを透過したエックス線の強さを $I_t$ とすると，$\log I_0/I_t$ で表されます．たとえば，入射エックス線の強さが1,000で，透過したエックス線の強さが500であった場合，$\log 1,000/500 = \log 2 = 0.3$ となります．ヒトの視覚はこの黒化度が0.25〜2.0の間に入っていれば0.02の濃度差の違いを見分けることができるといわれています．

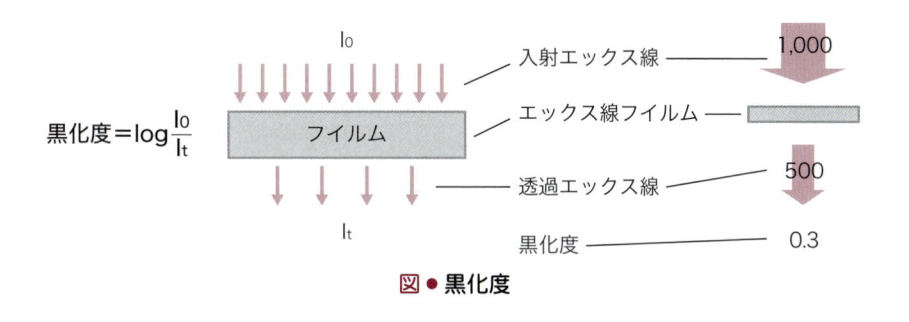

図●黒化度

**参考文献**　1）岡野友宏，奥村泰彦：X線写真像の形成，歯科放射線学（古本啓一，岡野友宏，小林馨 編），第4版，医歯薬出版，2008

chap.3　SBOs　写真コントラストを説明する.

## Q2 写真コントラストとは何ですか？

　図のような過程によって物質の内部構造を知ることができます．
　発生装置によりつくり出されたエックス線は，物質と相互作用（古典散乱，光電吸収，コンプトン散乱など）します．
　エックス線を吸収しやすい物質（骨，金属など）と相互作用したものは，入射エックス線の大部分が透過できません．一方，吸収しにくい物質（空気，水など）と相互作用したものは，入射したエックス線の多くが透過していきます．その結果，透過したエックス線に強弱ができます．これを被写体コントラストと呼びます．次に，強弱の分布をもつエックス線（被写体コントラストが生じた状態のエックス線）がフイルムと相互作用します．その結果，強いエックス線がフイルムに入射した部分ではフイルムが強く感光され，弱いエックス線が入射した部分では感光が弱くなります．最後に，エックス線と相互作用したフイルムに対して現像処理を行うと，フイルムに入射したエックス線の強弱に対応して，黒化度の相違をもつエックス線写真が生み出されます．この黒化度の違いを写真コントラストと呼びます．

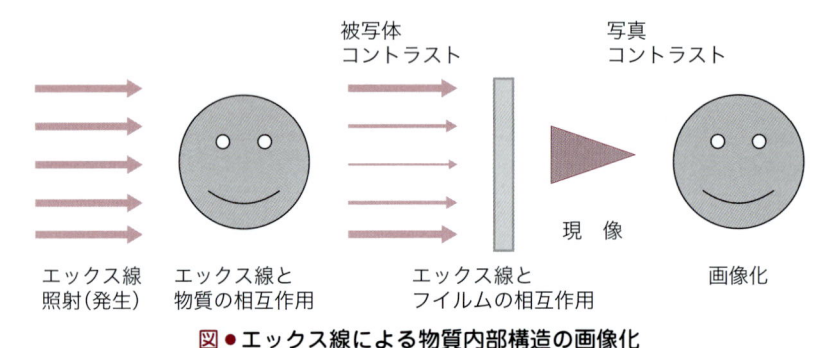

**図●エックス線による物質内部構造の画像化**

参考文献　1）西臺武弘：放射線医学物理学，第3版，文光堂，2005

chap.3　SBOs　特性曲線を用いてカブリ，コントラスト，ラチチュード，感度を説明する．

# Q3 フイルムの特性曲線から何がわかりますか？

　エックス線フイルムによって，被写体コントラストを強めたり（高コントラストフイルム），逆に弱めたり（低コントラストフイルム）することができます．また，全体的に弱いエックス線でも，適切な濃度の写真にしたり（高感度フイルム），逆に強いエックス線でも濃度を下げたりすることもできます（低感度フイルム）．これらは，それぞれのエックス線フイルムによって異なります．この相違を客観的に表現したグラフをフイルムの特性曲線（黒化度曲線）といいます（図A）．この特性曲線から，適切な黒化度を与えるために必要なエックス線の曝射量を判断することができます．その指標を感度と呼び，黒化度1を得るのに必要な照射線量の逆数と定義されています．したがって，感度が高いフイルムでは少ないエックス線量で画像をつくり出すことができます．

　同様に，適切なコントラストを得ることのできるエックス線の曝射量を示す領域をラチチュードと呼びます．特性曲線上で照射線量に対する直線部分の広がりを示します（図B）．撮影された2点（たとえば骨と筋）がこの領域にあれば，被写体コントラストから最も適切に写真コントラストを生み出すことができます．基本的に高コントラストフイルムで短く，低コントラストフイルムでは長くなります．

　さらに，コントラストの度合いを表す用語としてガンマがあります．特性曲線上で直線部分の傾きの$\tan\theta$で表します．傾きが強ければ高コントラストフイルムであり，逆に弱ければ低コントラストフイルムであることを意味します．

　そのほか，特性曲線からエックス線をまったく当てないのに生じる黒化度もわかります．この部分をカブリと呼びます．

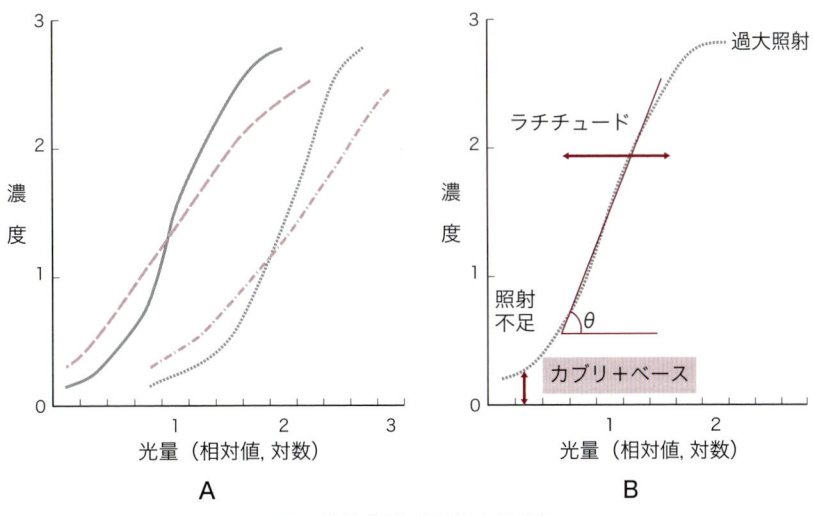

図●特性曲線（黒化度曲線）

参考文献　1）西臺武弘：放射線医学物理学，第3版，文光堂，2005

chap.3　SBOs　エックス線像成立の幾何学的条件を説明する．

# Q4 エックス線写真ではエックス線の入射方向によって対象物の形や大きさが変わるのはなぜですか？

　エックス線写真は，影絵の原理を応用して撮影対象の内部構造をフイルム上に描画しています．したがって，撮影対象とフイルムを密着させ，エックス線発生装置からは離して撮影すると撮影対象の大きさを正確に表現できます（図A）．

　撮影対象がフイルムと離れた場合，同じ位置からエックス線を当てても，フイルム上に描画される対象物は拡大してしまいます（図B）．同様に，撮影対象からエックス線発生装置までの距離が近くなった場合も，フイルム上に描画される対象物は拡大してしまいます（図C）．また，エックス線を撮影対象の中心に向けて入射した場合に円形になる構造物であっても，エックス線中心線を撮影対象の斜め方向から入射した場合には，フイルム上に描画される対象物は卵形になります（図D）．

　したがって，エックス線写真を撮影する際には，撮影対象の形態をフイルム上に正確に表現できるような幾何学的位置で行うことが大切です．

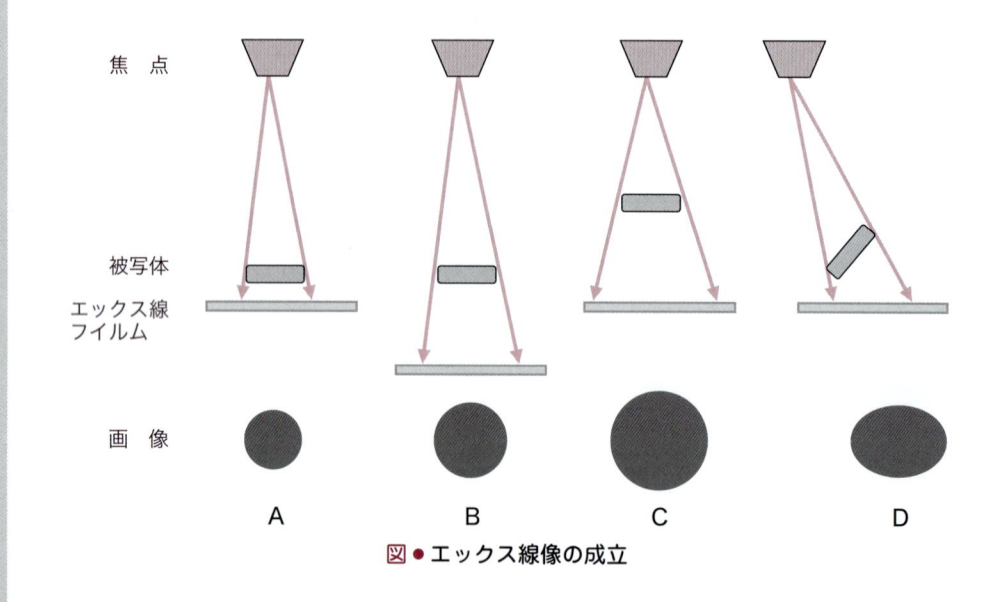

図●エックス線像の成立

参考文献
1）土持眞：X線投影の原則，歯科放射線学（古本啓一，岡野友宏，小林馨 編），第4版，医歯薬出版，2008

42

chapter 3　エックス線像の形成

chap.3　SBOs　鮮鋭度に影響する因子を説明する.

## Q5　鮮鋭度に影響するものにはどのようなものがありますか？

　鮮鋭度とは，画像の明瞭さを表す指標の1つです．エックス線写真で鮮鋭度に影響するものには，①被写体や撮影装置の動き，②焦点の大きさ，③散乱線の影響，④増感紙の使用の有無および増感紙の性状などがあります．

　被写体や撮影装置に動きが生じるとでき上がった写真はぶれたものとなり，鮮鋭度の低下をきたします．焦点が大きくなると半影の影響が大きくなり，鮮鋭度の低下をきたします（図A）．照射野を広げる，エックス線のエネルギーを大きくするなど，散乱線が生じやすい状況をつくり出すと鮮鋭度の低下につながります（図B）．また，増感紙を使用することでも鮮鋭度は低下します．一般的には，増感紙の感度を高くするほど蛍光体の粒子径が大きくなることや蛍光体層が厚くなることによって鮮鋭度は低下します（図C）．

　歯科用エックス線写真では増感紙を用いずに撮影するため，鮮鋭度の高い画像をつくり出すことが可能です．

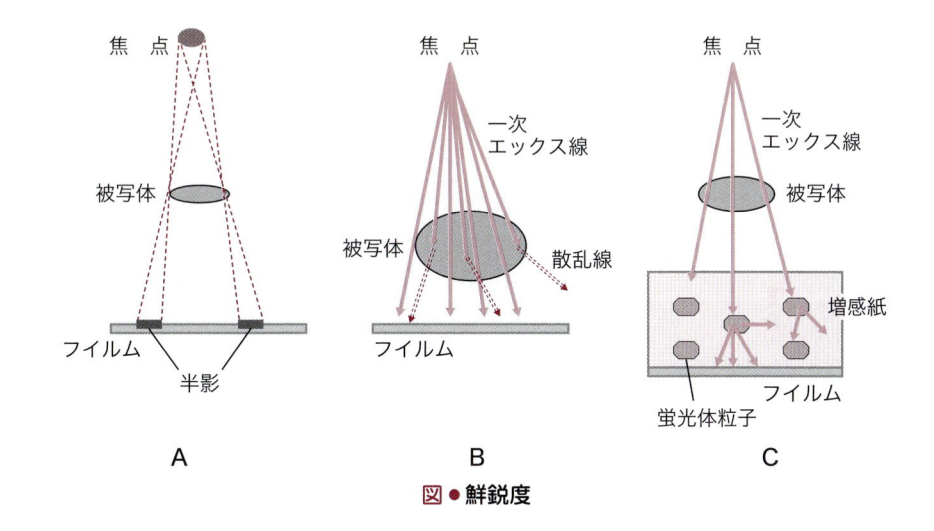

図●鮮鋭度

参考文献　1）小山田ちかし，坂本弘巳，赤坂勉：放射線写真学，第2版，南山堂，1992

chap.3　SBOs　グリッドを説明する．

# Q6 グリッドとは何ですか？　また，その役割にはどのようなものがありますか？

散乱線がフィルムに入射すると誤った情報が加えられ，鮮鋭度を低下させます．つまり，散乱線は鮮明で正しい情報の画像を得るには不要なものであるため，散乱線を抑制する必要があります．この散乱線を抑制するための機具がグリッドです（図A）．

グリッドは鉛箔の柱でできており，散乱線がフイルムに届くのを抑制します．図Bのように，グリッドを焦点とエックス線フィルムとの間に介在させることで，一次エックス線以外の散乱線がエックス線フイルムに到達するのを防ぎます．

グリッドには用途に合わせて多くの種類があります．それぞれグリッド比をもち，箔の高さ/箔の間隔で表されます（図C）．グリッド比が大きいと多くの散乱線のエックス線フィルムへの到達を防ぐことができ，鮮鋭度の高い画像を得ることができます．そのうえ散乱線が低下することでコントラストも上昇します．しかし，多くの散乱線のエックス線フィルムへの到達を防ぐということは，防がない場合に比べ適切なフィルム濃度とするために多くのエックス線を必要とします．したがって，患者の被曝量は増すことになります．

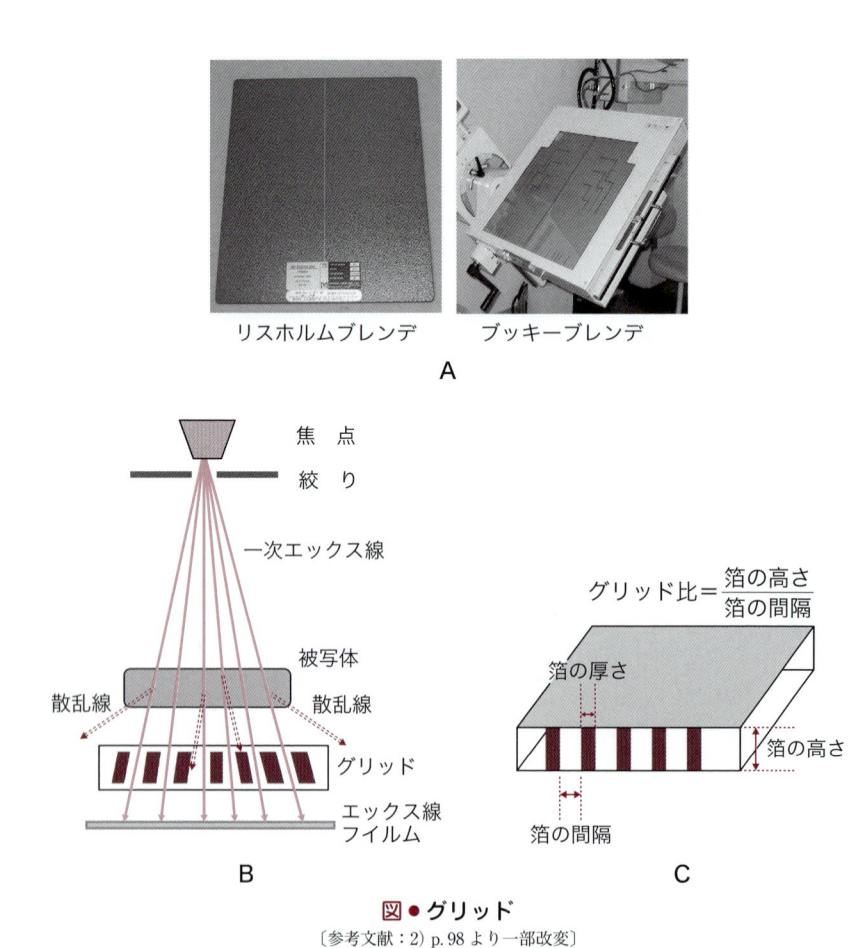

リスホルムブレンデ　　ブッキーブレンデ
A

B

C

図●グリッド
〔参考文献：2）p.98 より一部改変〕

44

chapter 3 エックス線像の形成

参考文献
1) 西臺武弘:放射線医学物理学, 第3版, 文光堂, 2005
2) 森進一郎:口外法撮影の補助, 全国歯科衛生士教育協議会編, 山本昭ほか:新歯科衛生士教本 歯科診療補助 歯科放射線学, 医歯薬出版, 1995, 95-120, p.98 図7-2 改変

## chap.3 Q7

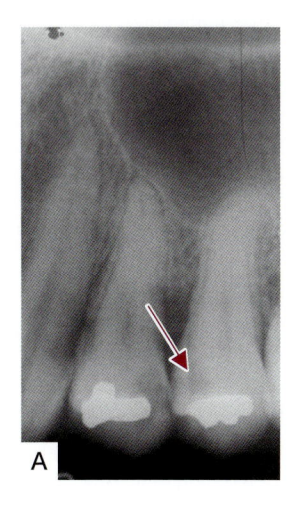

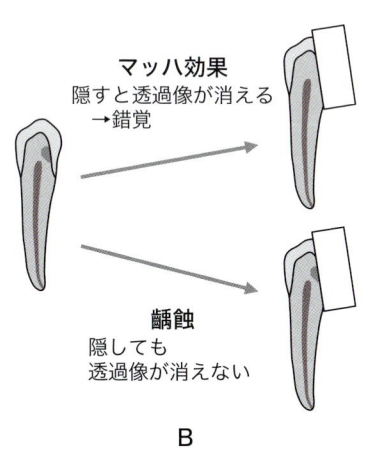

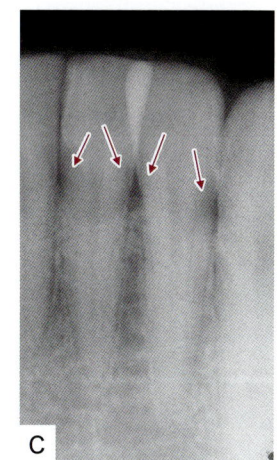

SBOs マッハ効果, バーンアウトを説明する.

### マッハ効果やバーンアウトとは何ですか？ なぜ生じるのですか？

　**マッハ効果**とは, 明るいものと暗いものとが接して存在している場合, 明るいものはさらに明るく, 暗いものはさらに暗く感じることです. その原因はヒトの目の錯覚です. 代表的なものとしては, 象牙質とエナメル質の境界部分で, 象牙質が齲蝕のようにエックス線透過像として見える場合があります（図A）. その錯覚を回避するため, 図Bのように不透過性の厚めの紙でエナメル質部分を隠してみましょう. その際, 象牙質のエックス線透過像が消失すればマッハ効果によるもので, 消失しなければ齲蝕が存在していると判断できます.

　**バーンアウト**とは, 歯科用エックス線写真上, 歯頸部付近に帯状（おもに前歯部）もしくはくさび状（おもに臼歯部）の透過像が描画されることです（図C）. 歯冠部の象牙質はエナメル質で覆われており, 歯頸部より下方の歯根部は歯牙の周囲を海綿骨で覆われています. しかし, 歯頸部ではエナメル質や歯槽骨がないため, エネルギーの大きなエックス線は吸収されません. そのため, 同じ歯牙でありながら歯頸部だけは透過性が亢進します. 歯頸部のバーンアウトは齲蝕が存在しているように見えるため誤診の原因になります. 周囲全体にわたり, 歯頸部の透過性が亢進しているようならばバーンアウトです.

図●マッハ効果, バーンアウト

参考文献
1) Diagnostic Imaging of the Jaw, Williams & Wilkins, 1995

45

*chapter*

# 4

# 現像および画像処理

chap.4 SBOs 感光を説明する．

## Q1 感光とは何ですか？

　感光とは，エックス線フイルムの乳剤中のハロゲン化銀が，エックス線や増感紙からの光を受けて化学反応を起こし，目には見えない像（潜像）を形成する過程です．潜像は写真処理により目に見えるエックス線像になります．

　ハロゲン化銀の結晶にエックス線や光が当たると，光子のエネルギーが吸収されて電子は励起されます．励起された電子（伝導体電子）はハロゲン化銀の結晶内を動き，感光核といわれるエネルギーの低い場所にとらえられます．感光核とはフイルムの乳剤をつくる過程で結晶にできた不完全な場所です．感光核にとらえられた電子はハロゲン化銀の結晶中の自由に動ける銀イオンを引きつけて金属銀をつくります．これが3～5個集まって潜像の中心を形成します．

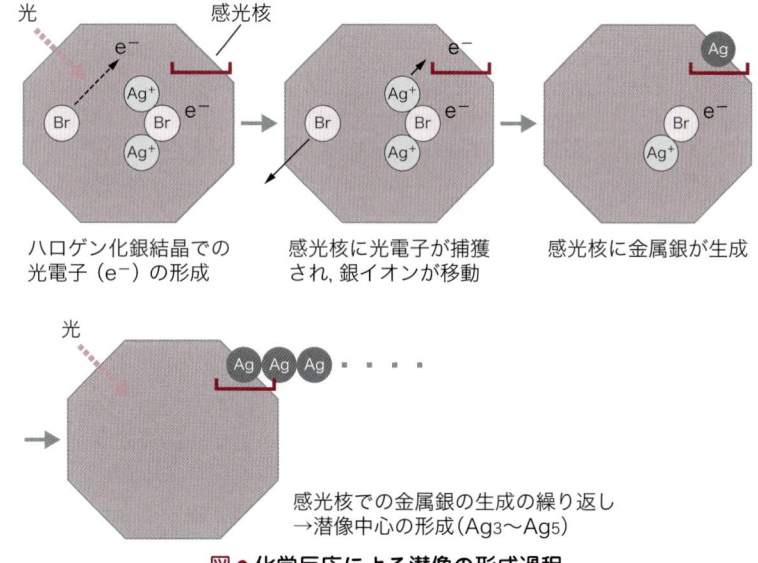

図 ● 化学反応による潜像の形成過程

**参考文献** 1）下瀬川正幸 編：医用画像情報学，第1版，医療科学社，2010

chap.4　SBOs　歯科用エックス線フイルムの構造を説明する.

# Q2 歯科用エックス線フイルムはどのような構造ですか？

　口内法エックス線撮影に用いられる歯科用フイルムはノンスクリーンタイプのフイルムです．エックス線そのもので乳剤を感光させるため鮮鋭度の高い写真が得られますが，黒化に必要なエックス線量は多くなります．感度を高めるため，通常はフイルムベースの両面に乳剤が塗布されています．

　どれだけのエックス線量で黒化できるかを感度として表します．ISO感度グループで，グループCよりグループDは1/2，グループDよりグループEは1/2，そしてグループEよりグループFは1/2のエックス線量で同等の黒化度を得ることができます．感度が高くなると写真の粒状性（ざらつき）は悪くなります．

　歯科用エックス線フイルムのビニール包装内には，1〜2枚の両面乳剤フイルムが黒い遮光紙で包まれ収められています．エックス線管球の反対側には通常鉛箔が入っていますが，これはフイルムを感光したあとのエックス線による後方組織の被曝低減と，後方組織からの散乱線による写真コントラストの低下防止の役割があります．

　フイルムの大きさにはおもに，標準型（31×41 mm），小児型（22×35 mm）および咬合型（57×76 mm）の3種類があります．

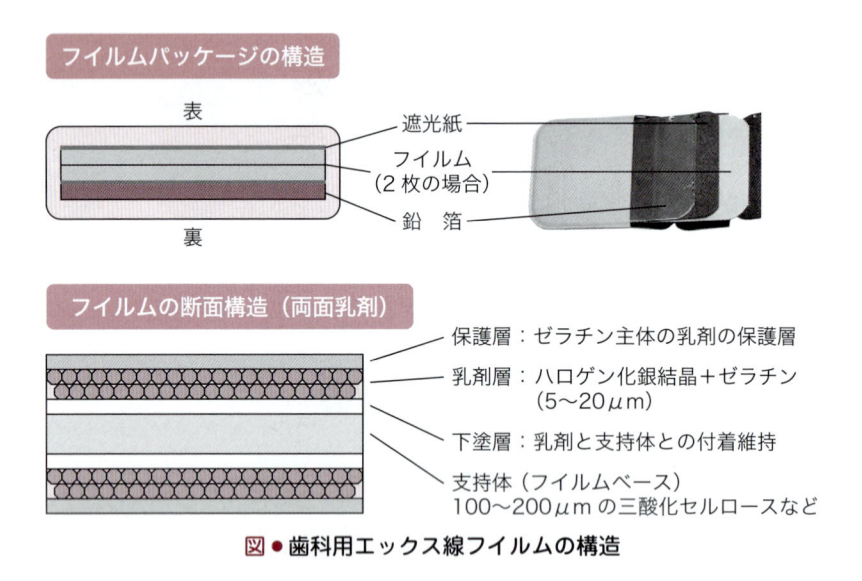

**フイルムパッケージの構造**

表
遮光紙
フイルム（2枚の場合）
鉛箔
裏

**フイルムの断面構造（両面乳剤）**

保護層：ゼラチン主体の乳剤の保護層
乳剤層：ハロゲン化銀結晶＋ゼラチン（5〜20μm）
下塗層：乳剤と支持体との付着維持
支持体（フイルムベース）100〜200μmの三酸化セルロースなど

図●歯科用エックス線フイルムの構造

**参考文献**
1）古本啓一，岡野友宏，小林馨 編：歯科放射線学，第4版，医歯薬出版，2008

chap.4　SBOs　増感紙を説明する．

# Q3 増感紙とはどのようなものですか？

　増感紙は，プラスチック樹脂の上に蛍光物質を付着させたシート状のもので，スクリーンともいわれます．パノラマエックス線撮影のような広範囲を撮影する口外法撮影に用いられます．フィルムの両面を増感紙で挟みこみ，カセッテに入れて密着させて使用します．エックス線が照射されることによって増感紙から蛍光が出て，この蛍光でフィルムを感光させて画像を形成します．

　増感紙の蛍光物質には，青色発光のタングステン酸カルシウム（CaWO$_4$）や緑色発光の希土類元素が用いられます．蛍光波長に最も感光しやすいように，前者にはレギュラータイプフィルムが，後者にはオルソタイプフィルムが用いられます．増感紙とフィルムを組み合わせて用いることで，フィルム単独の場合よりも数十分の1の少ないエックス線量で黒化を得ることができます．すなわち，広範囲の撮影でも被曝線量を低減することができます．

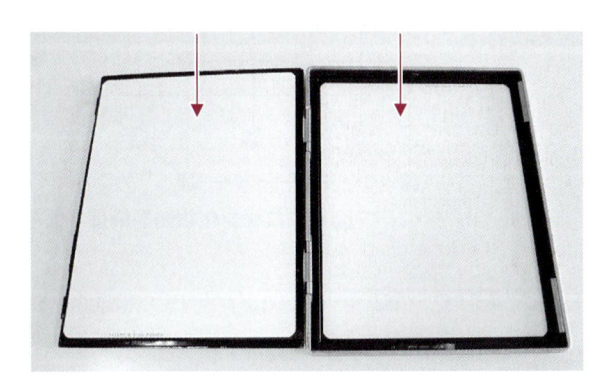

## 増感紙の構造

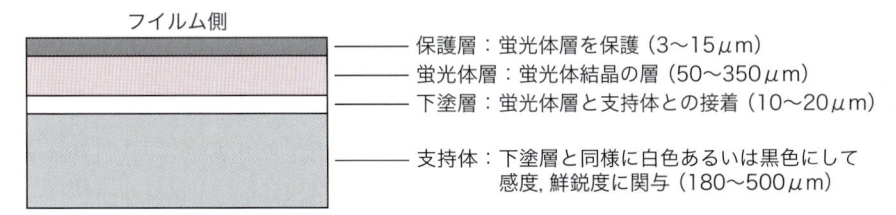

フイルム側
- 保護層：蛍光体層を保護（3～15μm）
- 蛍光体層：蛍光体結晶の層（50～350μm）
- 下塗層：蛍光体層と支持体との接着（10～20μm）
- 支持体：下塗層と同様に白色あるいは黒色にして感度，鮮鋭度に関与（180～500μm）

**図●フイルムカセッテ内の増感紙とその構造**
カセッテ内の白い2枚の板（矢印）が増感紙で，これでフィルムを挟む．

**参考文献**　1）下瀬川正幸 編：医用画像情報学，第1版，医療科学社，2010

chap.4　SBOs　乳剤成分とその役割を説明する．

## Q4 乳剤成分とその役割はどのようなものですか？

　エックス線フイルム上で黒化の役割をもつのは銀であり，エックス線や増感紙からの蛍光の照射により銀の潜像を得るため，乳剤中にはハロゲン化銀が含まれます．乳剤中のハロゲン化銀はほとんどが臭化銀（AgBr）であり，わずかにヨウ化銀（AgI）や塩化銀（AgCl）も含まれています．ハロゲン化銀の微粒子をゼラチン中に分散させ，ポリエステルなどの支持体表面に塗布して，感光膜をつくります．ゼラチンに分散させるのは，ハロゲン化銀の凝集や沈殿の防止，未照射粒子の現像液からの保護および現像液・定着液の浸透性をよくして化学反応をしやすくするためです．

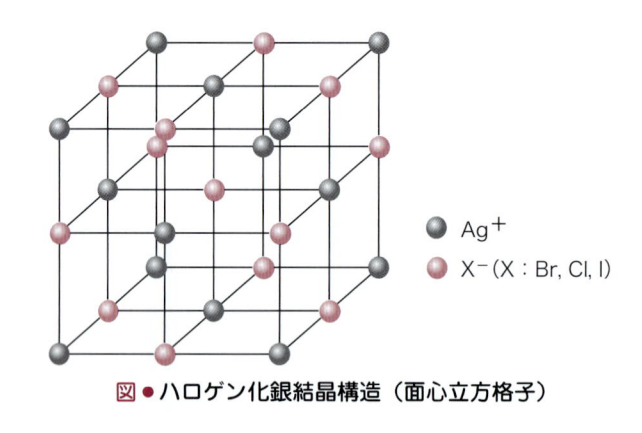

● $Ag^+$
● $X^-$（X：Br，Cl，I）

図●ハロゲン化銀結晶構造（面心立方格子）

**参考文献**　1）古本啓一，岡野友宏，小林馨 編：歯科放射線学，第4版，医歯薬出版，2008

---

chap.4　SBOs　増感率を説明する．

## Q5 増感率とは何ですか？

　増感紙を用いるとフイルム単独の場合よりも少ないエックス線量で感光させることができますが，増感紙を用いない場合と用いた場合に同じフイルム濃度，すなわち黒化度（通常は黒化度が1.0）を得るために必要なエックス線の線量の比を増感率といいます．また，増感係数とも呼ばれます．

　増感率を大きくするには，増感紙の蛍光物質の粒子を大きく，あるいは蛍光物質の層を厚くします．ただしこのようにすると，画像の鮮鋭度や解像度が低下してしまうため，必要以上に変えることはできません．希土類系増感紙とオルソタイプフイルムの組み合わせのほうが，タングステン酸カルシウムとレギュラータイプフイルムの組み合わせより高い増感率を示します．

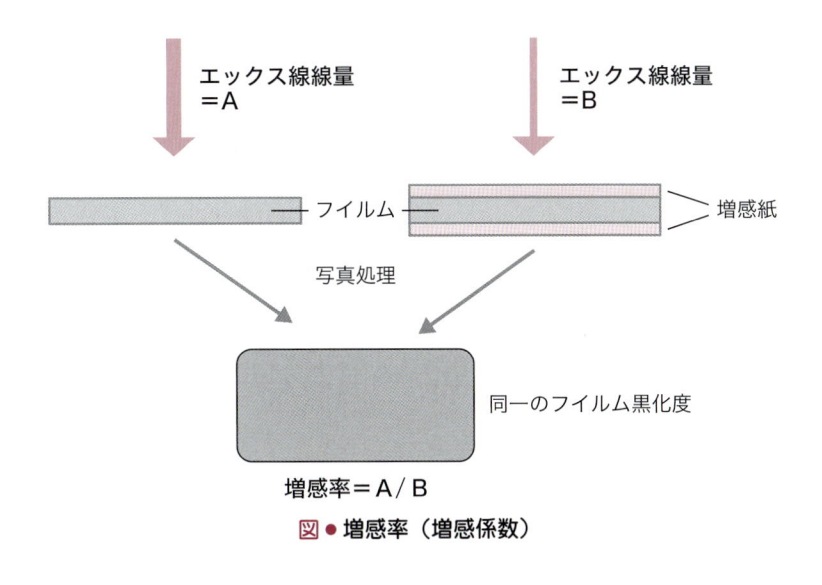

chapter 4　現像および画像処理

```
エックス線線量          エックス線線量
　　＝A                    ＝B
　↓                        ↓
━━━━━━━━━━      ━━━━━━━━━━
　　　　　　フイルム　　　　　　　　　増感紙
━━━━━━━━━━      ━━━━━━━━━━
　　　　　　　写真処理
　　　　　　　　↓
　　　　　┌─────────┐
　　　　　│ 同一のフイルム黒化度 │
　　　　　└─────────┘
　　　　　　増感率＝A／B
```

**図● 増感率（増感係数）**

参考文献　1）鹿島勇，土持眞，金田隆 編：新歯科放射線学，第1版，医学情報社，2008

---

chap.4　SBOs　スクリーンタイプおよびノンスクリーンタイプのフイルムの違いを説明する．

## Q6　スクリーンフイルムとノンスクリーンフイルムの違いは何ですか？

　歯科治療では齲蝕や歯周病を一般的な対象疾患とするため，鮮鋭度および解像度の高いエックス線写真が求められます．そのため，口内法撮影ではエックス線そのもので感光するフイルムを用います．"スクリーン（増感紙）を使用しない"ので，ノンスクリーンフイルムと呼ばれます．このフイルムではエックス線のみ（エックス線吸収率は1％未満）で画像形成するため，エックス線量は多くなります．

　パノラマエックス線撮影のような口外法撮影では広範囲を撮影対象とするため，エックス線のみで画像形成を行うときわめて被曝が多くなります．そこで増感紙でエックス線を青色や緑色の蛍光に変えて，その光でフイルムを感光させます．"増感紙（スクリーン）を使うフイルム"であることからスクリーンフイルムと呼ばれます．増感紙から出る蛍光波長に最も感光しやすいスクリーンフイルムが組み合わせられます．この場合，エックス線の20〜40％が黒化に寄与します．エックス線量は少なくてすみますが，蛍光体結晶の大き

**表● 歯科領域におけるスクリーンタイプフイルムおよびノンスクリーンタイプフイルムの相互比較**

|  | 感光源 | 被　曝 | 撮影領域 | 増感紙 | 感　度 | 鮮鋭度 | 解像度 |
|---|---|---|---|---|---|---|---|
| ノンスクリーンタイプ | エックス線 | 大 | 小 | なし | 低い | 高い | 高い |
| スクリーンタイプ | 蛍光＋エックス線 | 小 | 大 | あり | 高い | 低い | 低い |

51

さやクロスオーバー光（フイルムベースを抜けて反対側の乳剤層まで感光させる光）により，鮮鋭度や解像度は低下します．

**参考文献**　1）古本啓一，岡野友宏，小林馨 編：歯科放射線学，第4版，医歯薬出版，2008

---

chap.4
**Q 7**

SBOs　エックス線フイルムの写真処理過程を説明する．

## エックス線フイルムの写真処理過程とはどのようなものですか？

　エックス線フイルムの乳剤中のハロゲン化銀がエックス線や増感紙からの光を受けて化学反応を起こし，目には見えない潜像を形成します．その潜像を目に見える形にして診断に用いるエックス線写真をつくり出す一連の作業が写真処理過程です．

　潜像に含まれている銀は極微量であるため，その銀を中心に多くの銀を集めて目に見える像をつくります（現像）．次に潜像にはならなかった未感光の臭化銀粒子を乳剤層から取り除きます（定着）．定着後には乳剤層に残留しているチオ硫酸塩やチオ硫酸銀錯塩を水で洗い流します（水洗）．水洗後の乳剤層は水で満たされているので，乾燥させて水分を取り除きます．

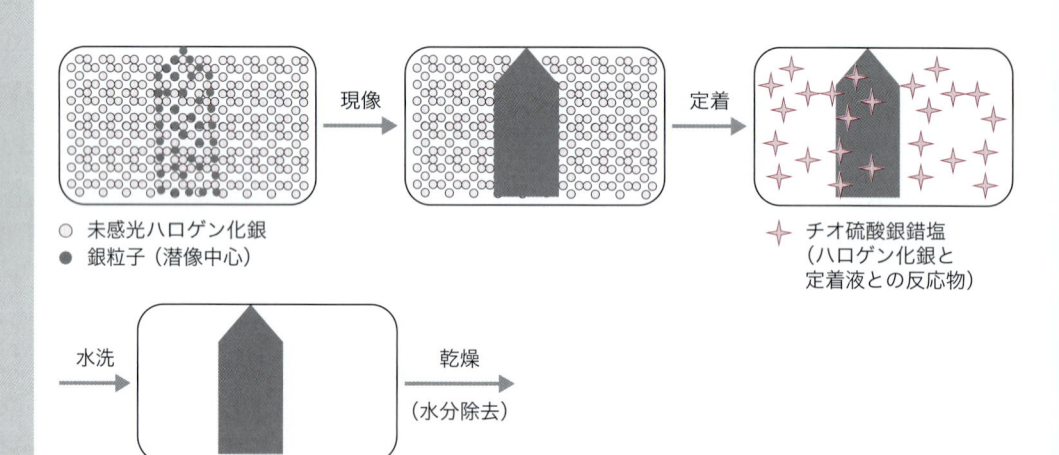

○ 未感光ハロゲン化銀
● 銀粒子（潜像中心）
✦ チオ硫酸銀錯塩（ハロゲン化銀と定着液との反応物）

（水分除去）

図●写真処理過程

**参考文献**　1）古本啓一，岡野友宏，小林馨 編：歯科放射線学，第4版，医歯薬出版，2008

## chapter 4 現像および画像処理

**chap.4 Q8**

SBOs　現像を説明する.

## 現像とは何ですか？

　**現像**とは，感光してつくられた目には見えないフイルム上の画像の鋳型（潜像）を目に見える像にする過程です．

　感光フイルムを現像主薬が含まれる薬液に浸すと現像主薬は潜像に吸着します．ここで現像主薬は電子を渡し（還元し），潜像周囲の臭化銀の銀イオン（$Ag^+$）を銀（Ag）に変化させます．この際，潜像のところで還元反応が進行していくため，潜像を含む臭化銀の結晶だけが還元されてすべて銀となり，感光しなかった潜像を含まない臭化銀の結晶はそのまま残ります．このようにして潜像周囲では目に見える量まで銀の量が増えていきます．

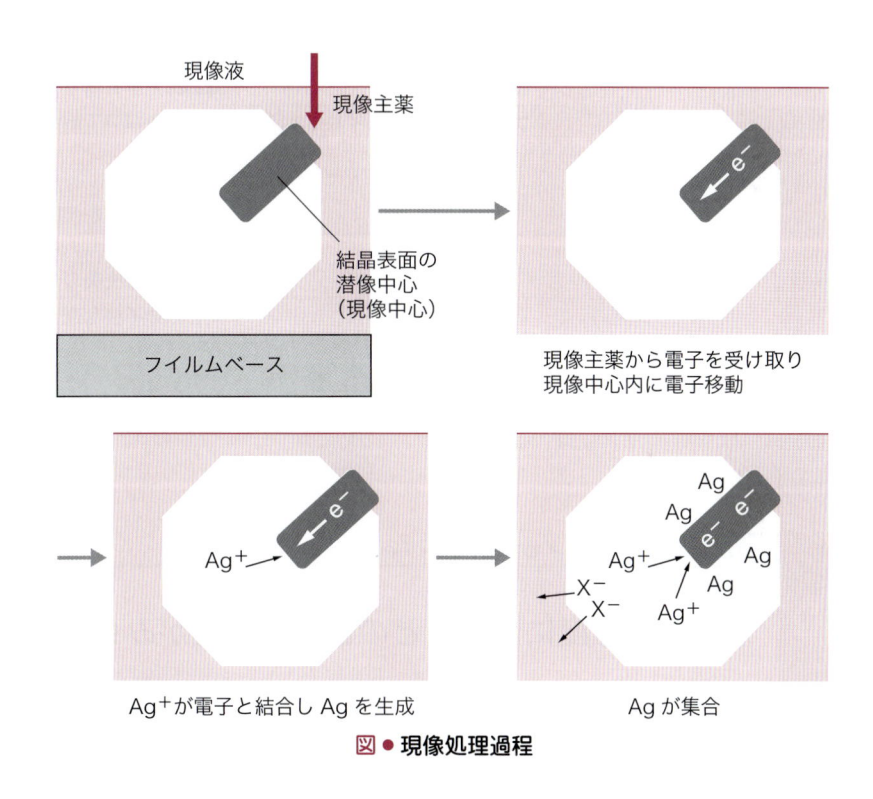

図 ● 現像処理過程

**参考文献**

1）下瀬川正幸 編：医用画像情報学，第1版，医療科学社，2010

chap.4 SBOs 現像液の組成を述べる．

## Q 9 現像液はどのような組成ですか？

　潜像周囲の臭化銀の銀イオンを還元する現像主薬は，フェニドイン，メトールおよびハイドロキノンが用いられます．このうち，メトール＋ハイドロキノンの組み合わせを MQ 現像液といい，フェニドイン＋ハイドロキノンの組み合わせを PQ 現像液といいます．
　現像液にはこの主薬以外に，主薬の酸化を防止する保恒剤，主薬の還元作用を促進する促進剤およびフイルムのかぶりを防止する抑制剤が含まれます．

表 ● 現像液の組成とその作用

| 現像液成分 | 薬　剤 | 作　用 |
|---|---|---|
| 現像主薬 | メトール＋ハイドロキノン（MQ 処方）<br>フェニドイン＋ハイドロキノン（PQ 処方） | 潜像中心でハロゲン化銀の銀イオンに電子を渡して銀にする |
| 保恒剤 | 亜硫酸ナトリウム | 空気中の酸素と反応した現像主薬が酸化されるのを保護する |
| 促進剤 | 炭酸ナトリウム | アルカリ性（pH は約 10）に現像液を保ち現像主薬の作用を促進する |
| 抑制剤 | 臭化カリウム | 臭化銀の不要な還元を防止する |

参考文献　1）古本啓一，岡野友宏，小林馨 編：歯科放射線学，第 4 版，医歯薬出版，2008

chap.4 SBOs 現像の温度による変化を説明する．

## Q 10 現像では温度によってどのような変化がみられますか？

　現像は化学反応ですので，現像液の温度が上昇すれば黒化が進みます．逆に温度が低ければ現像能力が低下するため，通常の黒化度を得るためには現像時間を長くする必要があります．
　通常の現像時間の場合，温度が高過ぎると黒過ぎる写真が得られ，温度が低過ぎると白過ぎる写真となります．温度が高過ぎる場合，カブリが増加して写真コントラストが低下します．また，ハロゲン化銀粒子の種類によっても程度の差はありますが，高温現像をすると写真の鮮鋭度，解像度および粒状性は低下します．

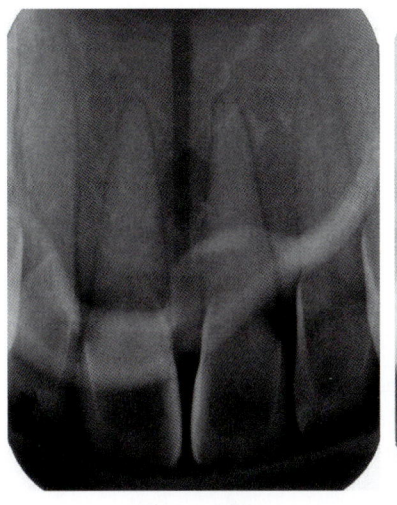

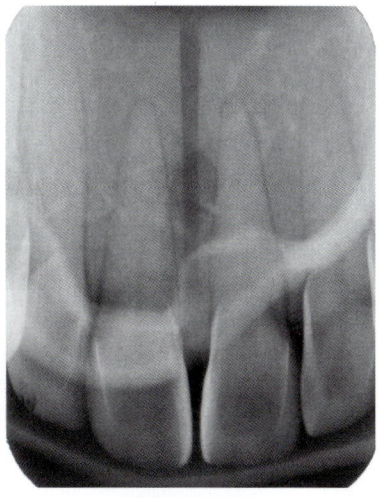

chapter 4　現像および画像処理

30℃にて現像　　　　　　　　　20℃にて現像

図 ● 現像液温度変化によるエックス線画像の変化

参考文献　1）古本啓一，岡野友宏，小林馨 編：歯科放射線学，第4版，医歯薬出版，2008

chap.4　SBOs　フイルムの定着処理について説明する．

## Q 11　フイルムの定着処理とはどのような処理ですか？

　**定着**とは，現像されなかった未感光のハロゲン化銀粒子を乳剤層から取り除き，画像を安定化させる処理です．

　定着液の主薬はチオ硫酸ナトリウムやチオ硫酸アンモニウムですが，この主薬により未感光ハロゲン化銀を水に溶けるチオ硫酸銀錯塩にして取り除きます．

　定着液には，主薬が分解されないように保護剤として亜硫酸ナトリウムが，乳剤ゼラチン膜の軟化によるフイルムの表面膜損傷防止に硬膜剤としてミョウバン（アルミニウム塩）

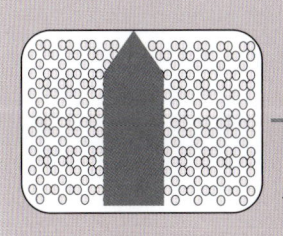

アルカリ性現像液を中和するため酸性化剤として氷酢酸を加える

定着主薬により未感光ハロゲン化銀を水に溶けるチオ硫酸銀錯塩にする

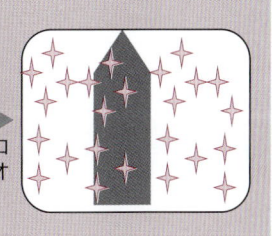

○ 未感光ハロゲン化銀　　　✦ チオ硫酸銀錯塩

図 ● 定着処理過程

が，そして主薬の作用促進とアルカリ性現像液を中和するために酸性化剤として氷酢酸が添加されています．

定着液が劣化した場合は，未感光のハロゲン化銀粒子を乳剤層から取り除く能力が低下するため，エックス線写真のコントラストは低下していきます．

参考文献　1）古本啓一，岡野友宏，小林馨 編：歯科放射線学，第4版，医歯薬出版，2008

---

chap.4　SBOs　フイルムの水洗について述べる．

## Q 12　フイルムの水洗とはどのような作業ですか？

定着後の乳剤層には，定着液の主薬とハロゲン化銀によって形成されたチオ硫酸銀錯塩が残留しています．これを洗い流す作業が水洗です．

この水洗が不十分な場合，残留した錯塩から硫化銀ができてフイルム表面に残り，のちにフイルムの黄色着色の原因となります．恒温槽による写真処理の場合，水洗の目安は20分ほどです．

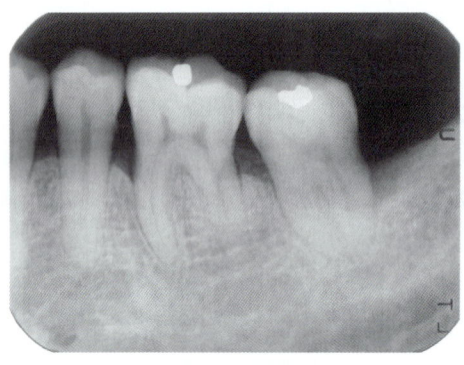

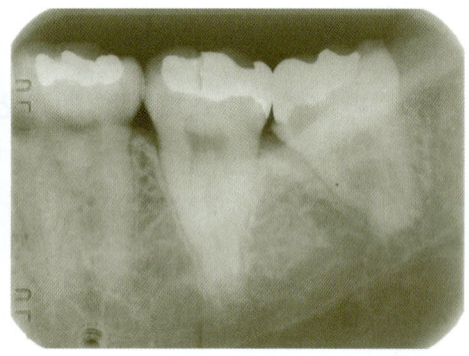

通常水洗写真　　　　　　　　水洗不足写真

図●通常に水洗された写真と水洗不足の写真

参考文献　1）古本啓一，岡野友宏，小林馨 編：歯科放射線学，第4版，医歯薬出版，2008

chap.4 SBOs 自動現像機を説明する．

# Q 13 自動現像機とはどのような装置ですか？

　現像から乾燥までの写真処理過程を自動的に行う装置です．

　歯科で用いられる自動現像機の多くはフイルムを入れる箇所に暗箱がついており，フイルムの感光を防いで自動現像機に送り込めます．フイルムはローラーにより，現像槽，定着漕，水洗漕および乾燥槽に移動して写真処理がなされて出てきます．この過程で写真処理は均一になされ，現像液・定着液の除去がスムーズに行うことができます．

　手現像に比べると非常に多くのフイルムの処理を均等に行える反面，装置や薬液の管理が重要であり，自動現像機メーカーと定期点検の契約を結ぶことが基本です．使用開始前には薬液の補充や液の温度を確認し，クリーニングフイルムを流します．その日の使用後にはローラーをはずして水洗漕の水を流します．ローラーは週1回洗剤で洗浄し，数週に一度は現像液と定着液の交換を行います．とくに現像液は空気により酸化が進みやすいため，注意が必要です．月に一度はすべての漕の洗浄を行います．

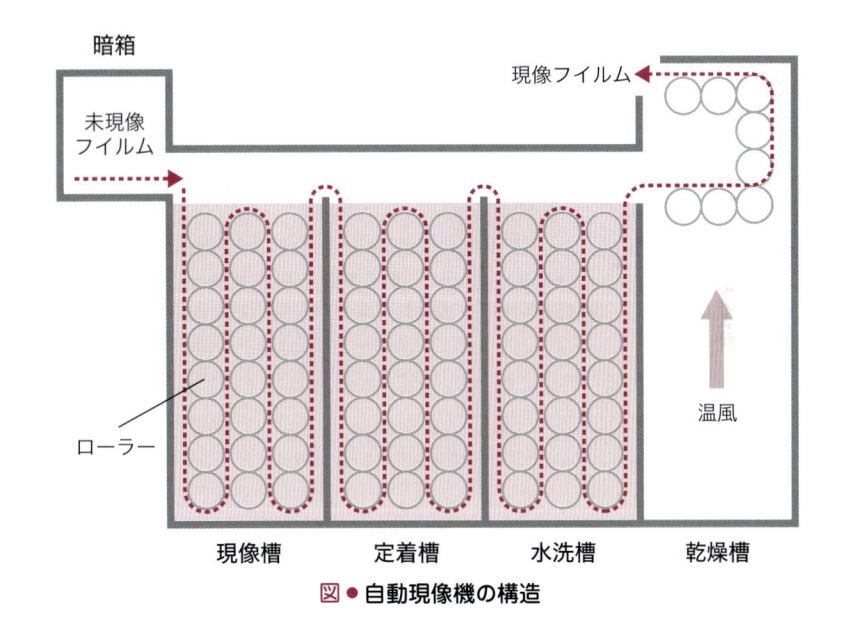

図●自動現像機の構造

**参考文献** 1）古本啓一，岡野友宏，小林馨 編：歯科放射線学，第4版，医歯薬出版，2008

chap.4　SBOs　デジタルエックス線装置について説明する.

## Q 14　デジタルエックス線装置とはどのような装置ですか？

　従来のエックス線フイルムに代わって，デジタルセンサーを使用して撮影を行います．デジタルセンサーには大きく分けて固体半導体方式とIP（imaging plate：イメージングプレート）方式があります．

　固体半導体方式ではセンサーがコードでつながれたもの，あるいは無線のものがありますが，撮影した瞬間に画像を見ることができます．

　IP方式の場合は，画像処理装置に入れて情報を電気信号に変換して画像化します．

　コンピュータを用いているので，エックス線画像や口腔内写真あるいは患者情報（電子カルテ）を統括するマルチメディアに対応したシステムもあります．

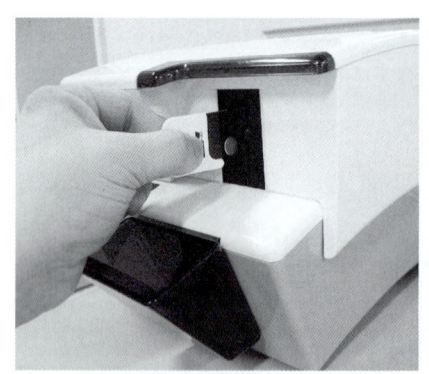

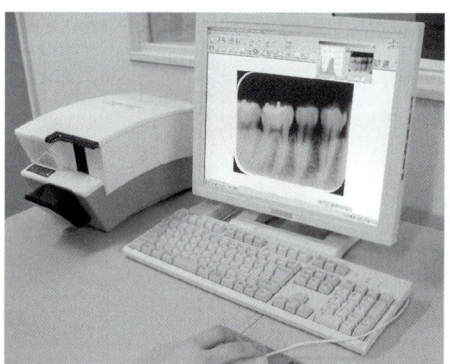

図●DIOGORA® OPTIME（IP方式デジタルエックス線システム）
撮影済みのIPを画像処理装置（左側）に入れてスキャンを行い画像化する．

参考文献
1）古本啓一，岡野友宏，小林馨 編：歯科放射線学，第4版，医歯薬出版，2008
2）大林尚人：コンピューテッド・ラジオグラフィー，歯界展望 別冊 歯科画像診断の最前線，p.7-20，医歯薬出版，1997

chapter 4　現像および画像処理

chap.4　SBOs　エックス線のデジタルセンサーについて説明する．

# Q 15　エックス線のデジタルセンサーとはどのようなものですか？

　固体半導体方式とIP（imaging plate：イメージングプレート）方式があります．
　固体半導体方式には，通常のデジタルカメラでも用いられているCCD（charged coupled device：電荷結合素子）センサーと，CMOS（complementary metal oxide semiconductor：相補型金属酸化膜半導体）センサーがあります．固体半導体方式はエックス線に対する感度が低いため，蛍光体を利用してエックス線情報を光に変えてからセンサーに入射させて，得られた電気信号をコンピュータに転送して画像化します．
　IPにはポリエステルの支持板に輝尽性蛍光体という物質が塗布してあり，吸収したエックス線のエネルギー（エックス線の画像情報）を保持できます．撮影後のIPを画像処理装置に入れるとレーザー光でスキャンします．吸収したエックス線のエネルギー量に比例してIPから出る光を光電子倍増管で電気信号に変換してデジタル画像化します．

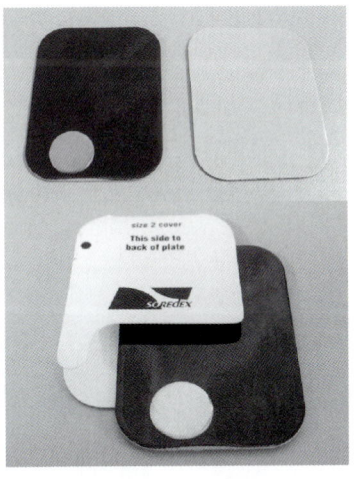

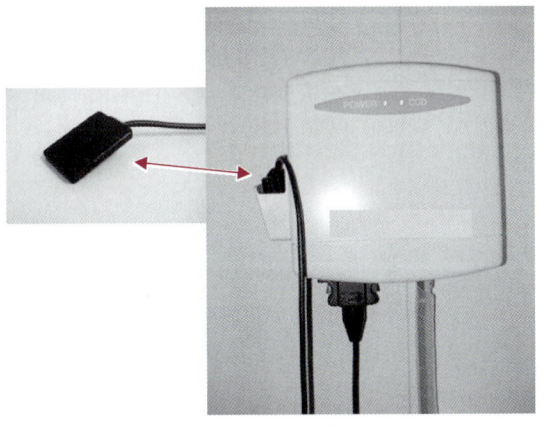

イメージングプレート方式センサー　　　CCDセンサー（矢印）
図●歯科の撮影で用いられるデジタルセンサー

**参考文献**
1）古本啓一，岡野友宏，小林馨 編：歯科放射線学，第4版，医歯薬出版，2008
2）鹿島勇，土持眞，金田隆 編：新歯科放射線学，第1版，医学情報社，2008

chap.4 SBOs デジタルエックス線装置の長所および短所について説明する．

## Q 16 デジタルエックス線装置の長所と短所にはどのようなものがありますか？

### デジタルエックス線装置の長所
① 画像の処理ができます．
② 大量の画像データを小スペースで保管でき，検索も容易です．
③ 画像データは時間が経っても劣化しません．
④ 画像データの転送や複製ができます．
⑤ フイルム画像より濃度分解能が高いです．
⑥ 被曝が軽減できます．
⑦ 写真処理過程が早いので待ち時間が短縮できます．
⑧ 現像液や定着液が必要でないため環境にやさしいです．

### デジタルエックス線装置の短所
① 空間分解能はフイルム画像より低いです．
② 固体半導体方式のセンサーでコードがあるものは操作性に劣ります．
③ IPに傷がつきやすいです．
④ IP方式は光に当たると画像情報が消えていきます．
⑤ コンピュータ上で画像情報を盗まれる危険性があります．
⑥ コンピュータの故障により保管画像データが消失する危険性があります．

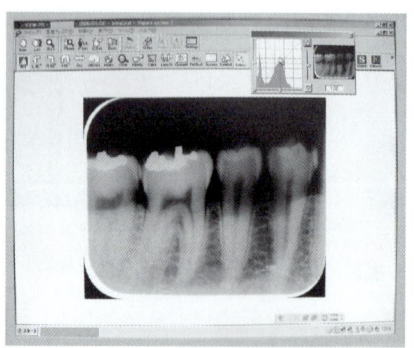

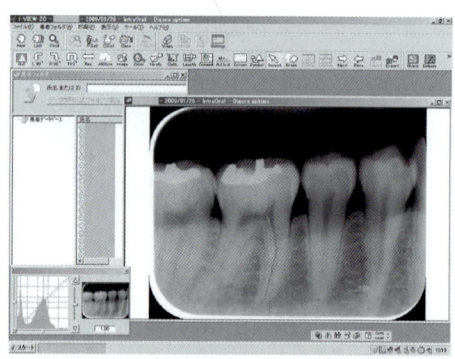

**図● コンピュータ画面上における画像処理**
濃度・コントラストの調整，画像拡大・輪郭強調などの画質処理，距離・角度・面積などの計測および画像解析を行うことができる．

参考文献　1）古本啓一，岡野友宏，小林馨 編：歯科放射線学，第4版，医歯薬出版，2008

chapter 4　現像および画像処理

chap.4　SBO₅　DICOMを説明する．

## Q 17　DICOMとは何ですか？

　DICOMとは，Digital Imaging and COmmunication in Medicine の略で，米国放射線学会（ACR）と北米電子機器工業会（NEMA）が開発した規格を原型として，1993年にDICOMと改称された医用画像の保存や通信に用いられている世界標準規格の名称です．DICOMは各種エックス線画像，CT，MRI，超音波や核医学検査などの画像データを扱う際に用いられており，データにはヘッダー情報と画像データが含まれています．ヘッダーには患者情報や検査状況の情報などが記述されています．

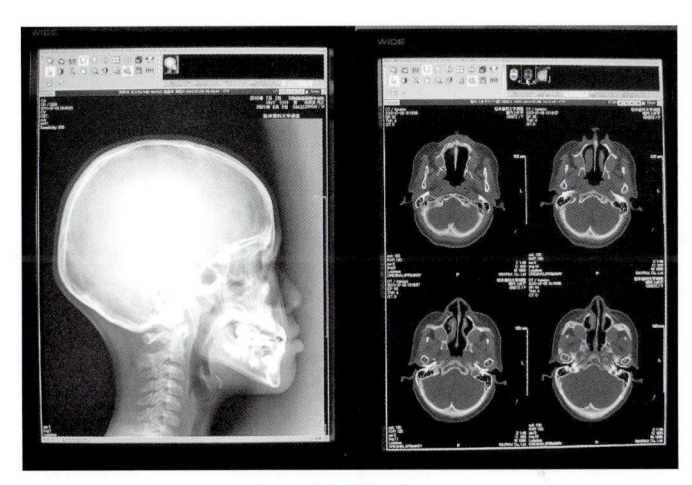

図 ● DICOM データ
ヘッダー情報と画像データが含まれており，患者情報や検査情報などが表示される．

**参考文献**　1）日本医用画像管理学会 編：医用画像情報管理パーフェクトブック，第1版，日本放射線技師会出版会，2007

chap.4 SBOs 電子カルテのPACS, RIS, HISを説明する．

# Q 18 電子カルテのPACS, RIS, HISとは何ですか？

　PACS, RISおよびHISは，電子カルテシステムと連携して構造化しにくい情報を一元的に保管することができ，効率的に診療業務の遂行に役立っています．

## PACS

　画像保管管理システム（PACS；picture archiving and communication system）は，CTやMRIなどの医療画像診断装置からの検査画像を電子的に保存，検索および解析する画像データベースシステムのことです．

## RIS

　放射線情報システム（RIS；radiology information system）は，放射線科における診療予約，診断結果のレポート，実績管理および材料在庫管理などの情報管理を行うためのシステムです．

## HIS

　病院情報システム（HIS；hospital information system）は，医療事務会計システム，診療予約システム，診療情報システムおよび検査や薬剤など，各部門の情報処理システムを含む包括的なシステムです．

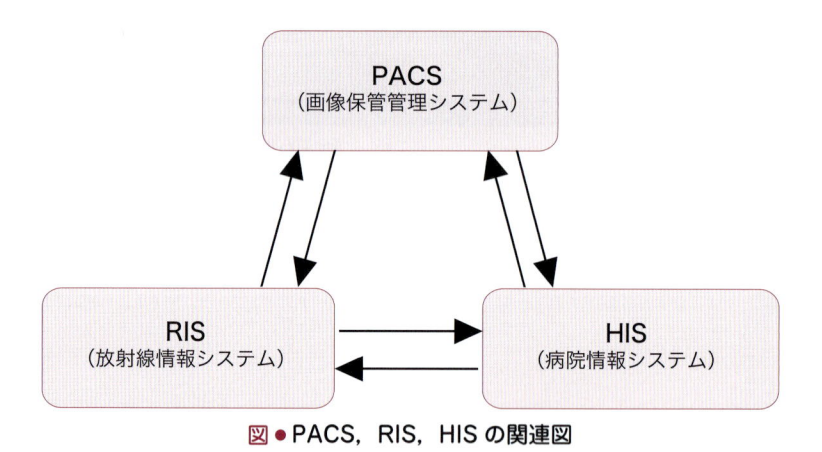

図●PACS, RIS, HISの関連図

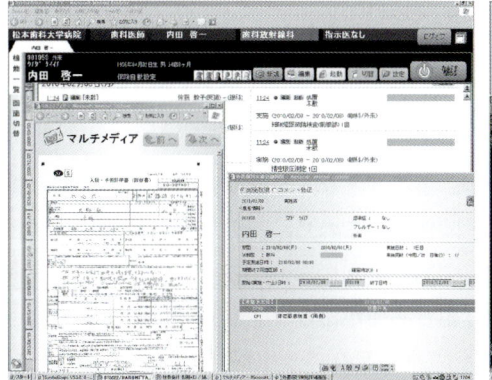

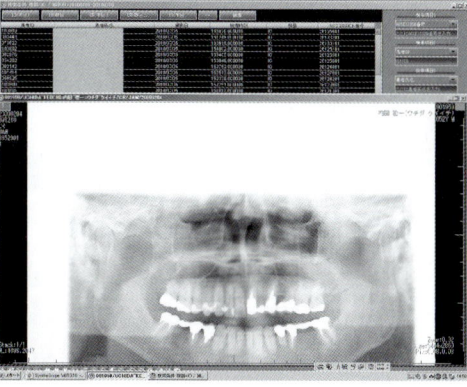

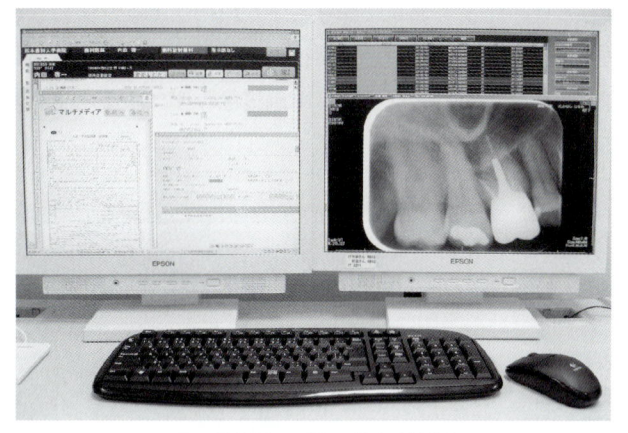

chapter 4　現像および画像処理

**図● PACS，RIS および HIS**
電子カルテシステムやマルチメディアに対応して連携し患者情報を一元化できる．

参考文献

1) Korean Society of PACS Technology, Korean Society of Medical Imaging Technology：医用画像 PACS 日本語版（日本医用画像管理学会　編，佐藤三郎　訳），第 1 版，日本放射線技師会出版会，2006

chap.4　SBOs　口内法エックス線撮影時の感染対策を述べる．

## Q19　口内法エックス線撮影時における感染対策にはどのようなものがありますか？

　口内法エックス線撮影時には，感染源となる唾液が，フイルムや撮影装置あるいは撮影者の手指に接触して感染する危険性があるので，その予防と対策を行う必要があります．基本的にはすべての患者に対して同じように対応するという**スタンダードプレコーション**の概念をもって感染対策に取り組む必要があります．その対策としては，撮影関連機器をすべて患者ごとにカバーで覆う**カバーテクニック**があります．また，エタノールやグルタールなどによる**消毒**があります．口内法エックス線フイルムの感染対策はとくに重要であり，汚染防止カバーの使用は大変に有効です．撮影者は手袋をして撮影を行い，写真処理の前には撮影したフイルムを直接触れずに汚染防止カバーから取り出し，手袋をはずして写真処理を行います．

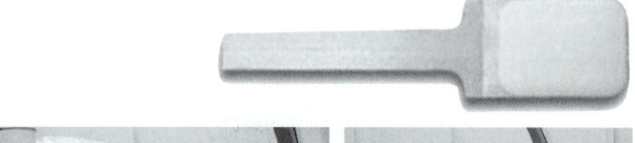

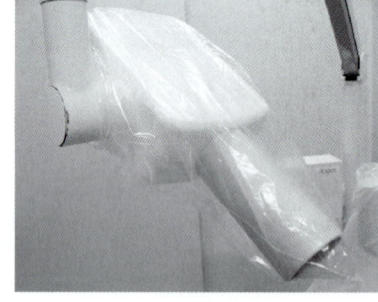

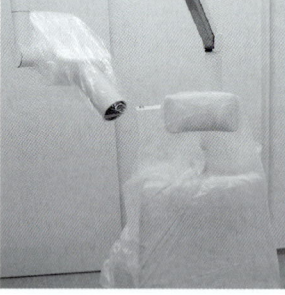

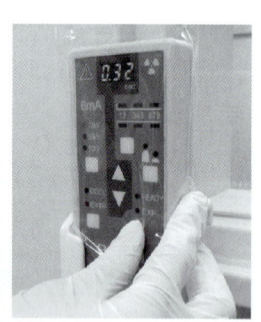

**図●口内法エックス線フイルムおよび撮影関連機器の感染防止**
口内法エックス線フイルムは汚染防止カバーに入れて撮影する．
撮影装置，撮影椅子および照射スイッチはラップフィルムでカバーする．

参考文献　1）古本啓一，岡野友宏，小林馨 編：歯科放射線学，第4版，医歯薬出版，2008

*chapter*

# 5

# 画像検査法

---

**chap.5 Q1** | SBOs　口内法の種類について述べる．

## 口内法にはどのような種類がありますか？

　口内法の種類には，①二等分法（根尖部投影および歯頸部投影），②平行法，③咬翼法，④咬合法（二等分方向投影法，歯軸方向投影法）があります．
　口内法とは，口内法エックス線フイルムを口腔内に設定し補助器具もしくは手指を用いてこれを保持させ，患側からエックス線を入射させて画像を得る単純エックス線検査法の1つです．歯およびその周囲組織の疾患の診断あるいは術後経過の観察によく用いられます．

**参考文献**
1) 佐野司 編：歯科放射線マニュアル，第4版，p.26-30，南山堂，2010
2) 佐野司，金田隆，井出吉信 監修：画像でみる歯科放射線学 附画像診断に必要な解剖学，わかば出版，2009

---

**chap.5 Q2** | SBOs　二等分法について説明する．

## 二等分法とはどのような撮影法ですか？

　二等分（面）法は，歯の実長と，フイルム上に描出される歯の長さが等しくなるように撮影する撮影法（等長法）の1つです．二等分（面）法は，歯軸とフイルムのなす角度の二等分に対して，エックス線の主線を直角に入射する撮影法です．主線が歯根尖を通るとき，描出される歯の長さが等しくなります．

▶ **術　式**
　歯の長軸（歯軸）とエックス線フイルムとのなす角度の二等分線（面）に対して，中心線が根尖を通って直角に入射します．

▶ **撮影目的と特徴**
　歯の実長と等しいエックス線像が得られます（とくに前歯部）．また，根尖部の観察を目的とする根尖投影法と同様に，中心エックス線を根尖に入射させるのが基本です．中心線の垂直角度はフイルムの角度に影響されますが，おおよそ上顎の撮影時には＋35〜55度程度，下顎の撮影時には0〜−20度程度で，一般に前歯部より臼歯部のほうが小さい角度になります．

▶ **利　点**

　口腔の解剖学的形態による影響が少なく，補助器具を使用することなく撮影できます．

▶ **欠　点**

　歯冠・歯根比が実際の歯と異なり，歯頸部における唇（頬）側と舌側の上下的な偏位による像の歪みが生じます．そのため，歯周炎，初期隣接面齲蝕，充填物の適合度の判定などには不向きなときがあります．

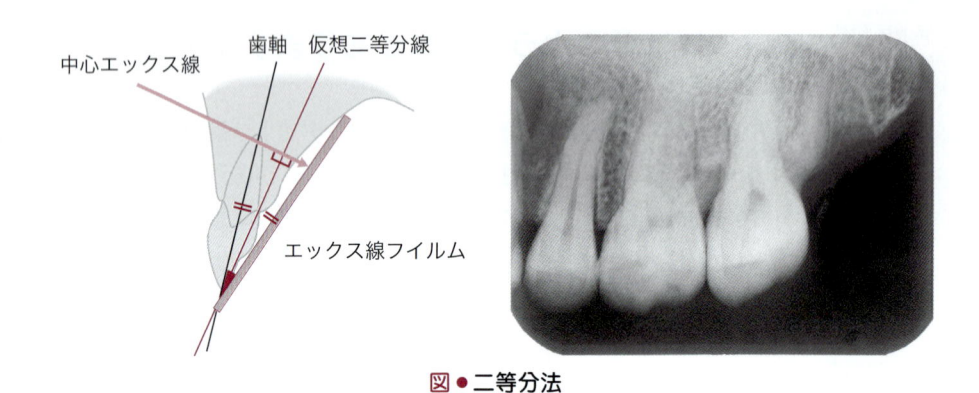

図● 二等分法

参考文献
1）塩島勝　編：エッセンス歯科放射線，第1版，p.44，学建書院，2000
2）佐野司，金田隆，井出吉信　監修：画像でみる歯科放射線学　附画像診断に必要な解剖学，わかば出版，2009

chap.5　SBOs　平行法について説明する．

## Q3　平行法とはどのような撮影法ですか？

　平行法は，歯の実長と，フイルム上に描出される歯の長さが等しくなるように撮影する撮影法（等長法）の1つです．平行法は，歯軸と平行にフイルムを設定し，その両者に対して，エックス線の主線を直角に入射する撮影法です．

▶ **術　式**

　歯の長軸（歯軸）とエックス線フイルムとを平行に設定し，それぞれに対して，中心線を直角に歯頸部近傍に入射します．

▶ **撮影目的と特徴**

　歯軸と平行にフイルムを設定するため特殊な装置が必要です．また，歯―エックス線フイルム間距離が大きくなると，歯の実長よりやや拡大したエックス線像が得られるときがあります．通常，鮮鋭度の低下を防ぐために，焦点―歯間距離を大きくする必要があります．よって，焦点―コーン断端の距離を約40 cmに維持するために，ロングコーンを使用します．

### ▶ 利　点

　歯の歪みが小さく，歯冠・歯根比が実際の歯に類似します．

　焦点―歯との距離を長くとるうえでロングコーンを使用するため，小照射野を維持でき鮮鋭度が保てます．また，垂直的角度が小さいため解剖学的構造物の重複が避けられます．とくに上顎大臼歯撮影時の頬骨と根尖との重複が回避できます．

　中心エックス線が歯軸と直角に入射するため，歯槽骨の状態を把握しやすく，また，補綴物直下の二次齲蝕も検出しやすいです．

　ロングコーンを使用して大きな焦点―被写体間距離を用いるため，広がりの小さなエックス線束になり，高い鮮鋭度と被曝の低減効果も得られます．

### ▶ 欠　点

　エックス線フイルムの位置づけ・固定に補助器具を使用する必要があります．

　装置を使用するため，口腔の形態により制約があることがあります．とくに口蓋が浅く，歯列弓が狭い場合にはエックス線フイルムの設定が困難なことがあります．

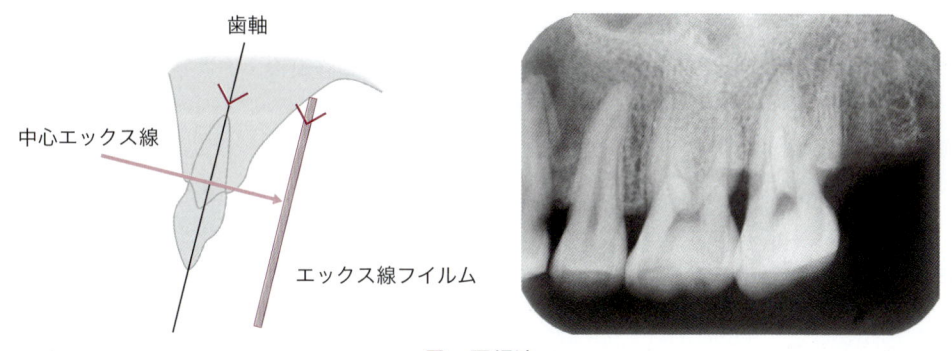

図 ● 平行法

**参考文献**

1）塩島勝 編：エッセンス歯科放射線，第1版，p.46，学建書院，2000
2）佐野司 編：歯科放射線マニュアル，第4版，p.27，南山堂，2010
3）佐野司，金田隆，井出吉信 監修：画像でみる歯科放射線学 附画像診断に必要な解剖学，わかば出版，2009

chap.5 SBOs 咬翼法について説明する.

## Q4 咬翼法とはどのような撮影法ですか？

　咬翼法とは，フィルムをはさむウイングやフィルムに翼をつけた咬翼法フィルムを用いて歯や歯周組織を撮影する口内法の1つです．通常，咬翼法は，翼部を上下顎の歯で咬ませて咬合させた状態で撮影し，エックス線の主線の垂直的角度を，咬合平面に対して＋5〜10度で入射します．上下顎の歯冠部および歯槽頂を一度に描出します．

### ▶術　式
　ウイングを用いて口内法エックス線フイルム（3〜4cm：成人の場合）もしくは咬翼型フイルムを用います．
　咬翼（バイトウィング）を上下歯によって咬ませ，翼を頬（唇）側に引っ張り，咬翼の基部に向かって中心線を垂直的角度＋5〜10度で入射します．

### ▶撮影目的と特徴
　辺縁的歯槽骨頂部の観察や隣接面齲蝕の診断に有効です．また，上下顎対向歯（根尖を除く）を同時に描出できるため，補綴修復物・充塡物の適合状態の観察や対合関係の観察にも用いることがあります．

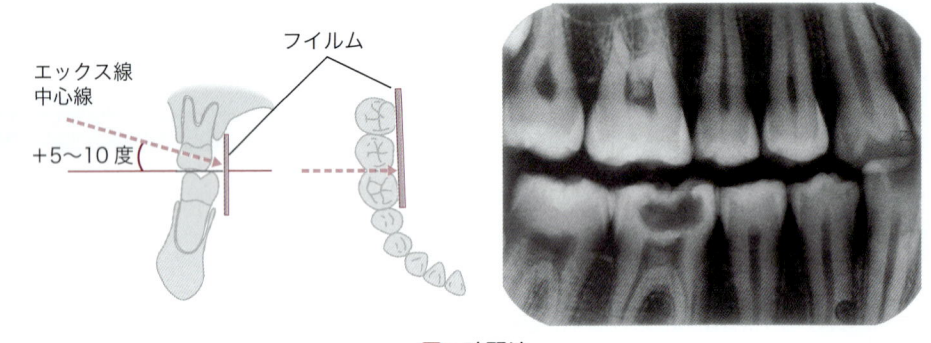

図●咬翼法

参考文献
1）塩島勝 編：エッセンス歯科放射線，第1版，p.48，学建書院，2000
2）佐野司 編：歯科放射線マニュアル，第4版，p.29，南山堂，2010
3）佐野司，金田隆，井出吉信 監修：画像でみる歯科放射線学 附画像診断に必要な解剖学，わかば出版，2009

chapter 5　画像検査法

chap.5　SBOs　咬合法について説明する．

# Q5　咬合法とはどのような撮影法ですか？

　咬合法は，咬合法フイルム（5.7～7.6 cm）を用いて，フイルムを上下顎の歯で咬ませて撮影する単純エックス線検査法の１つです．二等分法で入りきらない広範な病変の観察や，埋伏歯および顎骨の頰舌的膨隆の検査に用いられます．

　咬合法には，二等分方向投影法（二等分（面）法）と歯軸方向投影法があります．

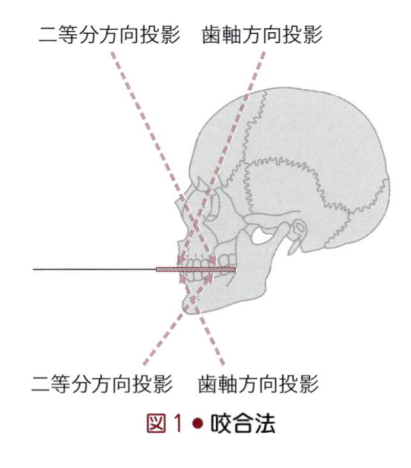

図1●咬合法

### 二等分方向投影法（二等分（面）法）（図1，2）

▶ 術　式

　咬合型フイルム（5.7×7.6 cm：成人の場合）を口腔内の奥に設定し，上下の歯によって咬ませます．中心線は，口内法撮影（二等分法）に準じます．

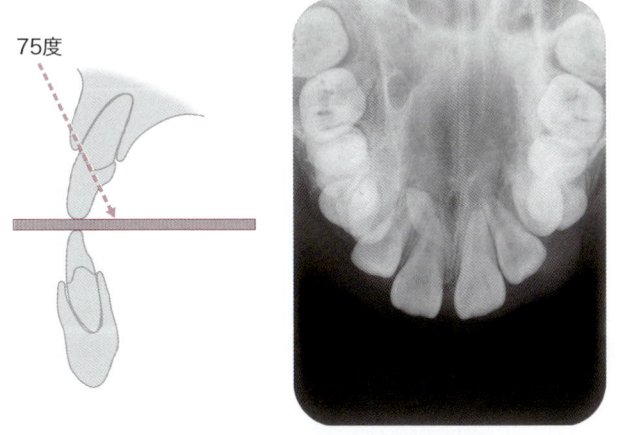

図2●咬合法：上顎二等分方向投影法

▶ 撮影目的と特徴

　囊胞や腫瘍，正中（過剰）埋伏歯，骨折線など通常の口内法エックス線フイルム（3×4 cm）では観察できない広範囲の病変の診断に有効です．

**歯軸方向投影法**（図1，3）

▶ 術　式

　咬合型フイルム（5.7×7.6 cm：成人の場合）を口腔内の奥に設定し，上下の歯によって咬ませます．中心線は，目的部位の歯軸方向に一致させて入射させます．

▶ 撮影目的と特徴

　唾石の位置，正中（過剰）埋伏歯の頬舌的位置，腫瘍の頬（唇）舌方向への膨隆，骨折線の有無，異物の検索などの診断に有効です．

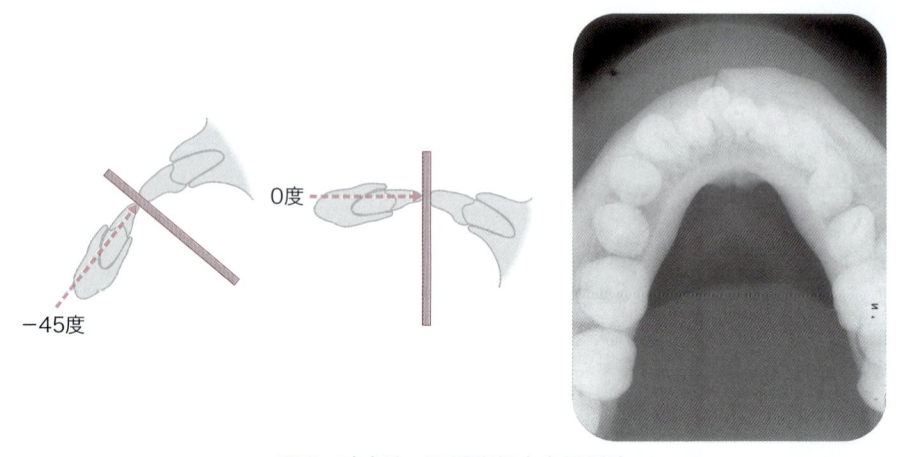

図3 ● 咬合法：下顎歯軸方向投影法

**参考文献**

1）塩島勝 編：エッセンス歯科放射線，第1版，p.44，学建書院，2000
2）佐野司，金田隆，井出吉信 監修：画像でみる歯科放射線学 附画像診断に必要な解剖学，わかば出版，2009

chapter 5　画像検査法

chap.5　SBOs　口内法エックス線写真での正常解剖像を述べる．

# Q6 口内法エックス線画像において矢印で示す構造物の名称は何ですか？

　エナメル質はエックス線の吸収が人体中で最も高く，エックス線不透過性になります．象牙質はエナメル質より弱いエックス線不透過性を示します．象牙質の中央に歯髄が存在し，その空洞が歯髄腔としてエックス線透過像で描出されます．歯根膜は歯根面と歯槽骨との間に存在するシャーピー線維による軟組織のため，エックス線透過像となります．その外側にある歯槽硬線（白線）は歯槽窩壁にある0.3 mm程度の薄い緻密骨で，線状のエックス線不透過像として描出されます．

　上顎前歯部（図1）では，鼻腔は上顎前歯に根尖部上方に左右対称性エックス線透過像を示し，鼻腔の近心側は鼻中隔によるエックス線不透過像，下方部は円弧状エックス線不透過像を示します．前鼻棘は梨状口正中部に，V字状のエックス線不透過像を示します．切歯管は上顎正中部に正中口蓋縫合に並行して帯状エックス線透過像を示し，切歯管側壁はエックス線不透過像を示します．切歯孔は楕円形またはハート型のエックス線透過像として，上顎左右中切歯歯根尖部の間に描出されます．正中口蓋縫合は正中部歯槽頂から鼻中隔方向に直線状に認められるエックス線透過像です．

　上顎犬歯・小臼歯部（図2）では，鼻腔が犬歯根尖部上方にエックス線透過像を示します．また，鼻腔底として鼻腔底部皮質骨によるエックス線不透過像が認められます．上顎洞は小臼歯および大臼歯根尖部の上方に，エックス線透過像として描出されます．

　上顎大臼歯部（図3）では，上顎骨の頬骨突起が，上顎第一大臼歯，第二小臼歯の根尖部にエックス線不透過像を示します．上顎洞底線は上顎大臼歯根尖部上方に線状のエックス線不透過像を示し，上顎洞はエックス線透過像を呈します．頬骨突起から頬骨弓にかけてエックス線不透過像を示します．翼状突起外側板は上顎結節後方部にエックス線不透過像を示し，翼突鉤は上顎結節の後方にエックス線不透過像を示します．上顎結節は上顎大臼歯の後方にエックス線不透過像として描出されます．開口で撮影するため，下顎骨筋突起が口内法フイルム下端にエックス線不透過像として描出されることがあります．

　下顎前歯部（図4）では，栄養管が歯槽骨を走行する脈管（栄養管）の一部として，線状のエックス線透過像を示します．オトガイ棘は下顎切歯根尖の下方に，小さな塊状のエックス線不透過像を示します．舌孔はオトガイ棘のエックス線不透過像のなかに，点状のエックス線透過像を示します．

　下顎小臼歯部（図5）では，オトガイ孔が下顎第二小臼歯部下方の楕円形エックス線透過像を示します．

　下顎大臼歯部（図6）では，外斜線は下顎大臼歯の歯根のほぼ中央を前下方に斜走する線状のエックス線不透過像を示します．顎舌骨筋線は大臼歯根尖部から小臼歯部方向に斜走する線状のエックス線不透過像を示し，外斜線より下方でほぼ平行に走行しています．下顎管は下顎臼歯根尖部下方に上壁および下壁を有する下顎管壁が線状のエックス線不透過像を示します．

**標準撮影法**

▶ 上顎前歯部

① 鼻中隔
② 鼻腔
③ 鼻腔底前縁
④ 切歯孔
⑤ 前鼻棘
⑥ 正中口蓋縫合
⑦ 鼻尖
⑧ 歯槽硬線（白線）
⑨ 歯根膜腔
⑩ 歯髄腔
⑪ 象牙質
⑫ エナメル質

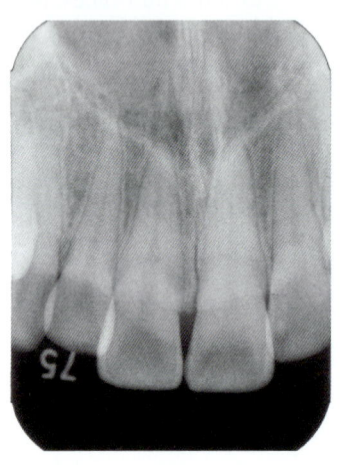

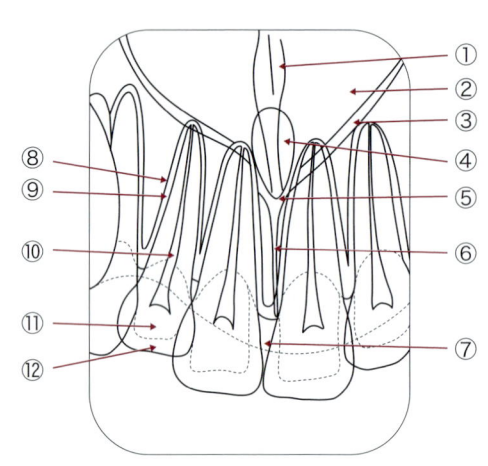

図1 ● 上顎前歯部

▶ 上顎犬歯小臼歯部

① 上顎骨頬骨突起
② 上顎洞底線
③ 上顎洞
④ 鼻腔
⑤ 鼻腔底
⑥ 歯槽硬線（白線）
⑦ 歯根膜腔
⑧ 歯髄腔

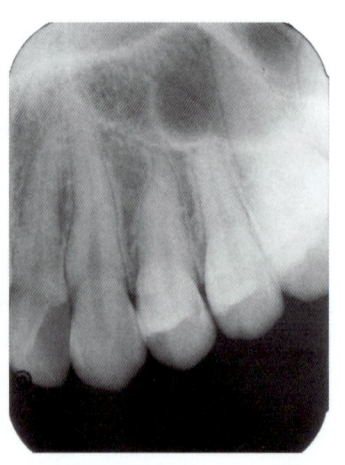

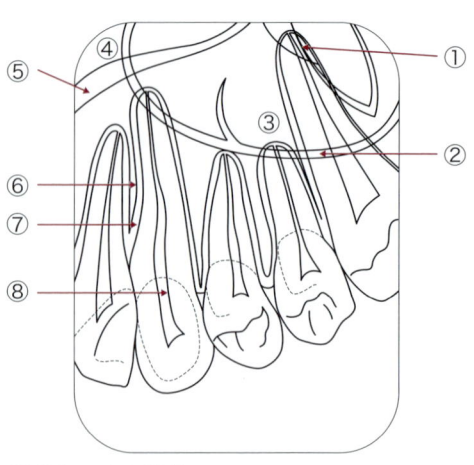

図2 ● 上顎犬歯・小臼歯部

chapter 5　画像検査法

▶ 上顎大臼歯部
① 上顎洞底線
② 上顎洞
③ 頰骨突起
④ 頰骨弓（下縁）
⑤ 歯冠腔
⑥ 上顎結節
⑦ 歯髄腔
⑧ 象牙質
⑨ エナメル質
⑩ 下顎骨筋突起

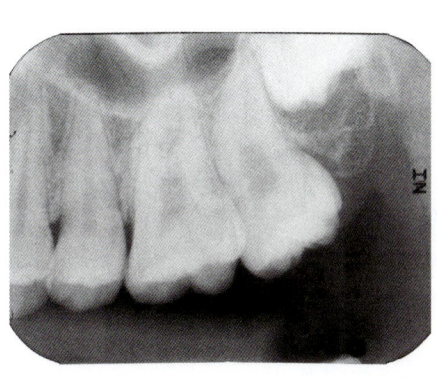

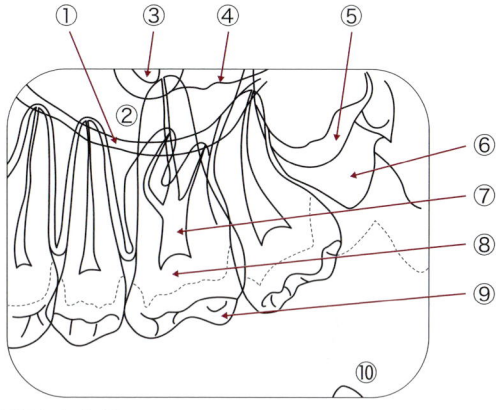

図3 ● 上顎大臼歯部

▶ 下顎前歯部
① エナメル質
② 象牙質
③ 歯髄腔
④ 歯根膜腔
⑤ 歯槽硬線（白線）
⑥ オトガイ棘
⑦ 舌　孔

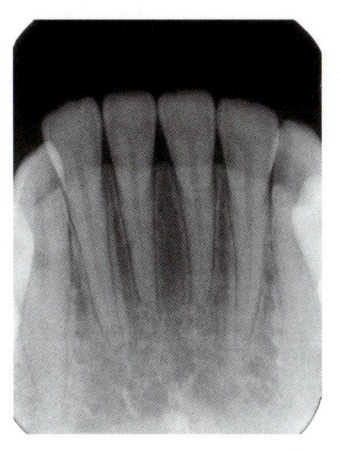

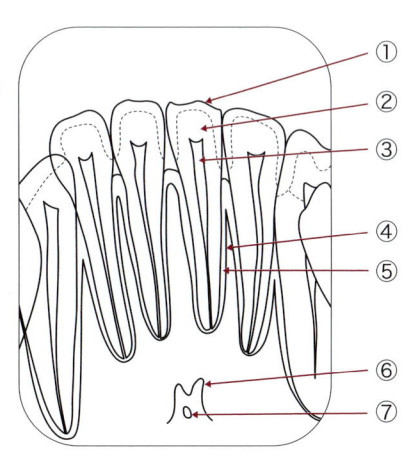

図4 ● 下顎前歯部

73

▶ 下顎小臼歯部
① 歯槽硬線（白線）
② 歯根膜腔
③ 歯髄腔
④ オトガイ孔
⑤ 下顎管

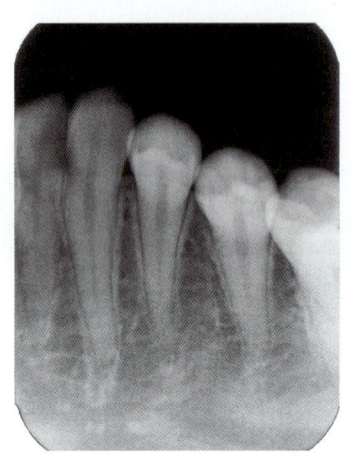

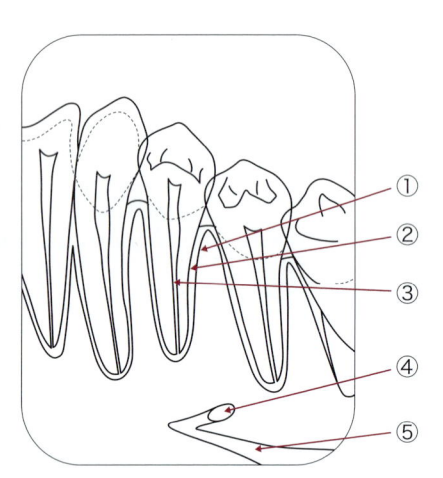

図5 ● 下顎小臼歯部

▶ 下顎大臼歯部
① 歯髄腔
② 歯根膜腔
③ 歯槽硬線（白線）
④ 外斜線
⑤ 内斜線
⑥ 顎舌骨筋線
⑦ 下顎管

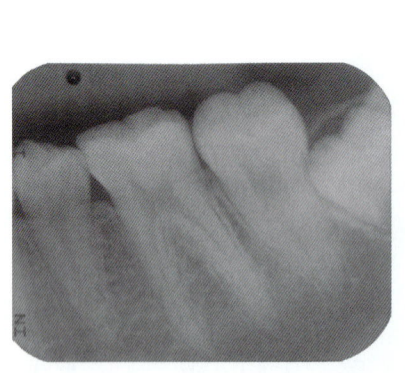

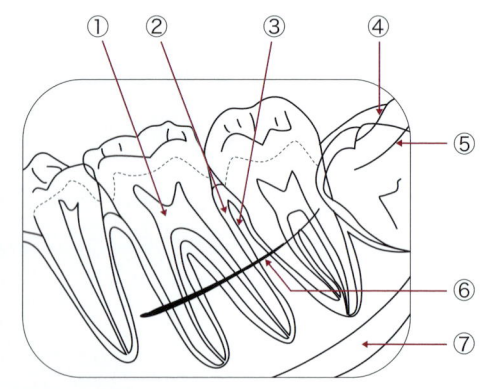

図6 ● 下顎大臼歯部

## chapter 5　画像検査法

**咬翼法**
① 上顎洞底線
② エナメル質
③ 象牙質
④ 歯髄腔
⑤ 歯槽頂
⑥ 歯根膜腔
⑦ 歯槽硬線（白線）

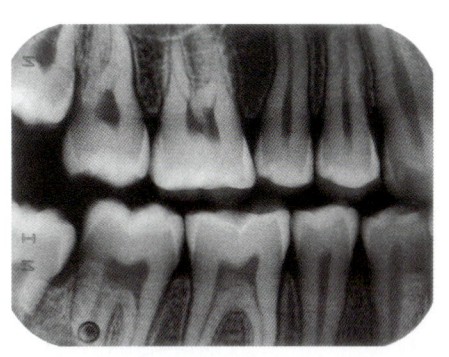

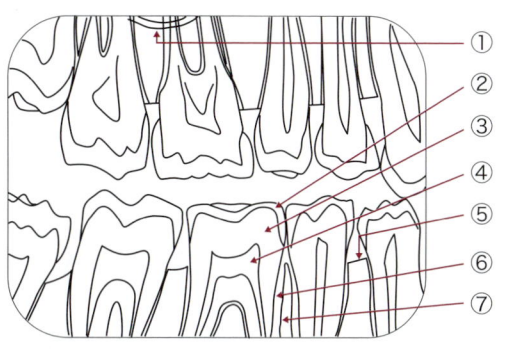

図7●咬翼法

**咬合法：上顎二等分方向投影法**
① 鼻中隔
② 鼻腔底前縁
③ 前鼻棘
④ 鼻　腔
⑤ 上顎洞
⑥ 鼻涙管
⑦ 上顎洞内側壁
⑧ 上顎洞前縁
⑨ 正中口蓋縫合
⑩ 切歯孔
⑪ 鼻　尖

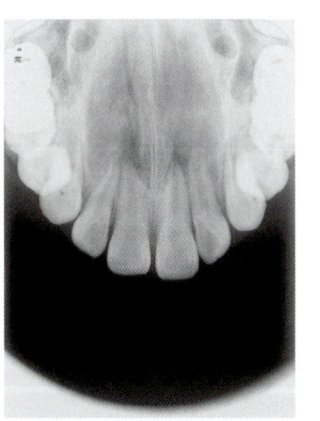

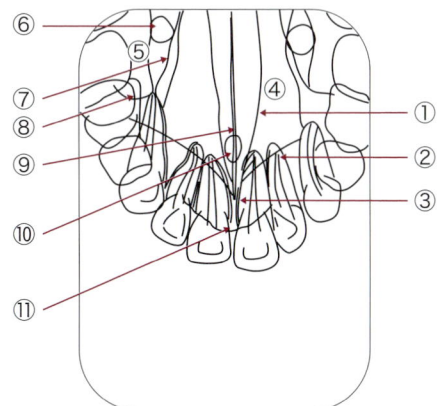

図8●咬合法：上顎

**咬合法：下顎歯軸方向投影法**

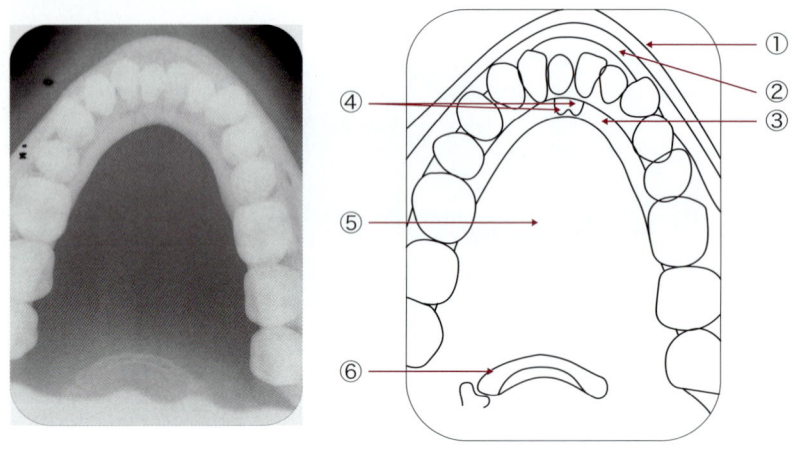

① 皮膚（軟組織）　　④ オトガイ棘
② 頰（唇）側皮質骨　⑤ 舌
③ 舌側皮質骨　　　　⑥ 舌　骨

図9●咬合法：下顎

---

参考文献　1）佐野司，金田隆，井出吉信 監修：画像でみる歯科放射線学 附画像診断に必要な解剖学，わかば出版，2009

chapter 5　画像検査法

chap.5　SBOs　口外法の種類について述べる．

## Q7　口外法にはどのような種類がありますか？

　口外法には，①頭部エックス線単純撮影（後頭前頭方向撮影法），②Waters撮影法，③頭部軸方向撮影法，④頭部側方向撮影法，⑤下顎骨（側）斜位投影法，⑥顎関節撮影法〔側面像として側斜位経頭蓋投影法（Schüller法），Parma法，正面像として眼窩下顎枝（上行枝）方向撮影法〕，⑦頭部エックス線規格撮影法などがあります．

　口外法とは口腔外にフイルムを固定し，その反対方向の口腔外よりエックス線を照射して画像を得る方法です．通常の現像を必要とするアナログ撮影では，カセッテ，増感紙，グリッドなどを利用します．

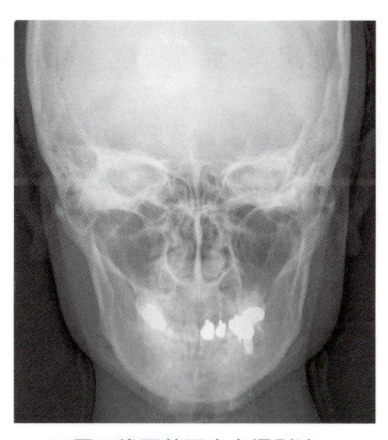

図●後頭前頭方向撮影法　　　図●Waters撮影法

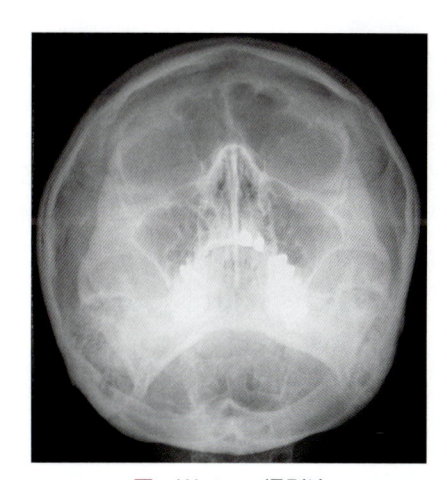

参考文献　1）佐野司，金田隆，井出吉信 監修：画像でみる歯科放射線学 附画像診断に必要な解剖学，わかば出版，2009

chap.5　SBOs　後頭前頭方向撮影法を説明する.

## Q 8 後頭前頭方向撮影法とはどのような撮影法ですか？

　後頭前頭方向撮影法は単純エックス線検査法の1つで，正面方向の撮影法（後頭前頭方向撮影法と前頭後頭方向撮影法）です．通常，顎口腔領域の診断領域は，顎骨，顔面骨，副鼻腔であるため，ほとんどの場合，後頭前頭方向撮影法が使用されます．
　後頭前頭方向撮影法は頭部の後方から前頭に向かってエックス線を入射する方法で，脳外科などで用いられることが多く，方向は頭部の正面像が得られます．

▶ 術　式

　体位は，坐位，立位などで撮影し，通常は閉口位で撮影します．頭部は，正中矢状面とカセッテを垂直に設定し，撮影します（前頭部と鼻尖をカセッテに軽く接触）．
　エックス線の照射方向は，中心エックス線を後頭隆起方向からカセッテ面に垂直に斜入します．

▶ 撮影目的と特徴

　頭蓋・顎・顔面骨の正面像が観察できます．頭蓋骨，顎骨，顔面骨および副鼻腔の観察に有効です．とくに顔面骨折，副鼻腔の炎症，囊胞，腫瘍の有無や骨の破壊・膨隆の有無などが観察できます．

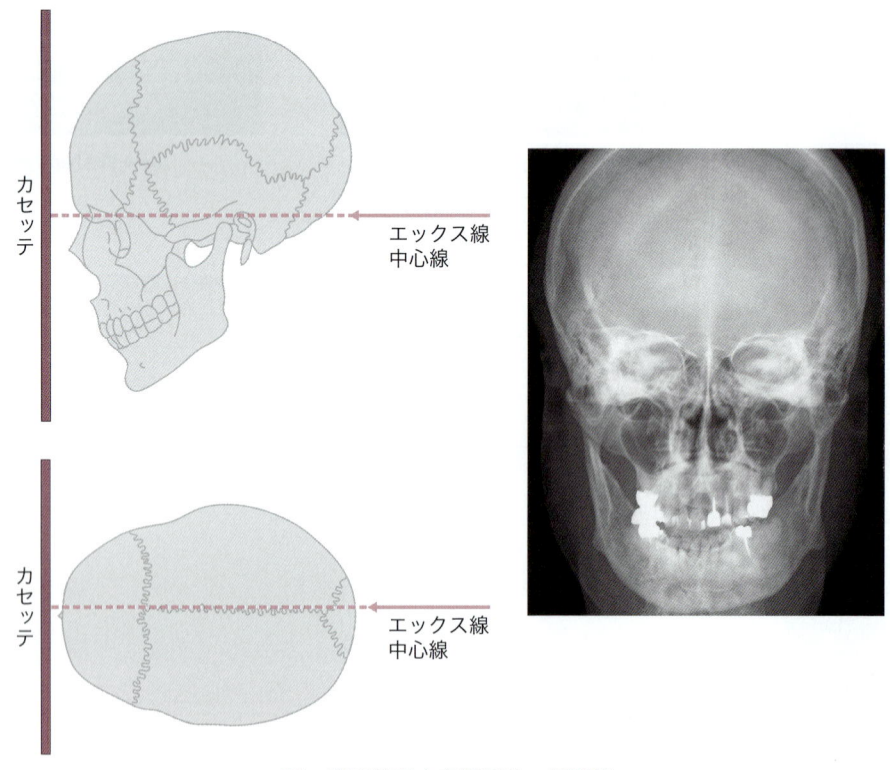

図●後頭前頭方向撮影法，撮影像

chapter 5 　画像検査法

参考文献
1）塩島勝 編：エッセンス歯科放射線，第1版，p.55，学建書院，2000
2）佐野司，金田隆，井出吉信 監修：画像でみる歯科放射線学 附画像診断に必要な解剖学，わかば出版，2009

chap.5

SBOs　後頭前頭方向撮影法の正常解剖像を述べる．

## Q9 後頭前頭方向撮影像において矢印で示す構造物の名称は何ですか？

　広範におよぶ顎骨や顔面骨の疾患，副鼻腔の診断に適しています．顎骨正中部は頸椎と重なるために観察しにくくなります．

**後頭前頭方向撮影像**

① ラムダ縫合（人字縫合）
② 前頭洞
③ 篩骨蜂巣
④ 乳様突起
⑤ 上顎洞
⑥ T-M線
⑦ 鼻腔
⑧ 頰骨弓
⑨ 鼻中隔
⑩ 鼻腔底
⑪ 前鼻棘
⑫ 眼窩上縁
⑬ 眼窩下縁
⑭ 下顎頭
⑮ 頰骨
⑯ 下顎骨筋突起
⑰ 頰骨歯槽稜
⑱ 下顎角
⑲ 下顎骨下縁

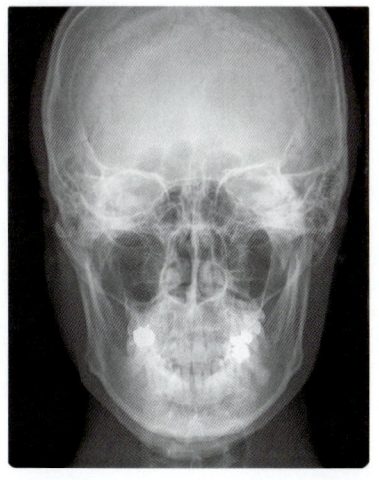

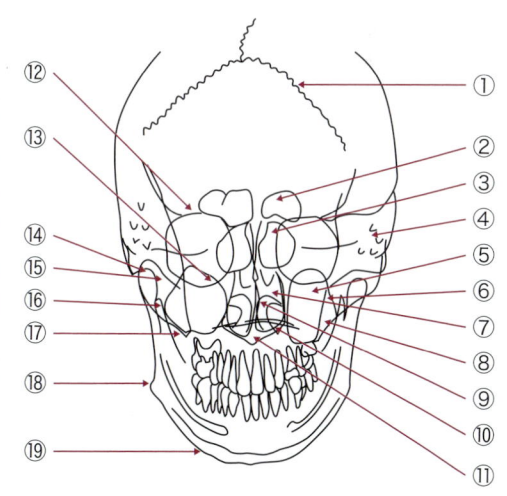

図●後頭前頭方向撮影像

参考文献
1）塩島勝 編：エッセンス歯科放射線，第1版，p.55，学建書院，2000
2）佐野司，金田隆，井出吉信 監修：画像でみる歯科放射線学 附画像診断に必要な解剖学，わかば出版，2009

chap.5　SBOs　Waters 撮影法を説明する．

# Q 10　Waters 撮影法とはどのような撮影法ですか？

　Waters 法は，上顎洞を中心とする副鼻腔の観察に用いる単純エックス線検査法の1つです．オトガイ部をフイルム面につけ，鼻尖を少し離し（2〜3 cm），フランクフルト平面とフイルムとの角度が45度になるように位置づけし，撮影します．

▶ 術　式

　体位は，坐位，立位などで撮影します．開閉口位いずれにおいても撮影しますが，蝶形骨洞の観察には開口位が有効です．頭位は，正中矢状面とカセッテを垂直に設定し，フランクフルト平面（眼耳平面，FH 平面）をカセッテに対して45度に設定します（頭部を後屈し，オトガイ部をカセッテに接触）．
　エックス線の照射方向は，中心エックス線を頭頂（外後頭隆起より3横指ほど上方）から，前鼻棘に向けてカセッテ面に垂直に斜入させます．

▶ 撮影目的と特徴

　副鼻腔の代表的な撮影法であるため，副鼻腔の炎症や腫瘍性病変が観察できます．上顎骨や頬骨弓の骨折の観察にも有効ですが，洞底部の観察には不向きです．

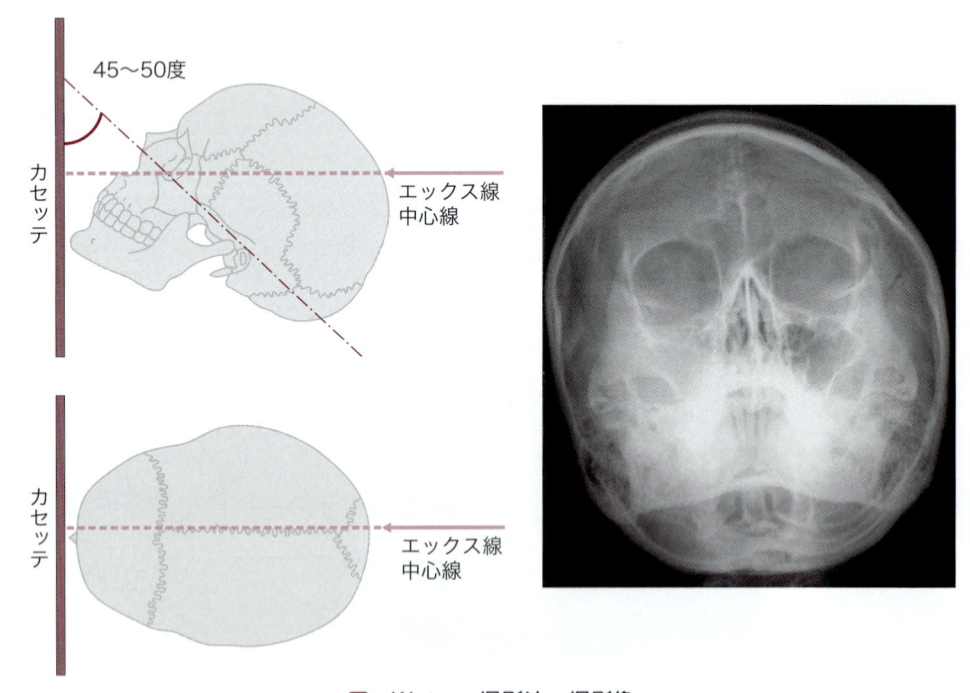

図 ● Waters 撮影法，撮影像

参考文献
1）佐野司 編：歯科放射線マニュアル，第4版，p.37，南山堂，2010
2）佐野司，金田隆，井出吉信 監修：画像でみる歯科放射線学 附画像診断に必要な解剖学，わかば出版，2009

chapter 5　画像検査法

chap.5　SBOs　Waters撮影法の正常解剖像を述べる．

## Q 11　Waters撮影像において矢印で示す構造物の名称は何ですか？

　Waters撮影法は，副鼻腔（とくに上顎洞）や眼窩および頬骨弓などの検査によく用いられる単純エックス線撮影法です．副鼻腔のうち，篩骨洞は鼻腔に重複し，蝶形骨洞は口腔と重複する欠点があります．

**Waters撮影像**

① 前頭洞
② 眼窩上縁
③ T-M線
④ 眼窩下縁
⑤ 眼窩下管
⑥ 眼窩下孔
⑦ 篩骨蜂巣
⑧ 上顎洞
⑨ 頬骨弓
⑩ 下顎頭
⑪ 下顎骨筋突起
⑫ 蝶形骨洞
⑬ 乳突蜂巣
⑭ 鼻中隔
⑮ 鼻腔側壁
⑯ 上眼窩裂
⑰ 頬　骨
⑱ 鼻　腔
⑲ 頬骨歯槽稜
⑳ 下顎角
㉑ 下顎骨下縁

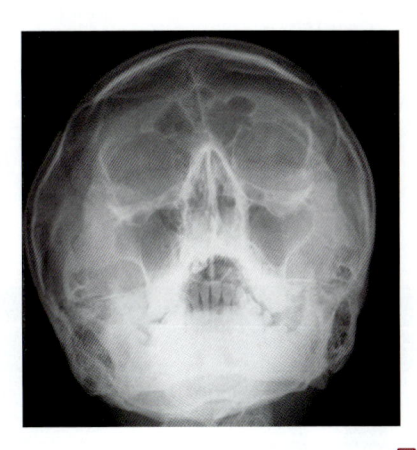

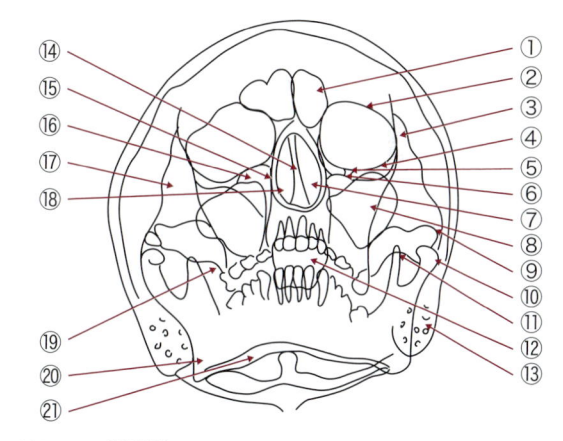

図● Waters撮影像

参考文献
1）塩島勝 編：エッセンス歯科放射線，第1版, p.57-58, 学建書院, 2000
2）佐野司，金田隆，井出吉信 監修：画像でみる歯科放射線学 附画像診断に必要な解剖学，わかば出版, 2009

chap.5 　SBOs　頭部エックス線規格撮影法を説明する.

## Q 12　頭部エックス線規格撮影法とはどのような撮影法ですか？

　頭部エックス線規格写真は，頭部を一定の幾何学的条件で撮影する方法で，個体の成長・発育による経時的な変化や，集団の平均値と個体とを比較することなどを目的に，矯正，口腔外科，人類学などで頭部・顔面の各点の計測に応用されています．とくに日常臨床では矯正のセファログラムとして頻用されます．

▶ **術　式**

　エックス線源（焦点），被写体，記録係（エックス線フイルムやセンサーなど）の幾何学的配置を一定にして撮影します．一般的には，エックス線源 — 被写体中心間距離を 150 cm，被写体 — カセッテ（フイルムまたはセンサー）間距離を 15 cm に設定し，像の拡大率が 1.1 倍となります．撮像は被写体の中心から等しい距離にある耳桿（イヤーロッド）を両側の外耳孔に挿入し，頭部を固定します．側面像では中心エックス線が左右耳桿を通過し，正面像および軸方向投影像では，中心エックス線が被写体の中心（左右の耳桿を結んだ線と正中矢状面との交差点）を通過します．

　近年，同検査は CR（computed radiography）装置でデジタル化されるようになり，画像処理によって顔面軟組織の外形描出が容易になりました．

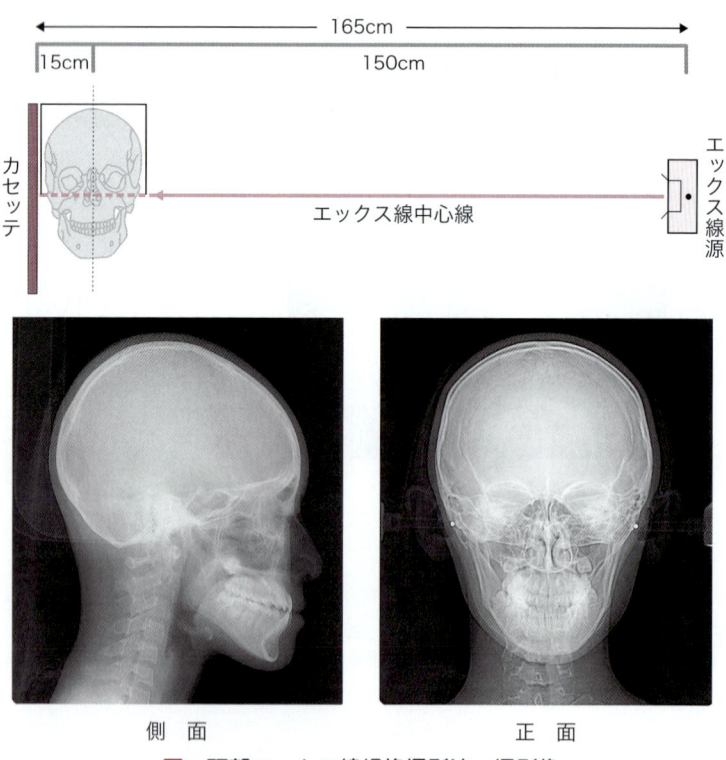

**図 ● 頭部エックス線規格撮影法，撮影像**

▶ **撮影目的と特徴**

側面像および正面像が得られます．

顎顔面形態変化の経時的観察や計測ができるために，矯正歯科学，口腔外科学的処置における術前，術後の形態的変化の計測などで用いられることが特徴です．

**参考文献**
1）塩島勝 編：エッセンス歯科放射線，第1版，p.62，学建書院，2000
2）佐野司，金田隆，井出吉信 監修：画像でみる歯科放射線学 附画像診断に必要な解剖学，わかば出版，2009

---

**chap.5　Q 13**　SBOs　頭部軸方向撮影法を説明する．

## 頭部軸方向撮影法とはどのような撮影法ですか？

頭部軸方向撮影法は，エックス線中心線をオトガイまたは頭頂方向から入射させ，頭部を軸方向から見た画像が得られる単純エックス線検査法の1つです．

頭部軸方向撮影法にはエックス線の入射方向より，オトガイ頭頂方向撮影，頭頂オトガイ方向撮影の2つの方法があります．一般的にはオトガイ頭頂方向撮影が行われます．

**オトガイ頭頂方向撮影**

▶ **術　式**

体位は，坐位，仰臥位で撮影します．頭位は，正中矢状面とカセッテを垂直に設定し，フランクフルト平面（眼耳平面，FH平面）を可及的にカセッテに平行に設定します．なお，頭部を後屈し，オトガイ部を挙上します．

エックス線の照射方向は，中心エックス線を両側下顎角もしくは外耳孔を結ぶ中点に向け斜入させ，カセッテ面に向け垂直もしくは尾側よりフランクフルト平面（眼耳平面，FH平面）に向かって下方10度より入射させます．

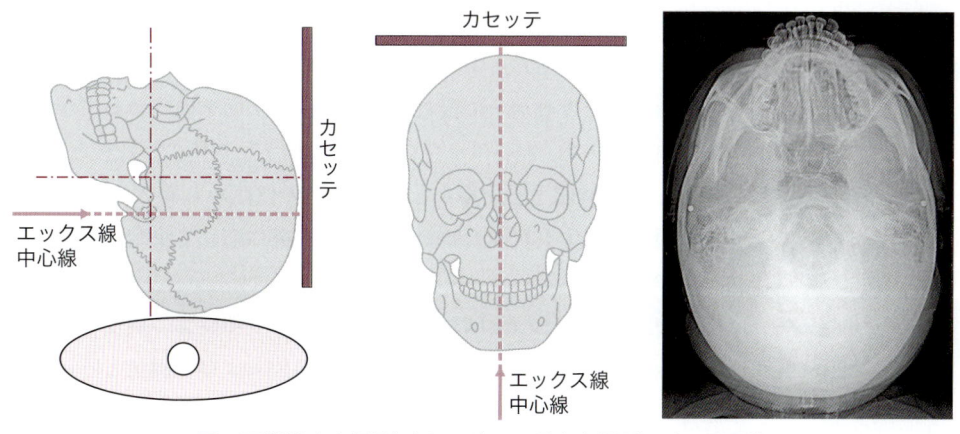

図● 頭部軸方向撮影（オトガイ頭頂方向撮影）法，撮影像

83

**頭頂オトガイ方向撮影**

▶ 術　式

　体位は，坐位，仰臥位で撮影します．頭位は，正中矢状面とカセッテを垂直に設定し，フランクフルト平面（眼耳平面，FH平面）を可及的にカセッテに平行に設定し，頭部を前突します．

　エックス線の照射方向は，中心エックス線を両側下顎角やや前方を結ぶ中点に向け，冠状縫合・矢状縫合の接合部より斜入させ，カセッテ面に向け垂直に斜入します．

▶ 撮影目的と特徴

　頭蓋軸方向像が得られるため，頬骨弓，下顎枝，副鼻腔，頭蓋底（卵円孔，棘孔など）などの観察に有効です．

**参考文献**
1）佐野司，金田隆，井出吉信 監修：画像でみる歯科放射線学 附画像診断に必要な解剖学，わかば出版，2009
2）古本啓一，岡野友宏，小林馨 編：歯科放射線学，第4版，p.94，医歯薬出版，2006

---

chap.5
Q14

SBOs　下顎骨（側）斜位投影法を説明する．

## 下顎骨（側）斜位投影法とはどのような撮影法ですか？

　下顎骨（側）斜位投影法は，下顎骨犬歯から上行枝にかけての側方像を得るために用いる単純エックス線撮影法です．

▶ 術　式

　体位は坐位，立位もしくは腹臥位です．

　頭位はカセッテを坐位・立位において床に対して45度程度傾斜，腹臥位では平行に設定します．第一斜位では鼻尖およびオトガイをカセッテに密着させ，正中矢状面を検側に傾斜させます．第二斜位では鼻尖をカセッテより2横指程度離し，オトガイを突き出し，正中矢状面を検側に傾斜させます．第三斜位では鼻尖をカセッテより3横指程度離し，オトガイを突き出し正中矢状面を検側に傾斜させます．側斜位ではオトガイを突き出し，下顎枝部をカセッテに密着させ，正中矢状面を検側にわずかに傾斜させます．

　斜入方向に関して，中心エックス線は，頸椎と反対側の下顎枝との間から斜入するか，目的に応じて被検側下顎下縁に沿って任意の位置から斜入させます．入射角度は，カセッテの傾き，正中矢状面の傾斜，顎骨の形態に応じて決定します．

▶ 撮影目的と特徴

　下顎骨の前歯部，小臼歯部，大臼歯部および下顎枝部の病変の観察に有効です．

　Cieszynskiの第一斜位，第二斜位，第三斜位および側斜位と呼ばれます．

　下顎骨の病変の観察に有効です．

図中ラベル：エックス線中心線／前歯部撮影法／小臼歯部撮影法／大臼歯部撮影法／カセッテ／下顎枝部撮影法／下顎枝部撮影像の一例

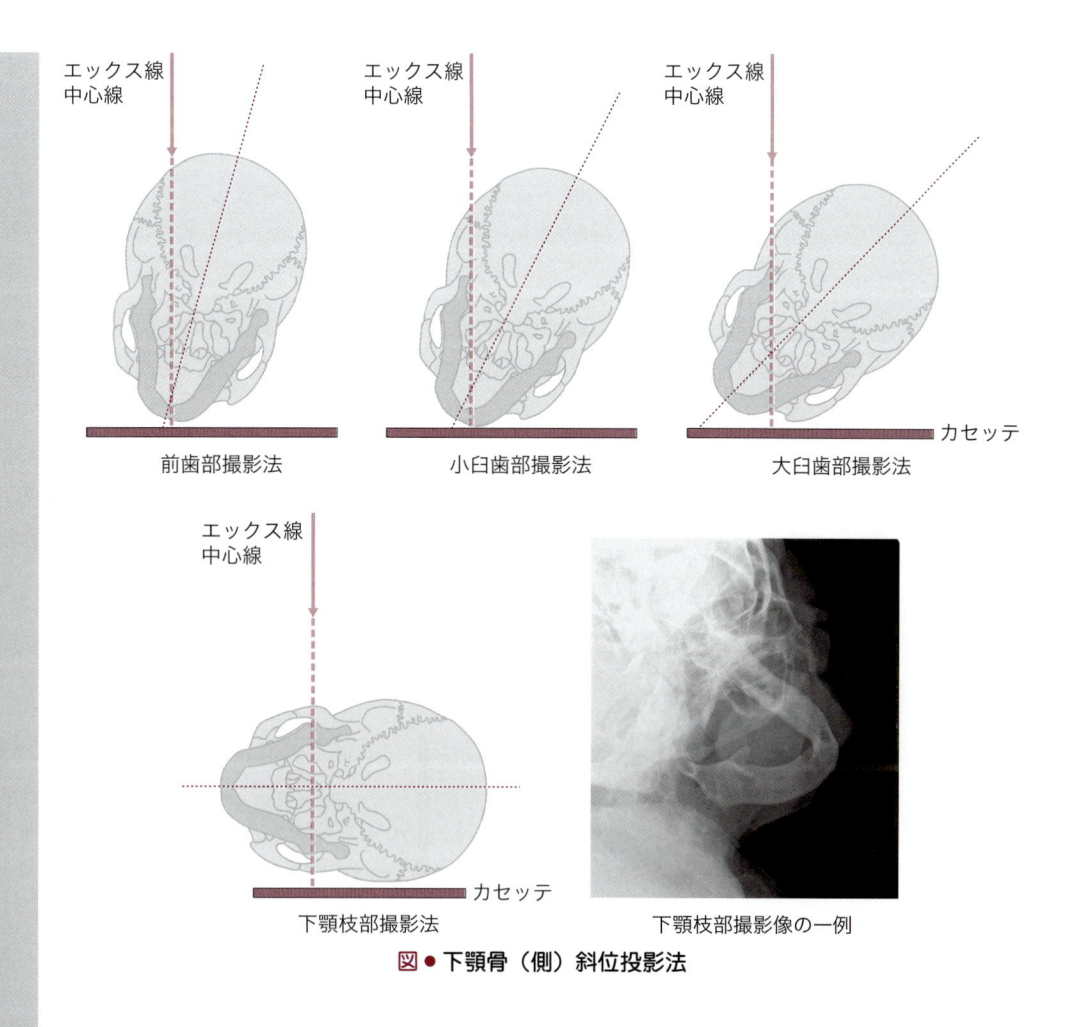

**図● 下顎骨（側）斜位投影法**

参考文献
1) 佐野司 編：歯科放射線マニュアル，第4版，p.39，南山堂，2010
2) 佐野司，金田隆，井出吉信 監修：画像でみる歯科放射線学 附画像診断に必要な解剖学，わかば出版，2009
3) 古本啓一，岡野友宏，小林馨 編：歯科放射線学，第4版，p.93，医歯薬出版，2006

chap.5　SBOs　顎関節の単純エックス線撮影法を説明する．

## Q 15　顎関節の単純エックス線撮影法にはどのような種類がありますか？　また，それらはどのような撮影法ですか？

　顎関節の単純エックス線撮影法には，側斜位経頭蓋投影法（Schüller法），Parma法，眼窩下顎枝（上行枝）方向撮影法などがあります．

### 側斜位経頭蓋投影法（Schüller法）

　側斜位経頭蓋撮影法（Schüller法）は顎関節の側方向の代表的撮影法です．エックス線中心線は患側顎関節の側方の斜め上方から入射させます．

▶ 術　式

　体位は，立（坐）位，側臥位で撮影します．頭位は，正中矢状面をカセッテに平行に

し，フランクフルト平面（眼耳平面，FH 平面）をカセッテに垂直にします．撮影される側（被検側）の顎関節部をカセッテに密着させます．

エックス線の照射方向は，撮影されない側（非検側）の側頭面（外耳孔より1横指前方やや上方）より被検側下顎頭に向かって上方20〜25度から入射させます．Schüller 変法では上方からの角度づけに加えて，2〜5度やや後方より入射させます．

▶ 撮影目的

下顎頭，下顎窩，関節結節の外形および皮質骨の変化などを観察します．また，閉口位，開口位，安静位など各下顎位における下顎頭と下顎窩，関節結節の位置関係を観察します．

▶ 特　徴

側方向の代表的な顎関節撮影法の1つで，下顎頭，下顎窩，関節結節の外側斜面の像が得られます．上方20〜25度の角度でエックス線を入射するため単純な側面像と比較すると，左右の顎関節の重複を避けられることが利点ですが，像が歪むことが欠点となります．

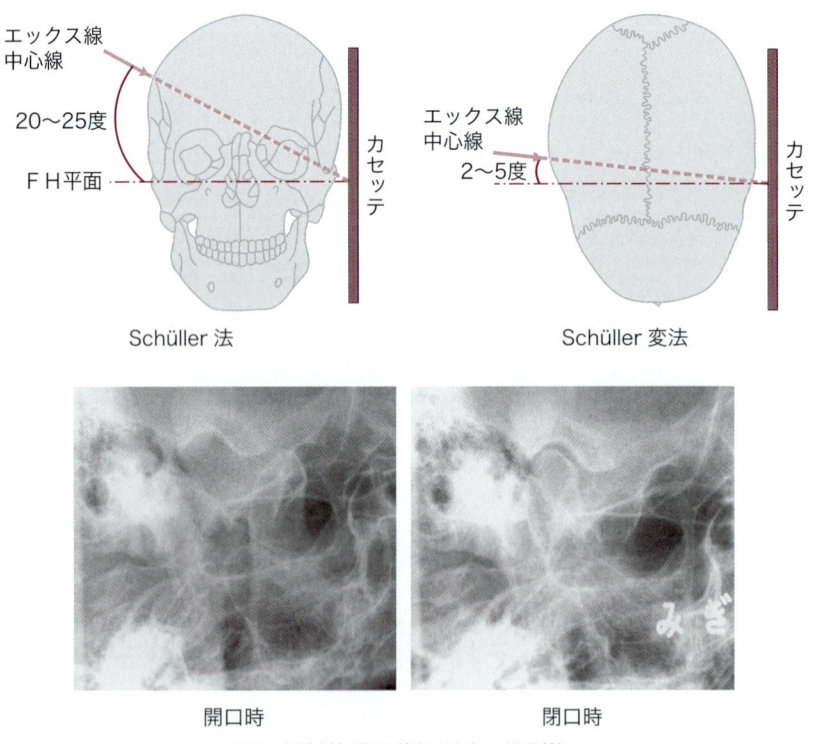

図 ● 側斜位経頭蓋投影法，投影像

## Parma 法

Parma 法は，側斜位経頭蓋投影法（Schüller 法）と同じく顎関節の側方向からの撮影法です．エックス線中心線はほぼ水平に患側顎関節に入射させます．

▶ 術　式

　体位は，立（坐）位，側臥位で撮影します．頭位は，正中矢状面をカセッテに平行にし，フランクフルト平面（眼耳平面，FH平面）をカセッテに垂直にします．撮影される側（被検側）の顎関節部をカセッテに密着させます．

　エックス線の照射方向は，撮影される側（被検側）の外耳孔より，被検側の下顎頭に向かってほぼ水平に入射させます．

▶ 撮影目的

　側斜位経頭蓋投影法（Schüller法）と同様に，下顎頭，下顎窩，関節結節の外形および皮質骨の変化などを観察します．また，閉口位，開口位，安静位などにおける下顎頭と下顎窩，関節結節の位置関係を観察します．

▶ 特　徴

　下顎頭の外形を観察するのに有効です．下顎窩，関節結節の観察や皮質骨と海綿骨の識別には不向きです．撮影される側（被検側）の関節を拡大と半影によりぼかし，被検側の関節の鮮明化を図ります．側方向の代表的な顎関節撮影法ですが，被曝が多いとされ，現在ではほとんど用いられていません．

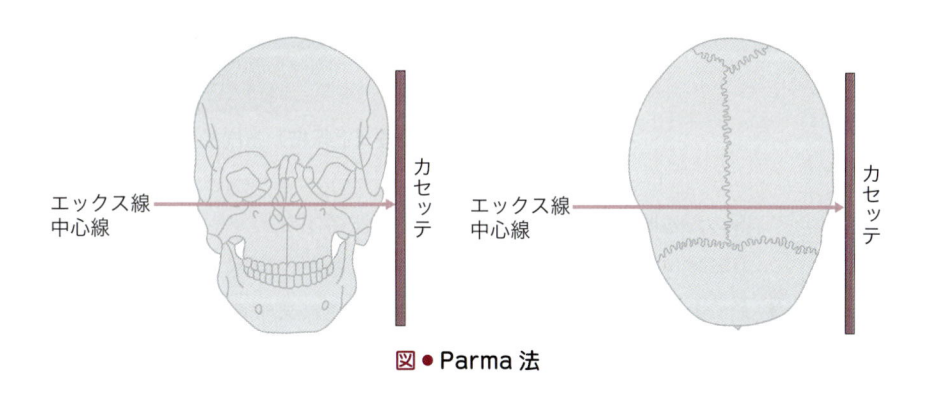

図 ● Parma法

### 眼窩下顎枝（上行枝）方向撮影法

　眼窩下顎枝（上行枝）方向撮影法は顎関節の正面方向の代表的撮影法です．厚い頭蓋骨を避けるために，エックス線の主線が眼窩内を通過するようにして下顎頭や下顎枝を描出します．また，下顎頭を描出するため，開口位で撮影を行います．

▶ 術　式

　体位は，立（坐）位，仰臥位で撮影します．頭位は，正中矢状面を被検側に20〜25度傾け（正中矢状面とカセッテのなす角度が65〜70度），フランクフルト平面（眼耳平面，FH平面）をカセッテに垂直にします．

　エックス線の照射方向は，被検側の眼窩中央より顎関節部に向かって上方20〜25度から入射させます．撮影は開口位で行います．

▶ 撮影目的と特徴

　正面方向の代表的な撮影法で，左右側顎関節を個別に撮影します．顎関節の正面像を

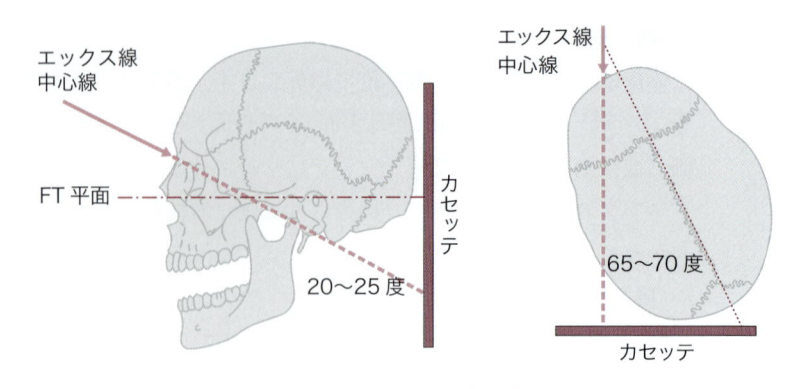

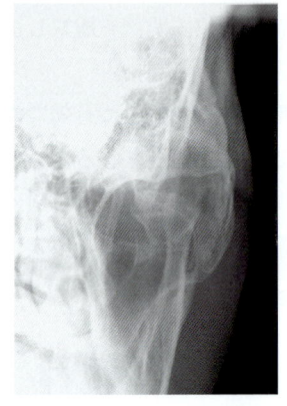

図●眼窩下顎枝（上行枝）方向投影法，投影像

得られる唯一の単純エックス線検査法の1つです．撮影される側（被検側）の眼窩内に下顎枝を投影し，その頬舌的な形態，頭頂の形態を把握します．開口位での撮影になりますので，開口不可能な患者には適用されません．

**参考文献**
1）塩島勝 編：エッセンス歯科放射線，第1版，p.61，学建書院，2000
2）佐野司 編：歯科放射線マニュアル，第4版，p.40-41，南山堂，2010
3）佐野司，金田隆，井出吉信 監修：画像でみる歯科放射線学 附画像診断に必要な解剖学，わかば出版，2009
4）古本啓一，岡野友宏，小林馨 編：歯科放射線学，第4版，p.96-99，医歯薬出版，2006

---

chap.5　SBOs　上顎洞の画像検査法を説明する．

## Q 16　上顎洞の画像検査法にはどのような種類がありますか？ また，それらはどのような撮影法ですか？

参照
chap.5-Q8
chap.5-Q10

　上顎洞の画像検査法には，①後頭前頭方向撮影法，②Waters撮影法，③口内法（歯性は必須），④パノラマエックス線撮影法，⑤CTなどがあります．
　後頭前頭方向撮影法は，副鼻腔の炎症，囊胞・腫瘍の有無および骨の破壊・膨隆の有無などの観察に適しています．歯性であれば口内法およびパノラマエックス線検査も必須検査です．

chapter 5 画像検査法

　Waters法は上顎洞疾患の検査に優れており，副鼻腔の炎症，腫瘍性病変の観察に適していますが，洞底部の観察には不向きです．

　近年では，これらエックス線検査に加え，CT検査が臨床上，たいへん有効になってきました．しかしながらCT検査は被曝が多いため，必ず単純エックス線検査などで上顎洞炎の有無をよく調べ，そのうえでのCT検査追加が望ましいと考えられます．

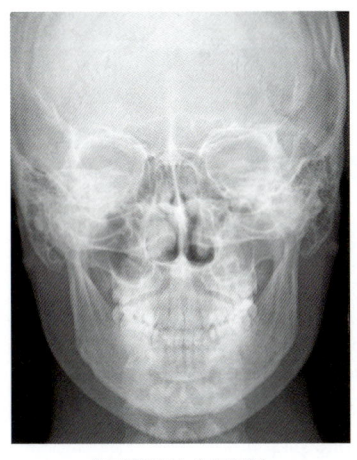

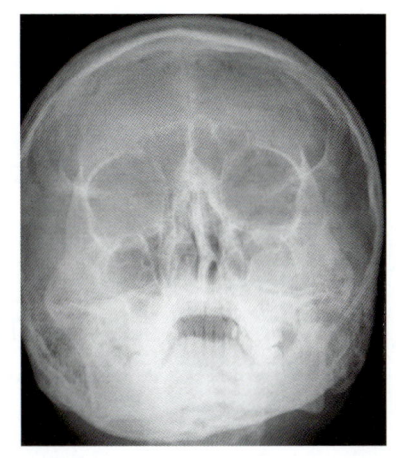

後頭前頭方向撮影法　　　　　　　　　Waters撮影法

**図● 左側上顎洞炎の症例**

**参考文献**
1）佐野司，金田隆，井出吉信 監修：画像でみる歯科放射線学 附画像診断に必要な解剖学，わかば出版，2009

---

chap.5　SBOs　造影撮影法を説明する．

## Q 17　造影撮影法にはどのような種類がありますか？　また，それらはどのような撮影法ですか？

参照
chap.5-Q19
chap.5-Q41
chap.5-Q42
chap.5-Q57

　エックス線検査は，歯や顎骨などエックス線吸収係数が高い組織（硬組織）は描出可能ですが，吸収係数が低い組織（軟組織）はあまり描出できません．造影撮像法とは，単純エックス線検査ではコントラストがつかず観察できない軟組織について，造影剤を用いて各臓器を検査する方法です．

　造影撮影法には，血管造影法（経静脈造影法），嚥下（透視）造影，顎関節腔造影法，唾液腺造影法，囊胞造影，上顎洞造影などの種類があります．

**血管造影法（経静脈造影法）**

　血管造影法（経静脈造影法）は，良性または悪性腫瘍の鑑別，病変の進展範囲および頸部リンパ節の転移や治療効果判定などに有効です．

　造影剤を通常静脈から血管内に注入します．CTではヨード製剤，MRIではガドリニウム製剤などが用いられます（CT，MRIの項目参照）．

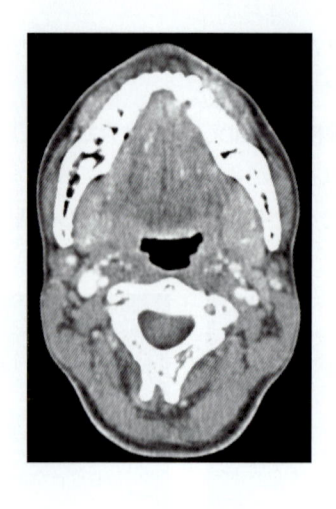

図 ● 経静脈造影 CT 像
　　：下顎骨レベルの水平断像

### 嚥下（透視）造影

　嚥下（透視）造影は，嚥下関与器官の解剖学的位置，生理学的位置，造影剤の流動状態の観察に適し，嚥下機能の総合的評価に有効です．

　非イオン性のヨード製剤やバリウム製剤が用いられますが，現在肺毒性の面からは非イオン性ヨード製剤のほうが安全とされます．

### 顎関節腔造影法

　顎関節腔造影法には，単一造影法と二重造影法があります．単一造影法は，関節円板の位置，形態，損傷の有無の検査に用いられ，二重造影法は，前記の目的に加え，関節腔内の線維性病変（癒着），円板や後部組織の穿孔などの診断に有効となります．

　造影剤は注射針で関節腔内に注入します．造影剤は，陽性造影剤としてヨード系水溶性造影剤を，陰性造影剤として空気を使用します．単一造影法では陽性造影剤もしくは陰性造影剤を単独で使用し，二重造影法では陽性造影剤と陰性造影剤を併用します．

### 唾液腺造影法

　唾液腺造影法は，唾液腺炎，唾石症，唾液腺腫瘍などの唾液腺病変の診断に有効です．とくに導管の状態を観察するのに適しています．また，唾液腺と周囲病変との関係の把握や腫瘍の性状の把握に用いられてきました．

　Sjögren（シェーグレン）症候群の apple tree appearance や唾液腺腫瘍の ball in hand appearance などの特徴的なレントゲンサインは唾液腺造影法で得ることができます．

　しかしながら，CT や MRI の登場により腫瘍病変の第一選択的な診断法ではなくなってきました．

### 囊胞造影

　囊胞造影は，皮下，粘膜下，顎骨内の囊胞性疾患の診断に有効であり，手技として囊胞内の内容液を吸引したあとに造影剤を注入します．

　現在では，MRI，エックス線 CT，超音波検査により，適用することがほとんどなくなった検査法の 1 つです．

## chapter 5　画像検査法

**上顎洞造影**

　上顎洞造影は，上顎洞粘膜の状態の把握や術後性上顎囊胞の診断などに利用されます．下鼻道側壁もしくは口腔内（骨壁の薄い犬歯窩）より穿刺し，造影剤を注入します．現在では，MRI，エックス線CT検査により，適応することはほとんどなくなった検査法の1つです．

**参考文献**
1) 塩島勝 編：エッセンス歯科放射線，第1版，p.65，学建書院，2000
2) 佐野司，金田隆，井出吉信 監修：画像でみる歯科放射線学 附画像診断に必要な解剖学，わかば出版，2009

---

**chap.5**
**SBOs**　造影剤の具備すべき条件を述べる．

## Q 18　造影剤にはどのような種類がありますか？　また，具備すべき条件は何ですか？

　造影剤には多種多様のものがありますが，造影効果により陽性造影剤と陰性造影剤があります．陽性造影剤とはヨード製剤を中心とするエックス線吸収係数が高い造影剤（エックス線不透過像をつくる）であり，陰性造影剤とは空気や酸素などのエックス線吸収係数が低い造影剤（エックス線透過像をつくる）です．

　これら造影剤の具備すべき条件として，次の項目があげられます．
- 造影性がよいこと（エックス線吸収率が組織と異なる）．
- 注入が容易であること．
- 人体に対し無害であること．
- 検査時間に対して十分な持続性があること．
- 体外へ迅速に排出されること．
- 粘稠度が低いこと．
- 浸透圧が低いこと．

**陽性造影剤**

　陽性造影剤は，生体を構成する主成分よりも原子番号が高く，高いエックス線吸収率を有します（エックス線写真上では通常，白く描出されます）．

　陽性造影剤はヨード系とバリウムが代表的です．

　ヨード系は油性と水溶性に分けられます．油性のものは，造影能が高く，長時間の造影効果を期待できますが，組織による吸収，排泄が遅く，歯科領域での利用はほとんどありません．水溶性のものには非イオン系とイオン系があり，非イオン系造影剤は，ヨウ素化合物が非イオンとして存在し，低浸透圧，高親水性であり，副作用が少なく，顎顔面領域での利用頻度が最も高い造影剤です．また，イオン系のものは，ヨウ素化合物がイオン化して存在し，非イオン系よりも浸透圧が高いため，副作用は多いですが，唾液腺造影や顎関節造影に使用されることがあります．

　バリウムはおもに消化管の造影に利用されます．

**陰性造影剤**

　陰性造影剤は，エックス線の吸収がなく，画面上では黒く描出されます．空気，酸素，二酸化炭素が陰性造影剤として利用されますが，顎顔面領域での単独使用はほとんどありません．顎関節腔二重造影検査において陽性造影剤（水溶性）と併用されます．

参考文献
1) 塩島勝 編：エッセンス歯科放射線，第1版，p.65，学建書院，2000
2) 佐野司，金田隆，井出吉信 監修：画像でみる歯科放射線学 附画像診断に必要な解剖学，わかば出版，2009

chap.5　SBOs　嚥下造影を説明する．

## Q 19　嚥下造影とはどのような撮影法ですか？

　嚥下造影（VF；videofluorography）とは，患者に造影剤もしくは造影剤混入食品の咀嚼，嚥下を行ってもらい，その動態および舌・軟口蓋・喉頭蓋の動きをエックス線透視で観察しながら記録する方法で，症状と病態を明らかにすること，また，食物・体位・摂食方法などの調節により治療に反映させることを目的として行われます．すなわち，形態的異常，機能的異常，誤嚥，残留などを明らかにするなどの診断のための検査と食物や体位，摂食方法などを調整することで安全に嚥下し，誤嚥や咽頭残留を減少させることなどの治療のための検査の両面を有しています．

　嚥下造影ではエックス線透視装置，録画機器，マイクシステム，検査用椅子，タイマを使用します．エックス線透視装置には消化管造影で汎用されるエックス線透視装置や外科用Cアーム型透視装置があります．嚥下造影では撮影台と独立した椅子を使用し，坐位を基本に行います．外科用Cアーム型透視装置は坐位での検査が非常に行いやすいのが特徴です．検査中の音や音声を画像と同時に記録するためにマイクシステムを使用します．嚥下造影を施行する場合，普段の食事に近似した体位を再現することと，誤嚥防止手段を検査中に施行することが求められるため，検査用椅子を使用します．外科用Cアーム型透

口腔期　　　　　　　　咽頭期　　　　　　　　食道期

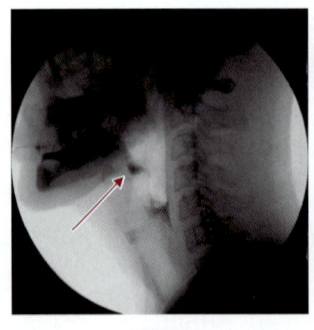

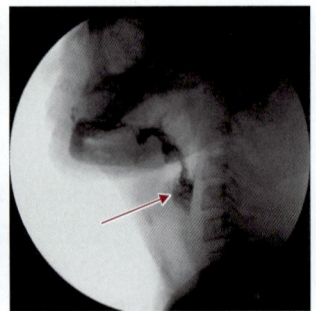

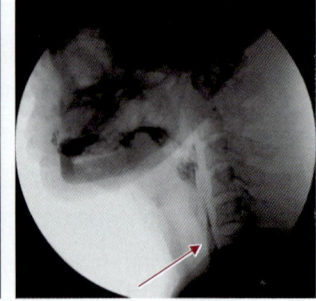

図●嚥下（透視）造影法

視装置を使用する場合は，通常のリクライニング式車椅子で検査が可能です．被曝量の把握を目的にエックス線照射時間を計測すること，また，録画画像に時間情報（タイマ）を画像として同時に記録することのためにタイマが必要です．

嚥下造影用造影剤には消化管造影剤のバリウム系造影剤と低浸透圧性非イオン性ヨード系造影剤が用いられます．一般にはバリウム系造影剤の硫酸バリウムを使用します．また，ヨード系造影剤はヨードアレルギー患者には使用できません．

近年では，誤嚥性肺炎が高齢者の死因の上位を占めるため，これら嚥下造影検査を用いて検査を行い，日常生活で誤嚥を避けることが現代の医療を行ううえで重要になってきています．

**参考文献**
1) 佐野司，金田隆，井出吉信 監修：画像でみる歯科放射線学 附画像診断に必要な解剖学，わかば出版，2009
2) 古本啓一，岡野友宏，小林馨 編：歯科放射線学，第4版，p.113-115，医歯薬出版，2006
3) 日本摂食・嚥下リハビリテーション学会雑誌：日本摂食・嚥下リハビリテーション学会 医療検討委員会案，8(1)：71-86，2004

---

**chap.5　SBOs**　断層撮影法を説明する．

## Q 20　断層撮影法にはどのような種類がありますか？　また，それらはどのような撮影法ですか？

エックス線管，記録系（エックス線フイルムまたはセンサー），被写体を静止させた状態で撮影する単純撮影に対し，断層撮影とは，これら三者に動的要素を加えた特殊機構による撮影法で，多軌道断層撮影法と狭角断層撮影法があります．

▶ **撮影目的と特徴**

エックス線管と感光・記録系を任意の運動中心を軸に，両者を同期させながら反対の構造物をぼかすことを目的とします．運動中心は断層面上に存在します．図に示すように，エックス線管およびエックス線フイルムの動的要素が加わっても，断層面上の構造

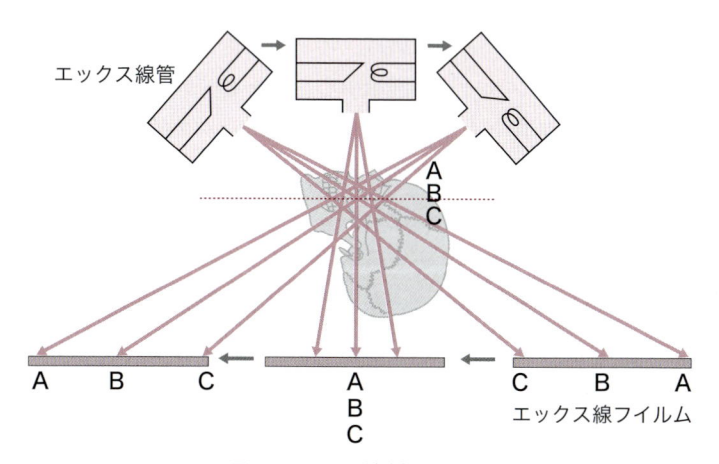

図 ● エックス線断層撮影法

93

物Bはフイルム上の同一位置に投影されるため，ぼけることなく鮮明な画像（断層像）を形成します．一方，断層面より離れた構造物A，Cはフイルム上の投影位置が動きとともに移動するため，ぼけて鮮明な画像を形成しません．

### 多軌道断層撮影法

多軌道断層撮影法は，エックス線管とエックス線フイルムを多方向に動かし，断層面外の障害陰影を少なくする撮影法です．また，1回の撮影で数層の断層像を一定間隔で同時に得る撮影法を同時多層断層撮影法といい，エックス線フイルムを一定間隔で設置する必要があります．この撮影法では，本来の断層面に近接した平行な面においても，エックス線管とフイルムとの同一位相によってほぼ同等な画質を有する断層像が得られ，撮影時間が短縮でき，また被曝線量の軽減が可能です．

### 狭角断層撮影法

狭角断層撮影法は，エックス線管の断層撮影時の振角を小さくして断層厚を厚くする撮影法です．断層厚を厚くすると画像は情報が増えますが，見たい断層像が得られにくくなります．また，断層厚を薄くし過ぎると画像情報が少なくなるため，良好な画質が得られにくくなります．

**参考文献**
1) 佐野司 編：歯科放射線マニュアル，第4版，p.44，南山堂，2010
2) 佐野司，金田隆，井出吉信 監修：画像でみる歯科放射線学 附画像診断に必要な解剖学，わかば出版，2009
3) 古本啓一，岡野友宏，小林馨 編：歯科放射線学，第4版，p.118-121，医歯薬出版，2006

---

chap.5　SBOs　パノラマエックス線撮影の原理を説明する．

## Q 21　パノラマエックス線撮影（断層方式）の原理とは何ですか？

パノラマエックス線撮影とは，歯，顎骨および周囲組織を1枚のエックス線フイルムの上で総覧できる画像を得るための撮影法です．

パノラマエックス線撮影は，エックス線管焦点とカセッテ（増感紙＋エックス線フイルムもしくはセンサー）が回転中心を軸として同期しながら回転します．エックス線束はスリット状に照射されます．スリット状エックス線束の回転により被写体（歯列）が走査されます．その速度を被写体走査速度といいます．カセッテに対する照射位置を移動させるために，カセッテを直線運動もしくは回転運動させます．被写体走査速度とフイルム送り速度（もしくはセンサーを送る速度）が一致する面では鮮明な画像が得られ，断層面と呼ばれます．断層面の近くの像もボケが小さいため，鮮明な画像として描出されます．その領域は断層域と呼ばれます．回転軸は1点ではなく，移動軌跡を描くものが主流です（一軸連続移動方式）．スリット状エックス線束を使用し，回転軸の移動軌跡，被写体走査速度，フイルム送り速度（もしくはセンサーを送る速度）を適切に設定すると，歯列の形態に近似した馬蹄形の断層域が得られます．断層域に歯列を正しく設定することで，鮮明な像を

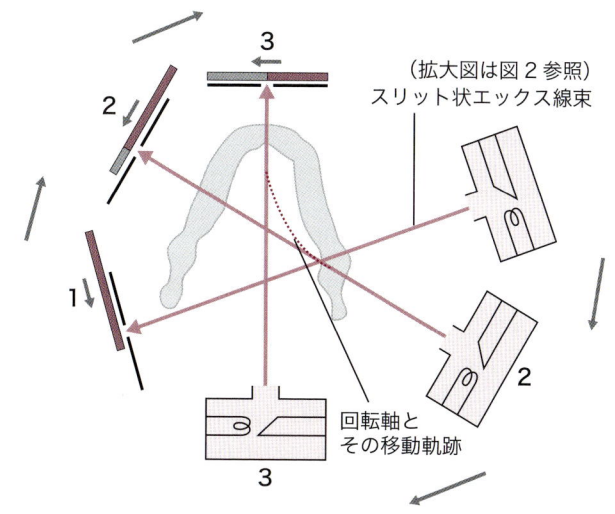

**図1● パノラマエックス線撮影（断層方式）**

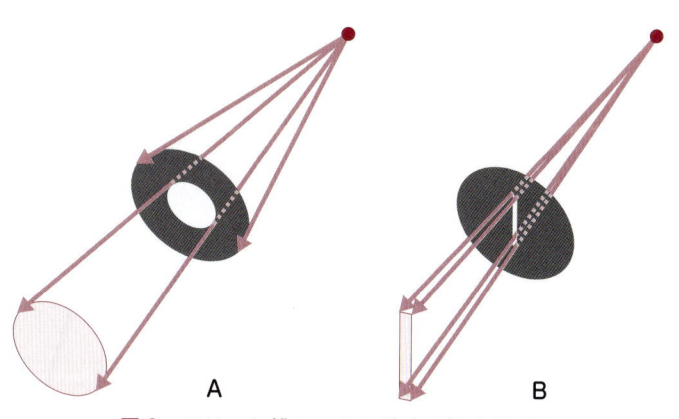

**図2● スリット状エックス線束の拡大模式図**
A：口内法装置での円形のエックス線束
B：パノラマ撮影装置でのスリット状のエックス線束

得ることができます．

　断層幅は，エックス線束の走査速度とフイルム送り速度（もしくはセンサーを送る速度）の相対比，スリット状エックス線束の幅，エックス線束の水平的角度変化，焦点の大きさ，エックス線源 ― 回転中心間距離，回転中心 ― エックス線フイルム間距離などによって左右されます．一般に前歯部では5mm程度と狭く，臼歯部では10～15mm程度と広くなります．位置，断層幅は装置固有ですが，可変・選択できる装置もあります．

**参考文献**
1) 佐野司 編：歯科放射線マニュアル，第4版，p.31-32, 南山堂，2010
2) 佐野司，金田隆，井出吉信 監修：画像でみる歯科放射線学 附画像診断に必要な解剖学，わかば出版，2009
3) 古本啓一，岡野友宏，小林馨 編：歯科放射線学，第4版，p.118, 医歯薬出版，2006

chap.5　SBOs　パノラマエックス線撮影における入射エックス線の角度と拡大率を述べる.

# Q 22　パノラマエックス線撮影（断層方式）のエックス線入射角度，拡大率とは何ですか？

　パノラマエックス線の入射エックス線の角度は，咬合平面に対し下方から5～10度程度で，歯列に対しては歯の重複を避けるようにエックス線が入射されます．

　拡大率は通常1.1～1.4倍程度で，一般的には前歯部に比べて臼歯部の拡大率のほうが大きくなります（前歯の拡大率は約1.2倍，臼歯の拡大率は約1.4倍）．また，部位によらず一定の拡大率で画像が得られる装置もあります．垂直的拡大率は，焦点 ― 被写体間距離と被写体 ― フイルム間距離との幾何学的関係によって決まり，ほぼ一定の拡大率となります．水平的拡大率は，垂直的拡大率と同じ幾何学的関係のほかに，被写体走査速度に対するフイルム送り速度（もしくはセンサーを送る速度）の比や頭部の位置づけによって決まります．一般に装置は，垂直的拡大率と同じになるようにフイルムもしくはセンサーの送り速度を撮影部位によって調節し，断層像の歪みを最小限に抑えるように設定されています．

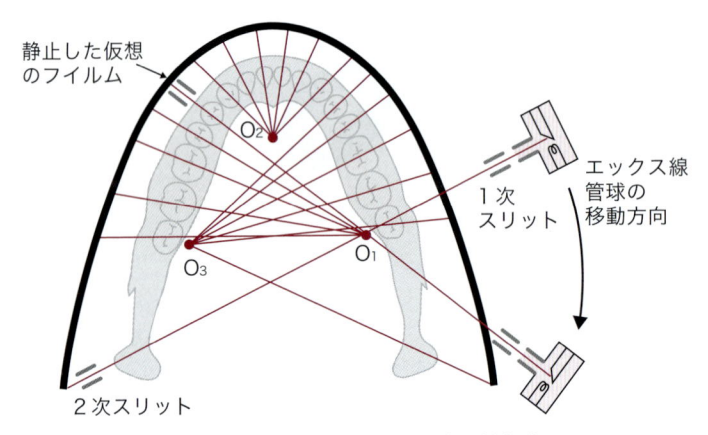

図●歯列に対するエックス線入射角度

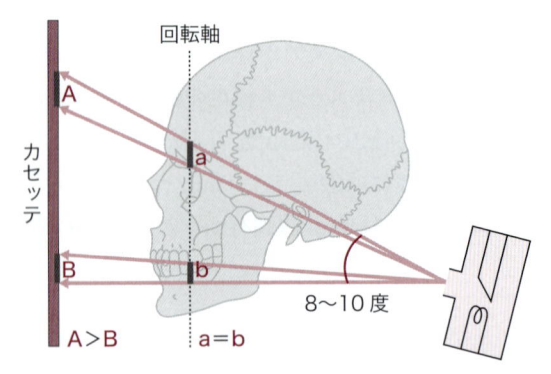

図●パノラマエックス線撮影（断層方式）の拡大率
回転軸上でa＝bであったものがカセッテ（フイルムもしくはセンサー）上でA＞Bとなる.

**参考文献**

1) 塩島勝 編：エッセンス歯科放射線，第1版，p.52-53，学建書院，2000
2) 佐野司 編：歯科放射線マニュアル，第4版，p.32，南山堂，2010
3) 佐野司，金田隆，井出吉信 監修：画像でみる歯科放射線学 附画像診断に必要な解剖学，わかば出版，2009

---

chap.5　SBOs　パノラマエックス線撮影の撮影術式を説明する．

## Q 23　パノラマエックス線撮影（断層方式）はどのような術式で撮影しますか？

　術式のおもなポイントは位置づけで，①眼耳平面を床と水平に，②歯列に断層軌道を合わせる（ガイドレーザービームの位置を犬歯の遠心に設定）ことが最も大切です．
　このとき，頭部の位置づけも大きく画像に影響するため，正しい位置づけが重要です．

▶ **事前準備**
① チンレストと支持ハンドルを消毒します．
② カセッテを装填します．
③ 撮影条件の設定を行います．

▶ **誘導と説明**
① 患者の確認と撮影の同意を行います．
② 患者を撮影室へと誘導します．
③ 義歯やピアスなど，障害陰影となるものを取りはずします．
④ 防護エプロンを装着します．

▶ **撮　影**
① チンレストに顎を乗せ，切端または中心咬合位へ誘導します．
② 患者に支持ハンドルを握ってもらいます．
③ 装置の正中と患者の正中（ガイドレーザービーム）を合わせます．
④ 眼耳平面を床（ガイドレーザービーム）と平行になるように誘導します．
⑤ 頭部を固定します．

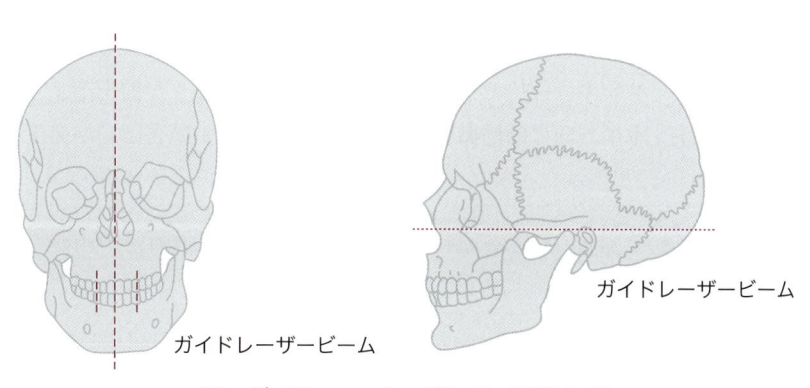

図●パノラマエックス線撮影（断層方式）

97

⑥ 歯列の断層域に合わせるために，ガイドレーザービームを上顎犬歯遠心に合わせます．
⑦ READYボタンを押します．
⑧ 撮影します（止まるまで10～15秒照射ボタンを押し続けます）．

▶ 撮影後
① 患者を開放して，エプロンをはずします．
② 画像を確認して，患者を開放します．
③ 画像処理を行います．

**参考文献**
1) 佐野司，金田隆，井出吉信 監修：画像でみる歯科放射線学 附画像診断に必要な解剖学，わかば出版，2009

---

**chap.5**　SBOs　パノラマエックス線撮影の利点欠点を述べる．

## Q 24　パノラマエックス線撮影（断層方式）の利点と欠点にはどのようなものがありますか？

　歯科のエックス線検査は，口内法撮影とパノラマエックス線撮影が頻用されます．口内法撮影と比較したときのパノラマエックス線撮影の利点，欠点を熟知する必要があります．

▶ **利　点**

　口内法10枚法・14枚法に比べ，パノラマエックス線撮影は，10～15秒の1回の撮影で全顎の検査ができ，開口障害があっても撮影できます．また，上下顎骨，全歯，下顎頭や顎関節，上顎洞および眼窩に及ぶ広範囲な顎口腔領域の検査が可能です．14枚法ではこれほど広範囲な検査は不可能です．被曝量が14枚法に比べて少ないことも利点となります．

▶ **欠　点**

　頭部の位置づけが不適当な場合，各部の拡大率が変化するため，像に歪みが生じます．口内法に比べ撮影時間が長く（10～15秒），安静を維持できない場合には撮影困難なことがあります．増感紙の使用および撮影の原理上，鮮鋭度は低くなります．また，前歯部は臼歯部よりも断層域が狭く，頸椎の障害陰影があるため，前歯部が不鮮明となります．拡大率は部位によって異なり，臼歯部のほうが前歯部よりも拡大率が大きくなります．水平方向に断層撮影を行うため水平方向の障害陰影が発生しやすくなります．

**参考文献**
1) 塩島勝 編：エッセンス歯科放射線，第1版，p.52-53，学建書院，2000
2) 佐野司，金田隆，井出吉信 監修：画像でみる歯科放射線学 附画像診断に必要な解剖学，わかば出版，2009

chapter 5　画像検査法

| chap.5 | SBOs　パノラマエックス線撮影の障害陰影を説明する. |

# Q 25　パノラマエックス線撮影（断層方式）の障害陰影とは何ですか？

　診断対象になる部位に対し，直接診断に関係のないほかの構造物が写し込まれ，フイルム観察の妨げになるような像を障害陰影と呼びます．

　障害陰影には，次のようなものがあります．

　① 硬口蓋によるもの．
　② 頸椎によるもの：正中部のエックス線不透過性の強い部分で，回転中心をはさんで焦点とフイルムとが位置するため，頸椎の像は画面の左右に分かれて写り，頸椎の障害陰影は正中部にぼけた不透過像として描出されます．
　③ 反対側下顎枝によるもの：下顎枝の像は反対側の下顎臼歯部および下顎枝にかけて不透過像として描出されます．

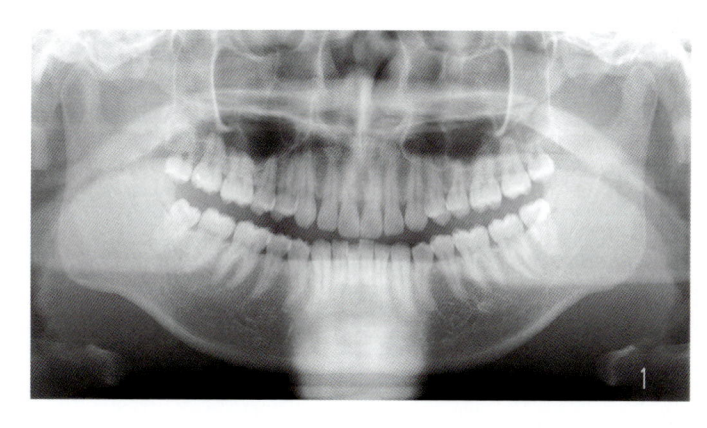

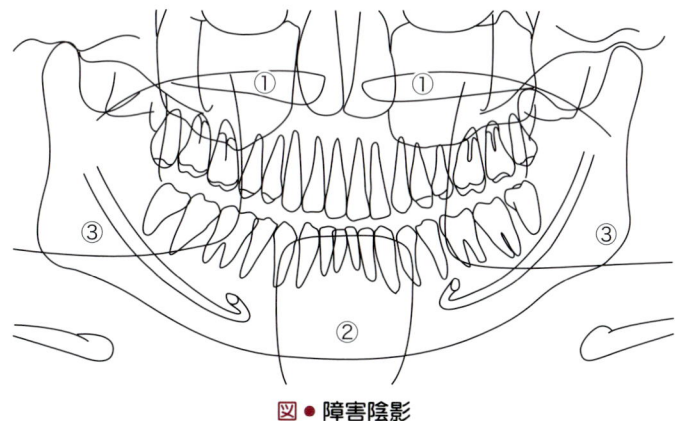

図 ● 障害陰影

---

参考文献　1）佐野司, 金田隆, 井出吉信 監修：画像でみる歯科放射線学 附画像診断に必要な解剖学, わかば出版, 2009

chap.5　SBOs　パノラマエックス線撮影の正常解剖像を述べる.

# Q 26 パノラマエックス線像において矢印で示す構造物の名称は何ですか？

**パノラマエックス線像の正常解剖像**

　パノラマエックス線画像では，基本的に前歯部付近では口外法エックス線画像の正面像に近い像が，後方歯群では側面像に近いエックス線画像が得られます．歯と歯周組織に関しては，上下ともに，ほぼ正放線投影に近い画像が得られます．

　上顎では，下方は各歯の咬合面から，上方は眼窩下にかけての顔面部をとらえることができます．画面中央に鼻腔による洋梨状のエックス線透過像が認められ，その中央部には鼻中隔，下鼻甲介が不透過像として認められます．さらにその左右両側には透過像の上顎洞が認められます．その近心部に見られる上顎洞内側壁は一部鼻腔壁と重複像を示しながら，眼窩内方へと達し，上壁は横走する不透過像として描出されます．その後，後壁として不透過像は上顎骨後壁に沿って下降し，上顎結節上方部で洞底部として各歯の根尖部に近接あるいは重複像を示します．

　上顎洞中央部やや後方に，上顎骨の頬骨突起と頬骨弓後面の断面像（パノラマ無名線とも呼ばれる）である不透過像が認められ，その後，端部からは頬骨弓の不透過像が遠心に向かい，顎関節部に達します．

　鼻腔下部に重なって，翼を広げた鳥のような格好で硬口蓋が描出されます．また，鼻腔から左右にみられる，頸椎前縁部に及ぶ幅の広い透過像は含気空洞です．

　上顎骨後壁から，上方に向かう上顎骨と蝶形骨で形成される翼口蓋窩が見られ，その後方をなす翼状突起が不透過像として認められます．

　下顎頭遠心部に円形の透過像である外耳孔，その下方に茎状突起が線状の不透過像として見られます．

① 関節結節
② 蝶形骨翼状突起
③ 軟口蓋
④ 硬口蓋
⑤ 下鼻甲介
⑥ 鼻涙管
⑦ 鼻中隔
⑧ 上顎洞底
⑨ 眼窩下管
⑩ 眼窩下縁
⑪ 上顎骨頬骨突起後縁
　（パノラマ無名線）
⑫ 翼口蓋窩
⑬ 上顎洞後壁
⑭ 頬骨弓
⑮ 茎状突起
⑯ 鼻　腔
⑰ 上顎洞
⑱ 咽頭腔
⑲ 下顎頭
⑳ 下顎骨筋突起
㉑ 頸椎の障害陰影
㉒ 舌　背
㉓ 下顎骨皮質骨
㉔ オトガイ孔
㉕ 下顎管
㉖ 舌　骨
㉗ 頸　椎

chapter 5　画像検査法

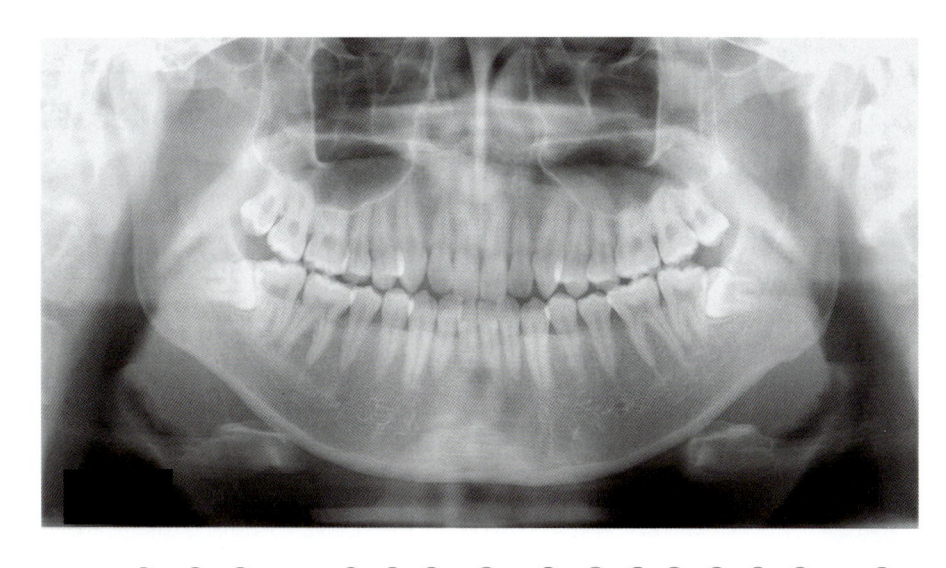

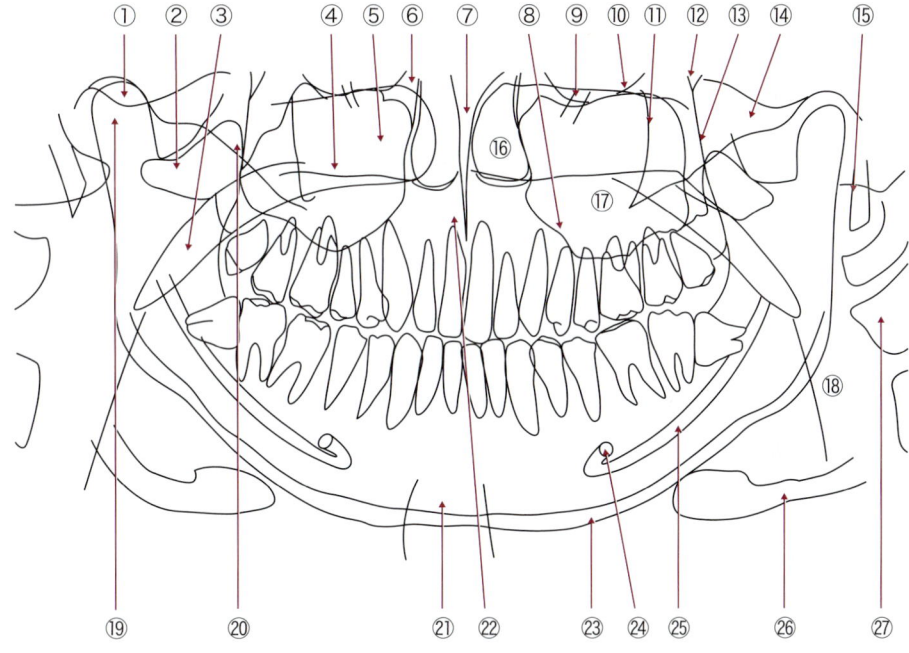

図● パノラマエックス線像の正常解剖像

参考文献
1) 佐野司 編：歯科放射線マニュアル，第4版，p.34，南山堂，2010
2) 古本啓一，岡野友宏，小林馨 編：歯科放射線学，第4版，p.87-88，医歯薬出版，2006

chap.5 SBOs パノラマエックス線撮影の含気空洞を述べる.

## Q 27 パノラマエックス線像において矢印で示す含気空洞の名称は何ですか？

　含気空洞は気道として咽頭から鼻腔や口腔へと続くヒトの空気の通り道です．同部は，エックス線画像上では黒い帯状の構造物として認められます．そのため，骨折線や病巣と見誤らないためにも臨床での含気空洞の出現を知っておく必要があります．

**パノラマエックス線像の含気空洞**

① 上顎洞：画面中央の洋梨状のエックス線透過像の左右両側にみられる透過像．
② 鼻　腔：画面中央の洋梨状のエックス線透過像．
③ 咽　頭：口腔と気道をつなぐ透過像．
④ 気　道：鼻腔から左右に，下顎枝を経て頸椎前縁部に及ぶ幅の広い透過像．

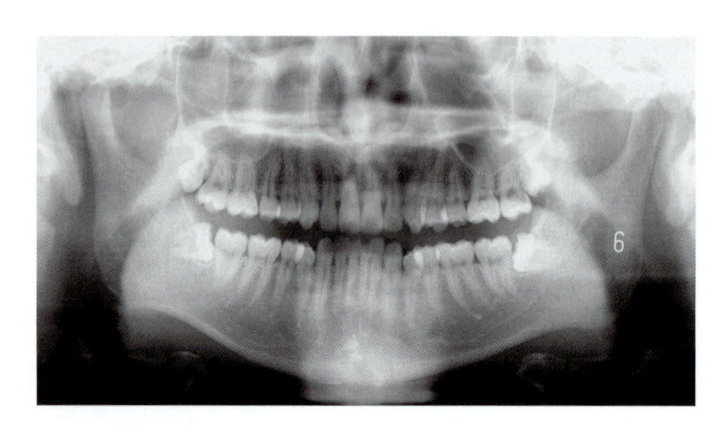

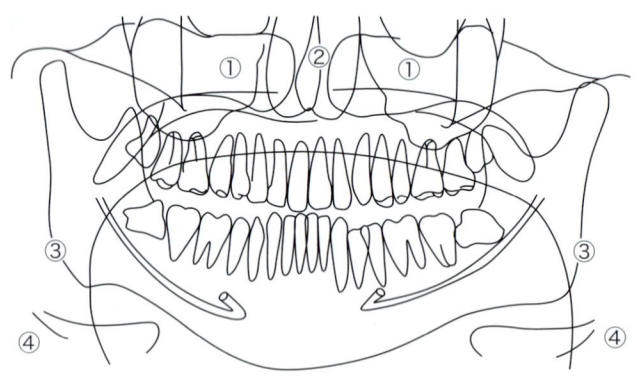

図●パノラマエックス線像の含気空洞

**参考文献**
1) 佐野司，金田隆，井出吉信 監修：画像でみる歯科放射線学 附画像診断に必要な解剖学，わかば出版，2009

chapter 5　画像検査法

chap.5　SBOs　パノラマエックス線検査の失敗を説明する.

## Q 28　パノラマエックス線検査で期待される画像が得られない原因は何ですか？

　正確なパノラマエックス線画像を得るために，撮影の失敗の原因を理解することは重要です．

　位置づけが適正な状態で撮影されると図1のようになります．

　頭部の前後的位置づけが不良な状態で撮影された場合，前方に位置づけられると像は縮小します（図2）．また，後方に位置づけられると像は拡大します（図3）．

　頭部の傾斜が不良な状態で撮影される場合，頭部が前傾して位置づけられると上顎歯列

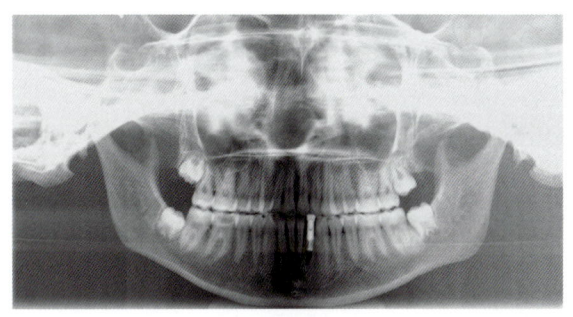

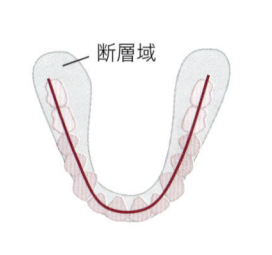

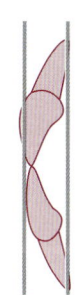

図1●パノラマエックス線像：適正位置

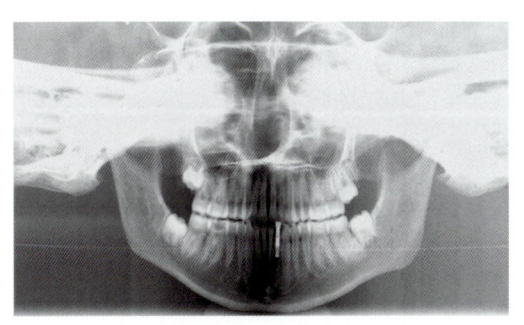

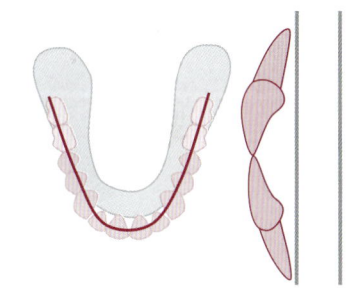

図2●パノラマエックス線像：歯列が前方へずれた位置づけ

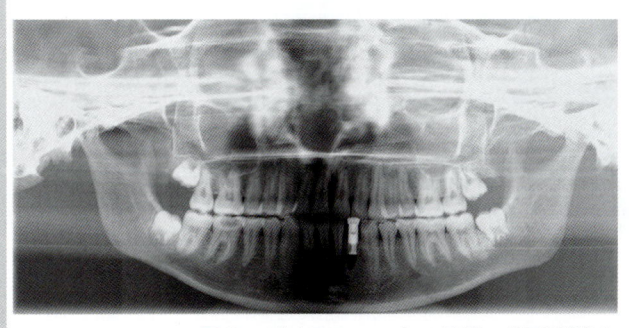

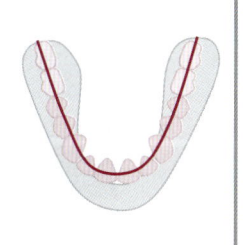

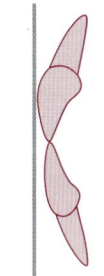

図3●パノラマエックス線像：歯列が後方へずれた位置づけ

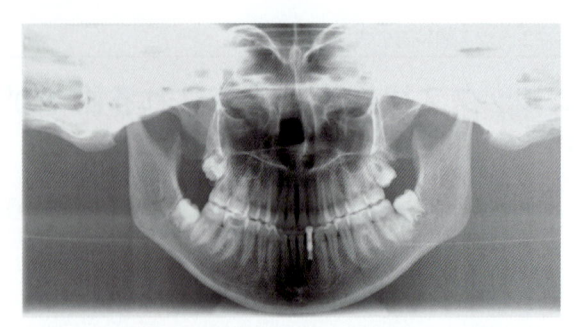

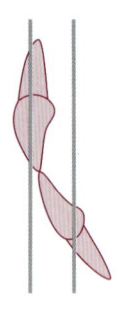

図4●パノラマエックス線像：前傾した位置づけ

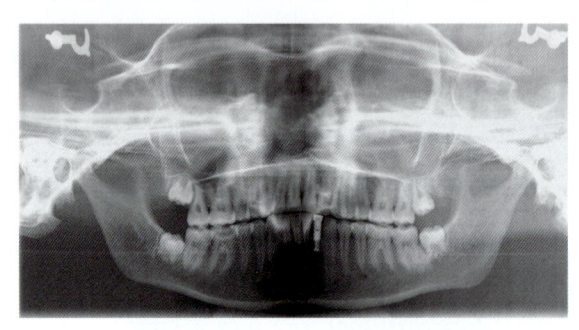

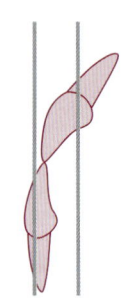

図5●パノラマエックス線像：後傾した位置づけ

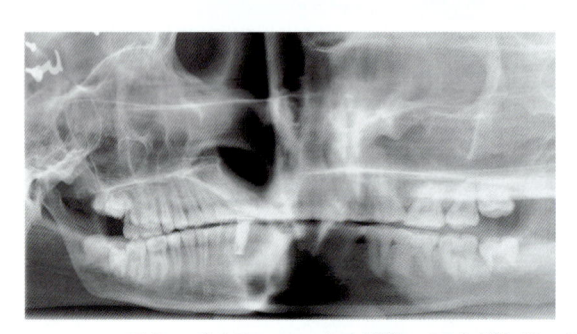

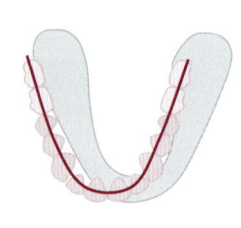

図6●パノラマエックス線像：正中が右側へ偏位した位置づけ

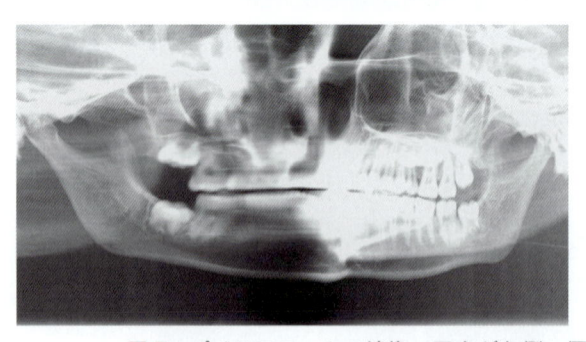

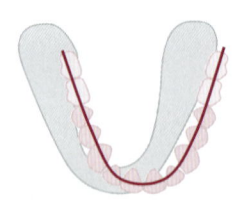

図7●パノラマエックス線像：正中が左側へ偏位した位置づけ

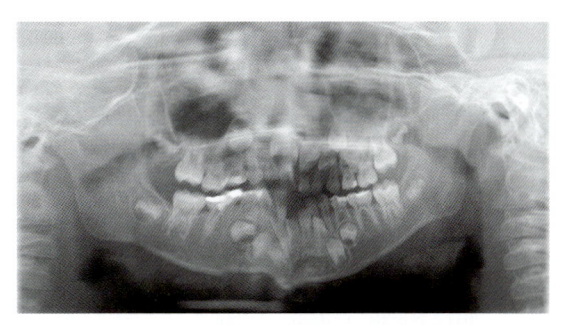

図8 ● パノラマエックス線像：撮影中に患者の動きがあった場合

は縮小像になります（図4）．また，頭部が後傾して位置づけられると上顎歯列が拡大像になります．さらに，硬口蓋と重複し不明瞭になります（図5）．

正中が偏位した状態で撮影された場合，右側に偏位すると右側が縮小像，左側が拡大像（図6），また，左側に偏位すると右側が拡大像，左側が縮小像になります（図7）．

撮影時に患者が動いた場合，動いた位置で像の歪みが生じます（図8）．

撮影中に装置が患者の肩に当たって撮影された場合，左右非対称な像になります．

可撤性義歯やピアスなどの装飾品を身につけた状態で撮影された場合，装飾品が映し出されるだけでなく，障害陰影となります．

**参考文献**
1) 佐野司, 金田隆, 井出吉信 監修：画像でみる歯科放射線学 附画像診断に必要な解剖学, わかば出版, 2009
2) 古本啓一, 岡野友宏, 小林馨 編：歯科放射線学, 第4版, p.81-87, 医歯薬出版, 2006

---

chap.5　SBOs　口内法とパノラマエックス線検査法の撮影時間，鮮鋭度，線量の比較を説明する．

## Q 29　口内法撮影とパノラマエックス線撮影における撮影時間，鮮鋭度および線量を比較したときの違いは何ですか？

### ▶ 撮影時間

口内法撮影は約1秒以内（0.3〜0.71秒：部位によって異なります），パノラマエックス線撮影は10〜15秒程度です．したがって，撮影時間はパノラマエックス線撮影のほうが長くかかります．しかしながら，14枚で全顎を撮影する14枚法の撮影に比べて明らかにパノラマエックス線撮影は短時間で撮影できる有効な検査法です．

### ▶ 鮮鋭度

口内法撮影のほうがパノラマエックス線撮影に比べて高い鮮鋭度となります．

### ▶ 実効線量

口内法撮影は約16〜40 $\mu$Sv，パノラマエックス線撮影は約40〜43 $\mu$Sv です．したがって，パノラマエックス線撮影の実効線量は口内法撮影に比べて数倍程度の増加となります．しかしながら，全顎を撮影する14枚法ではパノラマエックス線検査よりも明らかに多くのエックス線を照射しなければなりません．

表 ● 口内法撮影法とパノラマエックス線撮影の比較

|  | 口内法撮影 | パノラマエックス線撮影 |
|---|---|---|
| 撮影時間 | 1秒以内 | 10～15秒 |
| 鮮鋭度 | 高 い | 低 い |
| 実効線量 | 16～40 μSv | 40～43 μSv |

**参考文献**

1) 佐野司 編：歯科放射線マニュアル，第4版，p.33，南山堂，2010
2) 岩井一男：歯科X線撮影による臓器・組織線量とリスクの推定，歯科放射線，21：19-31，1981
3) 丸山隆司ら：歯科X線撮影における撮影件数および集団線量の推定，歯科放射線，31 (4)：285-295，1991

---

**chap.5**

**SBOs** CTの原理を述べる．

## Q 30　CTの原理とは何ですか？

　エックス線CT（computed tomography）とは人体のエックス線吸収率よりCT値を得て，これをコンピュータで処理して画像の再構成を行い，人体の断層像を得る画像検査法です．

　1972年，北米放射線学会（Radiologic Society of North America）という世界最大の放射線学会にて，のちにノーベル賞を獲得するGodfrey N. HounsfieldによってCTが発表されました．そのわずか7年後の1979年にHounsfieldがノーベル賞を受賞したことから，当時の開発のインパクトの大きさがわかります．脳や体幹四肢への画像診断はCTの開発によって革命が起きたわけです．1895年のRöentgenによるエックス線の発見以降，エックス線検査は医療に欠かすことができないものとなりました．より多くの画像情報を得るために，科学の発展とともにCTは生まれてきました．

　その後もコンピュータの進歩とともに，CTもまたエックス線管がらせん状に回転するヘリカルCT，検出器が縦にいくつも並列して人体を高速撮影するマルチスライスCT，2

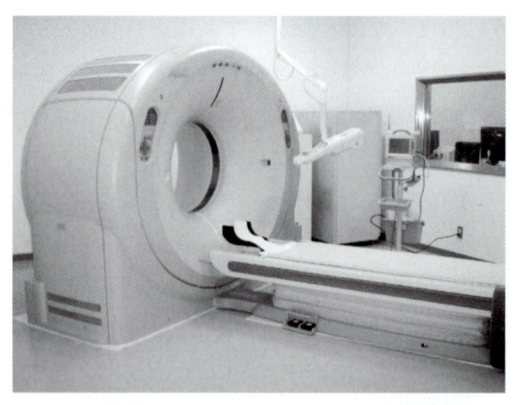

図 ● 現代の64列マルチスライスCT装置

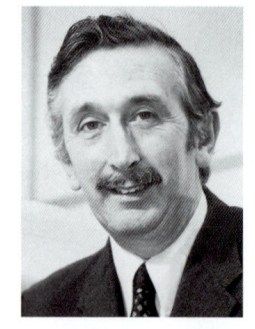

図 ● G. N. Hounsfield

種類の線源をもつ Dual energy CT と進歩をしていきました．今後もより一層の高速化および高精細化の開発が行われ，CT はその性能を向上させていくことでしょう．

**参考文献**

1) Hounsfield, G. N.：Computerized transverse axial scanning（tomography），1. Description of system. Br J Radiol, 46（552）：p. 1016-1022, 1973
2) Oransky, I, Sir Godfrey N. Hounsfield. Lancet, 364（9439）：p. 1032, 2004

---

**chap.5**　**SBOs**　CT の Back projection 法を説明する．

## Q 31　CT の Back projection 法とは何ですか？

　Back projection 法（逆投影法）は，オーストリアの数学者 J. Radon によって数学的に証明された"2次元あるいは3次元の物体はその投影データの無限集合から一意的に再生できる"というラドン変換と呼ばれるアルゴリズムを用いて行う方法です．

　具体的には図のような概念のアルゴリズムを基軸として，多数の連立方程式を用いて対象物のボクセルの CT 値を算出します．

　計算された各ボクセル（画像最小単位容積）単位のエックス線吸収係数を算出したら，水を基準（水の CT 値＝0）として各組織の CT 値の計算をしていきます．CT 撮像を行い，検出器から収集したエックス線投影データは，そのままのデータでは画像になっていません．この生のデータの状態から，逆投影処理を行い，画像の再構成を行っています．現在臨床で用いられる CT はおもにこの再構成に用いる Back projection 法によって断層像を得ています．

|     | A | B | C |
|-----|---|---|---|
| 171 | A | B | C |
| 140 | D | E | F |
| 169 | G | H | I |
|     | 87 | 148 | 245 |
| 170 |   |   |   |

連立方程式 →

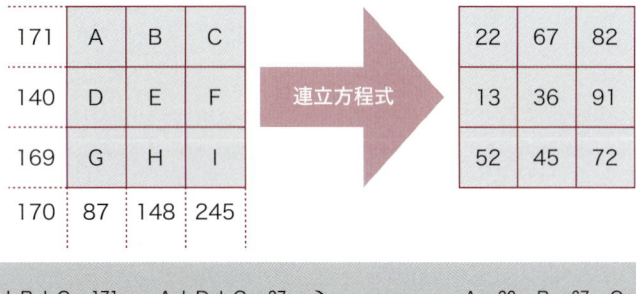

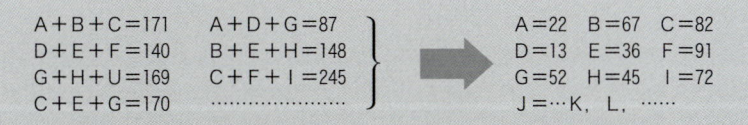

| 22 | 67 | 82 |
|----|----|----|
| 13 | 36 | 91 |
| 52 | 45 | 72 |

A＋B＋C＝171　　A＋D＋G＝87
D＋E＋F＝140　　B＋E＋H＝148
G＋H＋U＝169　　C＋F＋I＝245
C＋E＋G＝170　　..............

→ A＝22　B＝67　C＝82
　D＝13　E＝36　F＝91
　G＝52　H＝45　I＝72
　J＝…K，L，……

**図●CT 値の合計から各ボクセル（A～I）の CT 値を求める概念図**

**参考文献**

1) Deans, S. R.：Hough Transform from the Radon-Transform, Ieee Transactions on Pattern Analysis and Machine Intelligence, 3（2）：p. 185-188, 1981

| chap.5 | SBO₆ | CT 値を説明する． |

## Q 32　CT値とは何ですか？

参　照
▼
chap.5-Q30

　CT値の単位は，CT装置の開発者であるHounsfieldに由来し，HU（Hounsfield unit）という単位でも表します．
　CT値は，水のエックス線吸収係数を基準（水のCT値＝0 HU）として次の式で定義されています．

$$CT値 = 定数 \times \frac{物質のエックス線吸収係数 - 水のエックス線吸収係数}{水のエックス線吸収係数}$$

　エックス線の吸収率は物質によって異なります．この性質に着目して，CTで得られた情報から，任意のボクセルに何の物質があるのかを探るための指標となるものがCT値（CT value）です．
　前述の再構成により，このCT値を算出することによって，はじめて人体の各組織の区別をすることができます．
　しかしながら，CTのアーチファクトの1つであるパーシャルボリューム効果により，関心領域の狭い場合にはCT値が正確に出ないことがあるので注意が必要です．

**表● 代表的なCT値（定数：1,000）**

| 組　織 | CT値（HU） |
|---|---|
| 骨 | 1,000 |
| 肝　臓 | 40〜60 |
| 血　液 | 40 |
| 筋　肉 | 10〜40 |
| 腎　臓 | 30 |
| 水 | 0 |
| 脂　肪 | −50〜−100 |
| 空　気 | −1,000 |

参考文献
1）Hounsfield, G. N.：Nobel Award address, Computed medical imaging, Med Phys, 7（4）：p. 283-290, 1980

## chap.5 SBOs　CTの利点欠点を述べる．

## Q 33　CTの利点と欠点にはどのようなものがありますか？

### エックス線CTの利点
　エックス線CTでは，スライスに再構成した画像をみることができるため，単純エックス線写真では重複して，観察しにくい部位の横断像も得ることができます．

### MRIと比較したエックス線CTの利点
　① 空間分解能（細かいものを見る能力）に優れています．
　② 骨や石灰化物の描出に優れています．
　③ 短時間の撮影が行えるので，時間分解能にも優れています．

### エックス線CTのおもな欠点
　① エックス線の被曝が大きいです．
　② 本来と異なったCT値や画像が出てしまうパーシャルボリューム効果が生じます．
　③ 金属による障害陰影が生じます．

表●CTとMRIの比較

|  | CT | MRI |
|---|---|---|
| 空間分解能 | ◎ | △ |
| 組織分解能 | △ | ◎ |
| 時間分解能 | ◎ | △ |
| 石灰化の描出 | ◎ | × |
| 侵襲 | 被曝を伴う | 被曝がなく，非侵襲的 |
| 撮影時間 | 秒単位 | 分単位 |
| 緊急 | 撮影時間が短く有用 | 緊急では厳しい |
| 金属アーチファクト | 大きい | 卑金属だと大きい |
| 造影剤 | ヨード系造影剤 | ガドリニウム系造影剤 |
| 撮影対象の制限 | とくになし | ペースメーカー，脳動脈瘤クリップ，閉所恐怖症患者 |

### 参考文献
1) Dixon, A.K.：Evidence-based diagnostic radiology, Lancet, 350（9076）：p.509-512, 1997
2) Deck, M.D.：Computed tomography and magnetic resonance imaging of the skull and brain, Clin Imaging, 13（2）：p.95-113, 1989

chap.5　SBOs　CT装置の構造を説明する.

## Q 34　CT装置はどのような構造ですか？

　CT装置は，被写体をはさんでエックス線管球と高感度の検出器を対向させて，多くの方向からエックス線を細いビーム状に照射していくものです．

　ドーナツ状のガントリー装置の中には，エックス線管球と高感度の検出器が対になるようにして，レールの上を移動できるように設置されています．そして，ガントリーの中に被写体を任意に通すことのできる寝台があります．

　前述のような基本構造のほか，撮影時に寝台が動くヘリカルスキャンであるのか，ノンヘリカルスキャンであるのか，また，検出器は1列なのか，多列なのかによっても構造が変わってきます．

　ヘリカルスキャンのものは，ノンヘリカルスキャンより早く撮影をすることでき，多列検出器のものは1列のものより1回転でより多くの範囲の撮影ができるといった特徴があります．

　また，撮影室外には，これらのデータを処理する操作コンソールがあります．

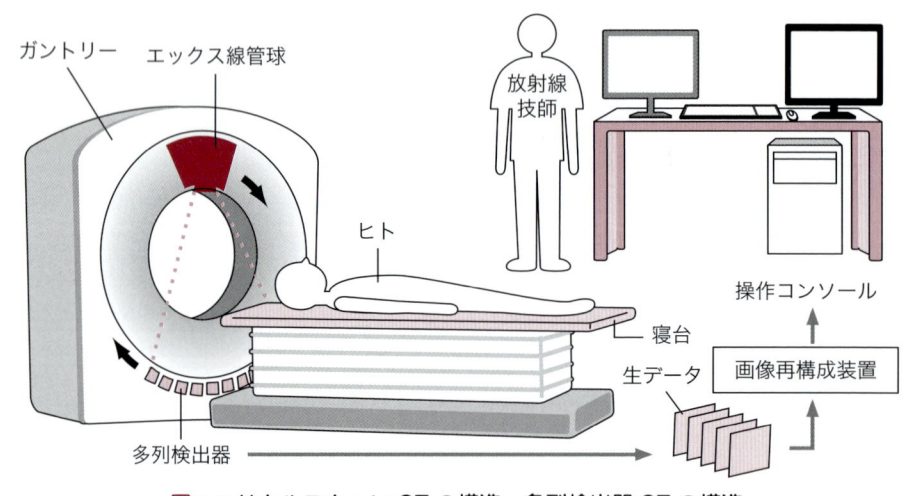

図●ヘリカルスキャンCTの構造・多列検出器CTの構造

参考文献
1) McCollough, C. H. and F. E. Zink：Performance evaluation of a multi-slice CT system, Medical Physics, 26（11）：p. 2223-2230, 1999
2) Hounsfield GN.：Computerized transverse axial scanning（tomography）, Part I, Description of system, 1973, Br J Radiol, 1995 Nov；68（815）：H166-172

chapter 5 画像検査法

| chap.5 | SBOs 顎顔面領域の CT 検査の対象疾患を説明する. |

## Q 35 顎顔面領域で CT 検査の対象となる疾患にはどのようなものがありますか？

顎顔面の CT 検査は次のような項目を主として，さまざまな目的で行われています．

① 顎骨の腫瘍，囊胞
② 舌や口底部の疾患
③ 炎　症
④ 外　傷
⑤ 副鼻腔疾患
⑥ 唾液腺疾患（唾石を含む）
⑦ 転移リンパ節・リンパ節疾患
⑧ インプラント術前検査

腫瘍の鑑別や悪性腫瘍の治療効果判定，予後の観察には，造影 CT 検査が必要になります．また，3 次元的な広がりを観察する副鼻腔疾患や迅速性を必要とする外傷の診断には CT 検査が必要不可欠となっています．

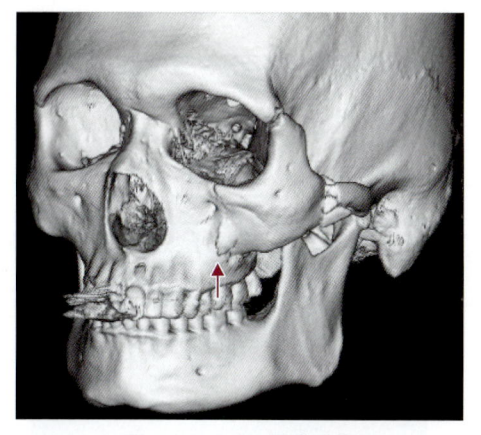

**図● CT の 3D 再構成像**
3D 画像より頬骨縫合部に骨折線を認める（矢印）．

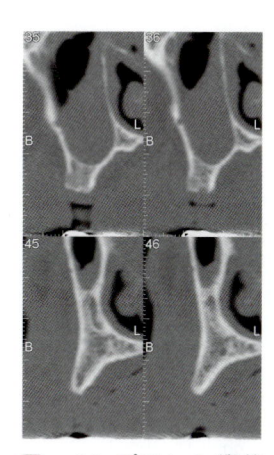

**図●インプラント術前 CT の cross cut 像**
顎骨形態を把握することができる．

### 参考文献
1) Ziegler, C. M., et al.：Clinical indications for digital volume tomography in oral and maxillofacial surgery, Dentomaxillofac Radiol, 31（2）：p. 126-130, 2002

chap.5　SBOs　CTの障害陰影を説明する.

## Q 36　CTの障害陰影とは何ですか？

　CT画像は計算による再構成画像であるため，さまざまな人工的陰影（アーチファクト）が生じます．代表的なものとして，次のようなものがあります．
　① パーシャルボリューム効果：病変周囲のCT値が実際のCT値と異なります．
　② メタルアーチファクト：金属の周囲から放射状に出る障害陰影です．
　③ モーションアーチファクト：撮影対象の動きによる障害陰影です．
　撮影時には取りはずしのできる金属を可及的にはずすことや，患者によく説明することで体動をできるだけ防止するなどの工夫が必要になり，読影時にはつねにアーチファクトの存在を念頭に置く必要があります．
　とくに口腔内は多数の金属が存在する患者が多いため，障害陰影の出現に注意が必要です．
　近年では再構成アルゴリズムやコンピュータの進化，検出器の多列化による撮影時間の短縮などによってCTのアーチファクトはより少なくなっており，各CTメーカーがアーチファクトの軽減に取り組んでいます．

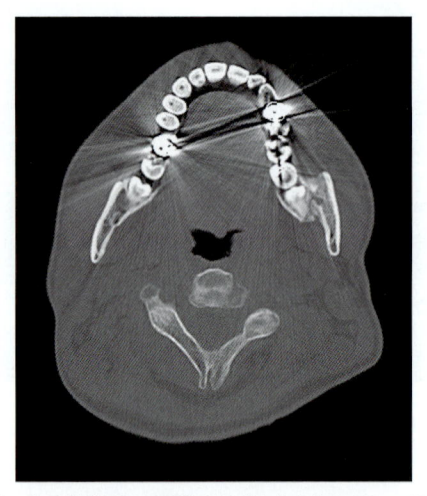

図●金属による放射状の異常CT値（メタルアーチファクト）

**参考文献**
1) Zhao, S. Y., et al.：X-ray CT metal artifact reduction using wavelets：Arm application for imaging total hip prostheses, Ieee Transactions on Medical Imaging, 19（12）：p. 1238-1247, 2000
2) Ritchie, C. J., et al.：Minimum Scan Speeds for Suppression of Motion Artifacts in Ct. Radiology, 185（1）：p. 37-42, 1992

chapter 5　画像検査法

chap.5　SBOs　CTのパーシャルボリューム効果を説明する．

## Q 37　CTのパーシャルボリューム効果とは何ですか？

　パーシャルボリューム効果とは，病変の境界部において，ボクセル内に異なったCT値をもつ物質が存在するため，本来と違ったCT値を呈してしまうという，CTを読影するうえで必ず知っておくべきアーチファクトの1つです．

　CTは物体の断面を観察しているのではなく，厚みのあるスライスを透かして見ているような状態です．つまり，CTは断面像ではなく，断層像，厚みをもった画像なのです．したがって，ボクセル内の物質のエックス線吸収係数の平均値としてピクセルの濃度が決定されます．

　スライス厚を薄くしたり，ピクセルサイズを小さくすることにより，パーシャルボリューム効果は少なくなります．しかし，1枚の画像がもつ情報量も少なくなる欠点があります．

　臨床のCT検査の目的に適したCT画像を再構成することが大切です．

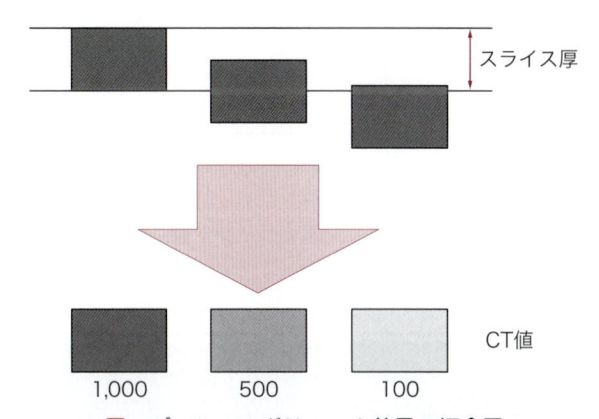

**図●パーシャルボリューム効果の概念図**
上段の3つの黒塗りの四角はすべて同じ大きさの同じ物質であるが，CTのスライスに入る位置が変わることによって，CT値が異なってしまう．

参考文献　1）Shiraishi, J., et al.：Measurement of Ct Section Thickness by Using the Partial Volume Effect, Radiology, 184（3）：p.870-872, 1992

chap.5　SBOs　CTのウィンド値とウィンド幅を説明する．

## Q 38　CTのウィンド値，ウィンド幅とは何ですか？

　ウィンド値（window level）では白黒の基準となるCT値の値を決定し，ウィンド幅（window width）ではウィンド値からどこまでのCT値の幅を画面の濃淡に割り当てるか

113

を決定します．

　人間の目で白黒の濃度階調を見分けることができるのは，たかだか16〜32段階程度です．CTに限らず，デジタルエックス線画像をコンピュータの画面やフィルムに表示する際，その検査情報がもつCT値を画面で実際に表示する白黒の濃度に割り当てます．

　これらの値はおもに硬組織の情報を得たい場合と軟組織の情報を得たい場合とで使い分けます．CT上はウィンド値を極端に下げればエックス線吸収の少ない空気に近いものが表示され，ウィンド値を極端に上げればエックス線吸収の大きな骨だけが表示されます．観察したい部位によってCTのウィンド値とウィンド幅を設定することが重要です．

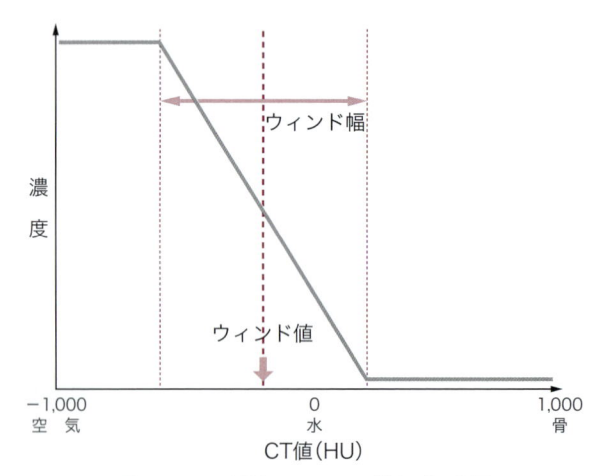

**図●ウィンド値，ウィンド幅の概念図**

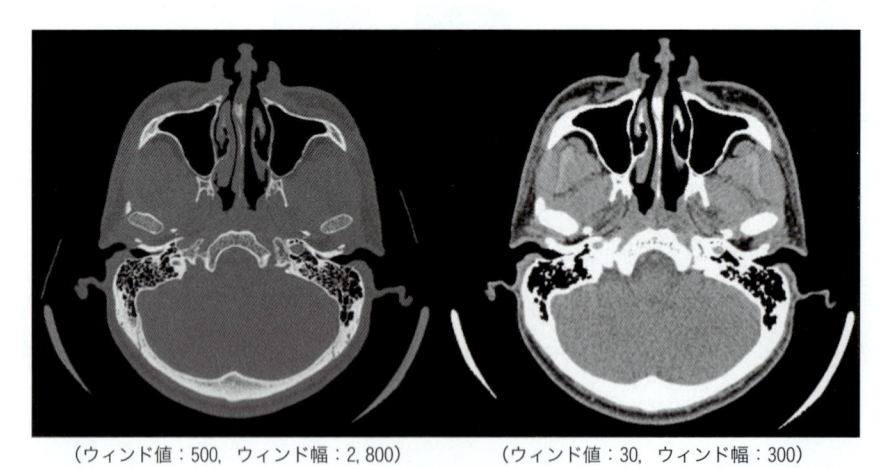

（ウィンド値：500，ウィンド幅：2,800）　　（ウィンド値：30，ウィンド幅：300）

**図●骨レベルによる骨表示画像（左）と軟組織レベルによる軟組織表示画像（右）のCT**

参考文献
1) Maguire, W. M., et al.：Comparison of Fixed and Adjustable Window Width and Level Settings in the Ct Evaluation of Diffuse Lung-Disease, Journal of Computer Assisted Tomography, 17 (6)：p. 847-852, 1993

114

chapter 5 画像検査法

| chap.5 | SBOs | CTのボクセル，ピクセル，スライス厚，検出器厚，HPについて説明する. |

## Q 39 CTのボクセル，ピクセル，スライス厚，検出器厚，HPとは何ですか？

### ピクセル

ピクセル（pixel，画素）とは，コンピュータなどのデジタル媒体で画像を扱うときの色調や階調をもつ最小の単位のことです．コンピュータの画面上での画像や文字は，すべてこのピクセルの集合体です．コンピュータで扱う画像は，このピクセル単位より細かく描画することはできません．

### ボクセル

ボクセル（voxel）とは"体積（volume）"と"ピクセル（pixel）"を組み合わせた単語で，撮影されるヒトやモノの3次元データでの単位を示します．CTは3次元的なデータを扱うため，このボクセルがデータの最小値となります．

### スライス厚

スライス厚（slice thickness）とは，CTでスキャンをするときのデータ厚み，またはMDCT（multidector-row helical CT）などの再構成したスライス画像の有するデータの厚み（通常，観察用に再構成）のことです．

### 検出器厚

検出器厚とは，マルチスライスCT装置で使用されているエックス線の検出器の厚さ（現在，0.5 mmが最小）を指します．

### ヘリカルピッチ

ヘリカルピッチとは，helical（らせん状）のpitch（間隔），すなわちヘリカルCTにおいて，エックス線管球と検出器が1回転する間にどれだけずれるのかという撮影の条件を表したパラメータです．この値が大きいほど1回転で進む幅が大きくなり撮影時間は短くなりますが，情報量が少なくなるために画質は落ちていきます．

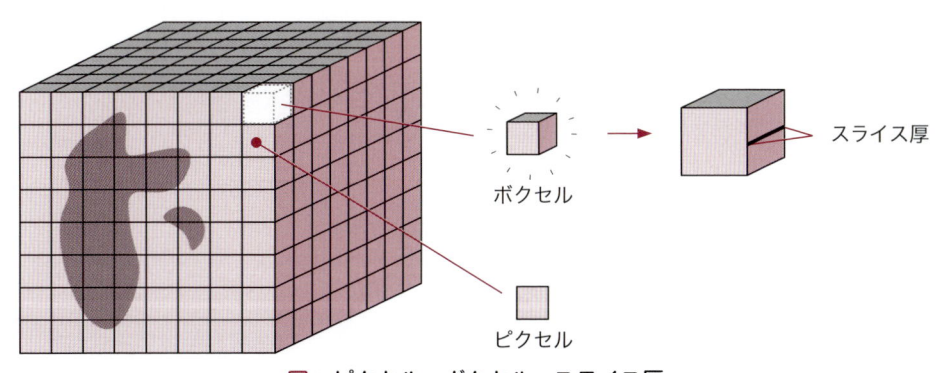

図● ピクセル，ボクセル，スライス厚

参考文献
1) Costella, P.: What is the optimal pitch on helical CT for evaluation of aortic or pulmonary embolic disease? AJR Am J Roentgenol, 165（3）: p. 732-733, 1995

115

chap.5 | SBOs CTの3つの分解能を説明する．

## Q 40　CTの3つの分解能とは何ですか？

CTの3つの分解能には次のようなものがあります．
　① 空間分解能：どれだけ小さいものが見えるか．
　② コントラスト分解能：どれだけ濃度の差の少ないものが見えるか．
　③ 時間分解能：どれだけ短時間で撮影できるか．
　一般的にCTはMRIと比較されることが多く，MRIと比較して空間分解能と時間分解能が高く，コントラスト分解能はMRIのほうがよいといわれています．
　すなわち，細かいものがよく観察でき，空間分解能の高いCTは，病変の形や骨折線，小さな石灰化物の観察に優れているといえます．
　また，嚢胞の内容液や腫瘍の性状を評価する際は，組織コントラストの高いMRIが優れているといえます．

表●検査法による3つの分解能の比較

|  | CT | MRI |
|---|---|---|
| 空間分解能 | 高 | 低 |
| コントラスト分解能 | 低 | 高 |
| 時間分解能 | 高 | 低 |

**参考文献**
1) Flohr, T. and B. Ohnesorge：Heart rate adaptive optimization of spatial and temporal resolution for electrocardiogram-gated multislice spiral CT of the heart, J Comput Assist Tomogr, 25（6）：p. 907-923, 2001
2) Weiss, G. H., A. J. Talbert, and R. A. Brooks：The Use of Phantom Views to Reduce Ct Streaks Due to Insufficient Angular Sampling, Physics in Medicine and Biology, 27（9）：p. 1151-1162, 1982

chap.5 SBO₈　造影 CT の目的を説明する.

# Q41 造影 CT の目的とは何ですか？

　造影 CT とは，血管から水溶性ヨード系の造影剤を静注し，CT を撮影することで，次のような目的があります．
　① 病変の検出能を高め，組織分解能の向上を図ります．
　② 病変内の病理的変化，血行動態の変化を CT で描出します．
　③ 病変と正常解剖（とくに血管）との関係を描出します．
　造影剤により病変の検出能が上がるだけでなく，血行動態の変化や病理的な変化，正常組織と病変の関係を観察することによって，その病変が何か，どのような性質のものなのか（とくに血行性や細胞の組織成分など）を診断するための情報をより多く得ることが可能となります．

▶ **具体的な対象**
　① 腫瘍と囊胞の鑑別や悪性腫瘍の Stage 決定．
　② リンパ節転移の検出．
　③ 腫瘍の vascularity（どのくらい血管に富むか）：一般的に悪性は良性に比べ vascularity が高く，造影効果が早く，造影剤の排出も早いなどの特徴がある．

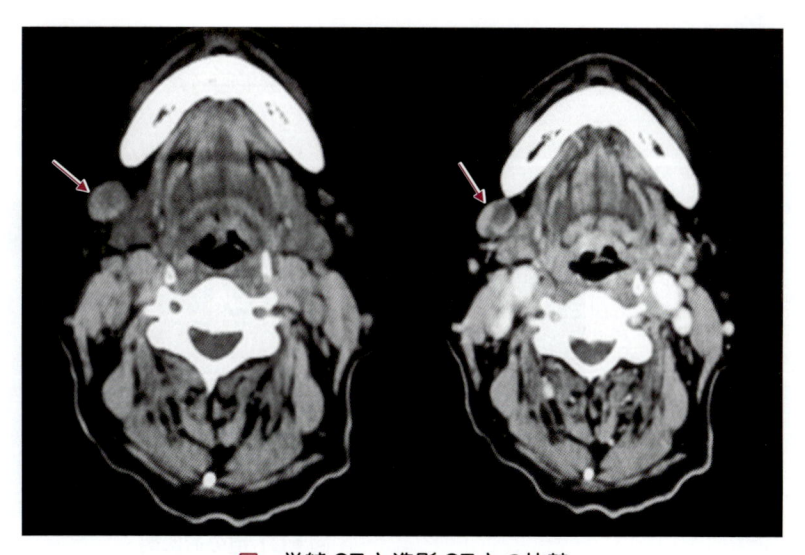

**図 ● 単純 CT と造影 CT との比較**
造影後（右）に内部壊死を伴う転移リンパ節が明確に描出されている（矢印）．

**参考文献**
1) Taourel, P. G., et al.：Acute mesenteric ischemia diagnosis with contrast-enhanced CT, Radiology, 199 (3)：p. 632-636, 1996

chap.5 SBOs　CTの造影剤と造影効果について説明する．

# Q 42 CTの造影効果とは何ですか？　また，造影剤の危険性とは何ですか？

造影CTの造影効果には次のようなものがあります．
① 血管内腔の造影剤貯留によるもの．
② 血液脳関門（BBB；blood-brain barrier）の破綻による造影剤の血管外細胞外腔への漏出によるもの．

また，脳脊髄以外の臓器の毛細血管内皮細胞間では，造影剤が血管外に拡散するため，正常臓器でも増強（白く画像で造影効果がみられる）されます．

こうした機序により，造影CT検査によって多くの情報が得られます．しかし，造影剤には副作用という危険性があります．

造影剤の副作用発現率については，ヨード系エックス線CT造影剤で約3％の確率で起こり，重篤な副作用は0.04％で起こるといわれています．

死亡報告例には喘息や他のアレルギー性の呼吸器疾患をもつ患者が多いため，喘息の既往やヨードアレルギーの患者には造影検査を行うべきではありません．そのほか，肝疾患や腎疾患の患者においても重篤な副作用が起きることが確認されています．また，数日してから皮膚に発疹などが発現する遅発性の副作用が出ることもあります．造影CT検査前に腎疾患の機能を確認するものとして，クレアチニンやeGRFなどの数値に注意が必要です．

造影検査の有効性が造影検査の危険性を上回ったときのみ，造影検査は行われるべきです．

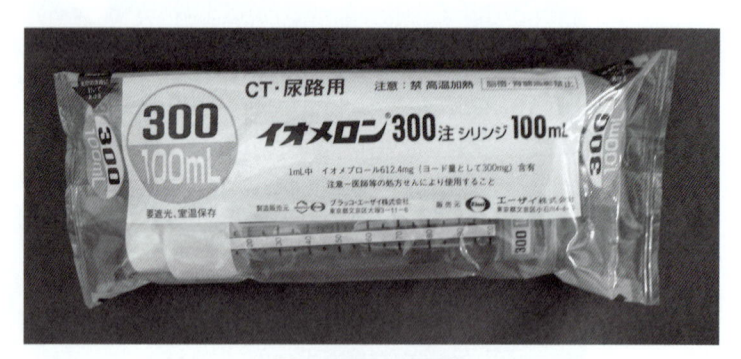

図●CT用の造影剤

参考文献
1）Katayama, H., et al.：Adverse Reactions to Ionic and Nonionic Contrast-Media-a Report from the Japanese-Committee-on-the-Safety-of-Contrast Media, Radiology, 175（3）：p. 621-628, 1990

chapter 5 画像検査法

chap.5 SBOs コーンビーム CT の原理を説明する．

# Q 43 コーンビーム CT の原理とは何ですか？

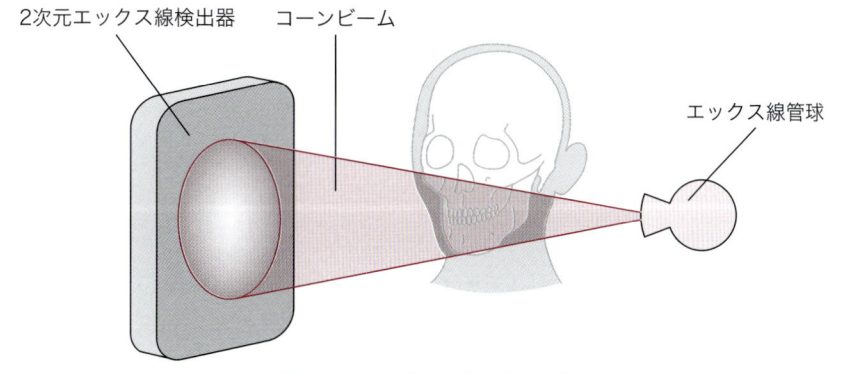

　コーンビーム CT とは，コーンビーム（円錐状）のエックス線を線源に用い，検出器には I.I. 管（イメージインテンシファイア）やフラットパネルなどの 2 次元検出器を用います．歯科用に開発された CT で，通常のマルチスライス CT で用いられるファンビーム（扇状）の検出器とは異なります．

　コーンビームが 1 回転するため，ボリュームデータは円の形になります．通常の CT と同じように再構成によってさまざまなスライス像を観察することができますが，装置の性質上散乱線が多いため，正確な CT 値換算することができないのが欠点です．

　しかし，装置がマルチスライス CT と比較して小型であるため，通常の歯科医院に設置することができ，近年普及しているインプラント術前 CT や歯槽骨や歯の形態的な検査に用いられるケースが急速に増加しています．

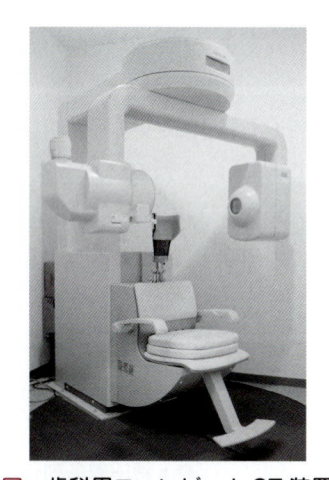

図●歯科用コーンビーム CT 装置

図●コーンビーム CT 概念図

**参考文献**

1) Arai, Y., et al.：Development of a compact computed tomographic apparatus for dental use, Dentomaxillofacial Radiology, 28 (4)：p. 245-248, 1999
2) Ludlow, J. B. and M. Ivanovic：Comparative dosimetry of dental CBCT devices and 64-slice CT for oral and maxillofacial radiology, Oral Surgery Oral Medicine Oral Pathology Oral Radiology and Endodontology, 106（1）：p. 106-114, 2008

---

**chap.5**

**SBOs** マルチスライス CT の原理を説明する．

## Q 44 マルチスライス CT の原理とシングルスライス CT の原理の違いは何ですか？

　マルチスライス CT とシングルスライス CT の一番の違いは，マルチスライス CT は検出器が多列でボリュームスキャンができる（容積画像を得られる）というところです．検出器を多列化することによって，1回転でスキャンできる幅が広くなります．また，広くなった検出器幅に対応して，扇形のビームも幅が広がります．

　一度にスキャンできる幅が広くなることによって，撮影時間が短縮でき，時間分解能が向上します．また，ヘリカルピッチの値によっては，検出器の重なる部位の情報量が増加し，空間分解能やコントラスト分解能も向上します．撮影法により被曝量の軽減も可能です．

　マルチスライス CT は 1998 年ころに 4 列の MDCT（multidector-row helical CT）が開発され，2002 年ころには 16 列のマルチスライス CT が開発されました．現在では 64 列以上の検出器を備えたマルチスライス CT が販売され，動きを止めることができない心臓などもごく短時間で撮影することができ，高精細な画像を得ることができます．

　また，最近では検出器側だけではなくエックス線源側にも技術の進歩がみられ，異なる 2 つのエネルギー（波長）をもつエックス線を用いて，より物質の特定がしやすい情報を得ることができる Dual energy CT も開発・臨床応用されています．

**表●検出器多列化による CT のメリット**

| シングルスライス CT と比較した マルチスライス CT のメリット | |
|---|---|
| 検出器の数 | 多くなる |
| 1回転で撮影できる領域 | 広くなる |
| 情報量 | 多くなる |
| 空間分解能 | 高くなる |
| コントラスト分解能 | 高くなる |
| 時間分解能 | 高くなる |
| 被曝線量 | 少なくなる |

**参考文献**

1) McCollough, C. H. and F. E. Zink：Performance evaluation of a multi-slice CT system, Medical Physics, 26（11）：p. 2223-2230, 1999
2) Hounsfield GN.：Computerized transverse axial scanning（tomography）, Part I, Description of system, 1973, Br J Radiol, 1995 Nov；68（815）：H166-172

chapter 5　画像検査法

chap.5　SBOs　コーンビームCTとマルチスライスCTの違いを説明する．

## Q 45　コーンビームCTとマルチスライスCTの違いは何ですか？

　マルチスライスCTはCT値を算出でき，コントラスト分解能に優れ，軟組織の読影も可能であるため，病変の描出に優れています．

　歯科用コーンビームCTは照射範囲を絞ることによって，マルチスライスCTよりも小さなボクセルで撮影することが可能なことや，小型であるため，硬組織を対象に歯科領域で広く用いられます．

　マルチスライスCTは装置が大型で維持コストも高いため，一般病院の大きな施設に導入されています．歯科用コーンビームCTは小型でやや安価なため，一般の歯科医院でも導入する施設が増加しています．

　被曝に関しては，小照射野（5×5 cmなど）使用時のコーンビームCTの被曝低減は明らかです．しかしながら，上下顎が撮像される大きな照射野では通常のマルチスライスCTのほうが被曝が少なくなることがあります．撮像時には照射野を適切に選択する必要があります．

表●マルチスライスCTとコーンビームCTの比較

| | マルチスライスCT | 歯科用コーンビームCT |
|---|---|---|
| 空間分解能 | ○ | ◎ |
| コントラスト分解能 | ○ | △ |
| 時間分解能 | ◎ | ○ |
| 顎骨病変の検出 | ◎ | △ |
| 骨の観察 | ◎ | ○ |
| 歯の観察 | ○ | ◎ |
| 軟組織の観察 | ○ | △ |
| CT値の計測 | ◎ | × |
| 装置の大きさ | 大きい | MDCTと比較して小さい |
| 装置の値段・維持費 | 高額 | MDCTと比較して安い |
| 撮影時間 | 2〜3秒 | 10〜20秒 |

MDCT；multidector-row helical CT

参考文献
1) Ludlow, J. B. and M. Ivanovic：Comparative dosimetry of dental CBCT devices and 64-slice CT for oral and maxillofacial radiology, Oral Surgery Oral Medicine Oral Pathology Oral Radiology and Endodontology, 106（1）：p.106-114, 2008
2) 森進太郎：歯科インプラントのCT検査における被曝軽減の試み，臨床放射線，54（4）：p.509-515, 2009

chap.5 | SBO₈ MRIの原理を述べる.

## Q 46 MRIの原理とは何ですか？

　MRI（magnetic resonance imaging）は，磁場を利用する磁気共鳴（NMR；nuclear magnetic resonance）現象によって，生体組織の3次元的な水素原子核（プロトン：H⁺）の密度の分布と存在状態を画像化するものであり，磁気共鳴画像と訳されます．

　1946年，BlochとPurcellによって発見された磁気共鳴現象と1973年のLauterbur, Mansfieldによる画像化の成功によって誕生した被曝のない画像検査法です．

▶ MRIに必要な技術
　① 撮像領域を3次元的に決定するための位置決め技術
　② プロトン密度や緩和時間（水素原子核のスピンが励起後に元に戻る現象）を計測するための技術
　③ 計測データを画像化する技術（通常はFourier変換による画像再構成）

患者は寝台の上で強い磁場内に横になってMRI検査を受けます．

　MRI装置は0.5T，1.5T，3.0Tという磁力の単位（1Tesla（テスラ）＝10,000ガウス）で装置の仕様を表します．磁場強度の数字が大きければ磁力も大きくなり，一般に磁力が大きいほどS/N比（信号/雑音比）が上がり，MRI検査に必要な生体からのプロトンの信号を多く取れるため，撮影時間が短く鮮明な画像をつくり出すことが可能です．

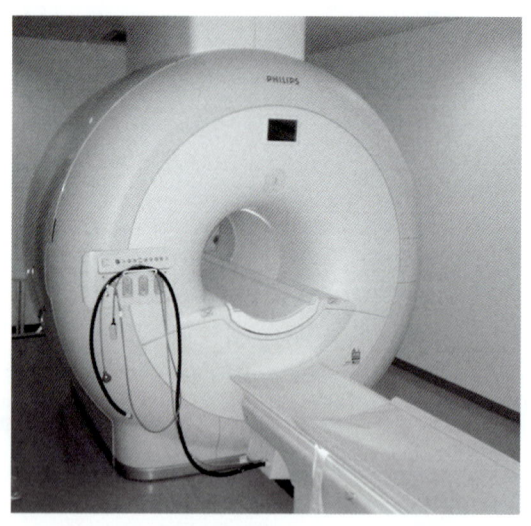

図 ● MRI装置の概観（1.5T，MRI装置）

参考文献
1）P. C. Lauterbur：Image Formation by Induced Local Interactions, Examples Employing Nuclear Magnetic Resonance, Nature, 242, p. 190-191, 1973

chap.5 | SBOs 磁気共鳴現象（NMR 現象）を説明する．

# Q 47 磁気共鳴現象（NMR 現象）とは何ですか？

　MRI 検査の基本となる磁気共鳴現象は，1946 年にフェリックス・ブロッホ（Felix Bloch）とエドワード・パーセル（Edward Mills Purcell）が発見した現象です．両氏はこの功績により 1952 年にノーベル物理学賞を受賞しました．

　水素 $^1$H，炭素 $^{13}$C，リン $^{31}$P，ナトリウム $^{23}$Na などの原子核は，それぞれが自転することで磁石の性質をもつため，個々の原子核を小さな磁石とみなすことができます．ちなみに同現象を示すのはこれら陽子数，中性子数のいずれか一方あるいは両者が奇数の場合だけです．

　この小さな磁石の性質をもった原子核を強い静磁場の中に置くと，一定の周波数で歳差運動（コマの味噌すり運動またはコマの首ふり運動）を行います．この原子核の歳差運動がもつ周波数はラーモア周波数（Larmor frequency）と呼ばれ，各原子により固有の周波数をもちます．

　原子核に対してラーモア周波数と同じ周波数の電波を照射すると，原子核に共鳴現象が起こります．この現象を核磁気共鳴（NMR；nuclear magnetic resonance）現象と呼びます．この現象をとらえて画像化したものがのちの MRI 装置に発展しました．

　その後の 1980 年代に核（nuclear）という言葉が被曝を伴う行為と誤解されるため，核という言葉を取り，現在では磁気共鳴現象と呼ぶようになりました．

　人体の 60〜70％は水分で構成され，体内には無数のプロトン（proton，水素原子核）が存在します．これら多くの水素原子核を画像化する MRI 検査は人体を描出するのに理にかなった画像検査といえるでしょう．

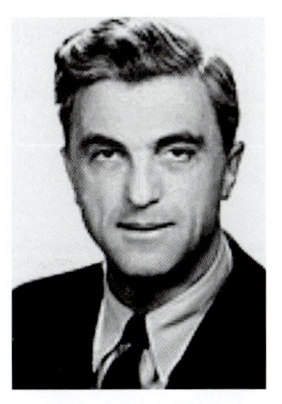

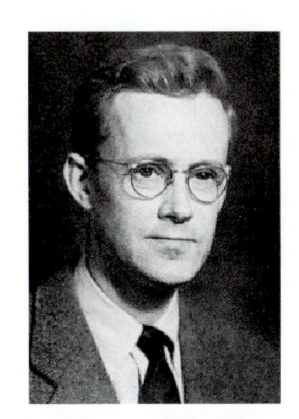

図●Felix Bloch　　図●Edward Mills Purcell

参考文献
1）F. Bloch, W. W. Hansen and M. Packard：Nuclear induction, Phys. Rev., 69, p. 127, 1946
2）E. M. Purcell, H. C. Torrey and R. V. Pound：Resonance absorption by nuclear magnetic moments in a solid, Phys. Rev., 69, p. 37, 1946

chap.5 | SBOs　MRIの利点欠点を説明する.

# Q 48　MRIの利点と欠点にはどのようなものがありますか？

　MRIは無侵襲であり，エックス線被曝がないことが大きな利点といえます．組織分解能に優れているため，軟組織の検査に適しています．また，患者の体位を変えることなく任意の断層方向で撮像が可能です．造影剤を用いなくても血管の描出や血流情報を得ることが可能です．骨や空気による障害遺影が少ないのも特徴です．近年では脳の機能情報が得られることでも注目されています．

　しかしながら，MRIは磁石の力で検査をするため，体内にペースメーカ，古い脳動脈クリップ，人工内耳などがある場合は検査ができません．また，他のエックス線検査と異なり，骨や石灰化物の検出は困難です．また磁性体が存在するとその周囲に磁化率アーチファクトが生じるためMR画像が歪んでしまう大きな欠点があります．また撮影原理が難解であり，CTに比較してやや撮影時間が長いことも現時点の欠点といえるでしょう．

　前述した，磁性体をもつ患者のMRI検査はとくに注意が必要です．強い磁場に入るため磁性体による発熱（人工関節，金属プレート，入墨など）や検査時に磁場により動いたり，磁場に引きつけられる危険性のあるもの（磁性体を含むカラーコンタクトなど）の持ち込みはMRI検査時にはとくに注意が必要です．現代はさまざまな磁性体をMRI検査時に強磁場に持ち込む危険性があり，この点は細心の注意が必要です．MRI検査時には，着脱できる金属類はすべてはずしてMRI検査を行うように注意しましょう．

表 ● MRIの利点・欠点

| 利　点 | 欠　点 |
|---|---|
| ① 無侵襲であり被曝がない<br>② 組織分解能に優れる<br>③ 任意方向の断層像が得られる<br>④ 骨，空気による障害陰影が少ない<br>⑤ 血流情報が得られる<br>⑥ 脳の機能情報が得られる | ① 石灰化やガス体の情報が得られない<br>② 検査対象の制限がある<br>　　ペースメーカーや磁性体の脳クリップなどの保持者は禁忌<br>③ 障害陰影（アーチファクト）の発生がある<br>　　体動や磁性体によるもの<br>④ 撮像時間が長い |

参考文献　1) Earnest F 4th, Baker HL Jr, Kispert DB, Laws ER Jr.: Magnetic resonance imaging vs. computed tomography, advantages and disadvantages, Clin Neurosurg, 32, p. 540-573, 1985 chap.5 SBOs　顎顔面のMRI検査の障害陰影（アーチファクト）を説明する．

# Q 49 顎顔面におけるMRI検査の障害陰影（アーチファクト）とは何ですか？

　MRIの障害陰影は，おもに体動によるモーションアーチファクトと，磁性体による磁化率アーチファクトがあげられます．

　MRIの撮像中はできるだけ動かないほうが鮮明なMR画像が得られます．顎口腔領域のMR検査では上下顎を咬合させた状態で顎位を保持し，できるだけ嚥下もせず，じっとしてもらいます．撮影中に体動があると，動揺で画像が不鮮明なアーチファクトを伴う画像が出現します．とくに無歯顎の患者は，検査前に義歯をはずしてもらうため撮像中に顎位を保持することが困難で，モーションアーチファクトが生じやすくなります．

　口腔内は金属の種類により磁化率アーチファクトを生じることがあります．一般に用いられる修復物や補綴物は非磁性体であるため，アーチファクトを生じません．しかし，矯正用のブラケットやワイヤーは磁性体であるため，磁化率アーチファクトを生じます．また，磁性アタッチメントのキーパーや，古い補綴物（帯環金属冠）など，磁化率アーチファクトを生じる歯科材料もあるので注意が必要です．

　支台歯形成時にダイヤモンドバーで歯肉を損傷すると，バーの切削片が歯肉に迷入して磁化率アーチファクトを生じるとの報告もあります．これらアーチファクトにより，がんの画像診断や予後などのMRI検査が困難になることがあるため，顎顔面のMRI検査のアーチファクトに関して十分な知識をもって治療に望む必要があります．

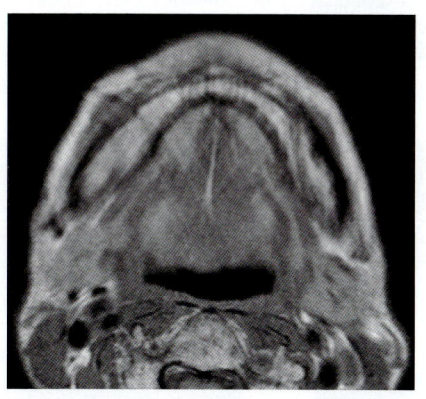

図●体動（下顎の動き）による障害陰影
動きによりMR画像全体が不鮮明．

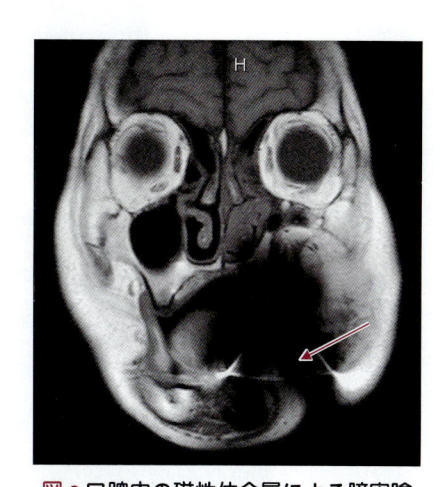

図●口腔内の磁性体金属による障害陰影（矢印）
磁化率アーチファクトにより信号が大きく欠損．

参考文献
1) Kaneda T, Minami M, Curtin HD et al.：Dental bur fragments causing metal artifacts on MR images, AJNR Am J Neuroradiol, 19, p. 317-319, 1998

chap.5 SBOs 顎顔面領域の MRI 検査の適応を説明する．

# Q 50 顎顔面領域における MRI 検査の適応にはどのようなものがありますか？

代表的な顎顔面領域の MRI 検査の適応を示します．

### 顎関節疾患
関節円板を直接描出することができる画像検査法であるため，顎関節治療には欠かせない診断装置です．

### 軟組織診断（軟部腫瘍，唾液腺疾患，頸部リンパ節疾患）
組織分解能に優れているため，従来のエックス線診断では描出困難であった軟部腫瘍の検出が可能です．

### 顎骨病変
通常，皮質骨は無信号ですが，骨髄を直接描出することができるため，骨髄疾患の早期診断および顎骨の嚢胞，腫瘍の画像診断に有用です．

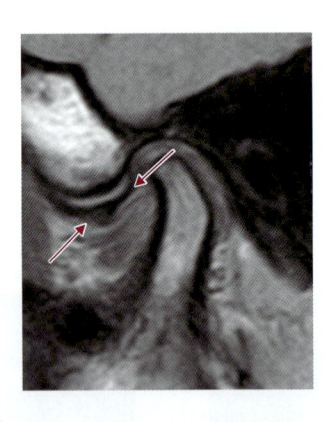

図 ● 顎関節（矢印）の矢状断像
関節円板の位置や形態，下顎頭の形態などが観察できる．

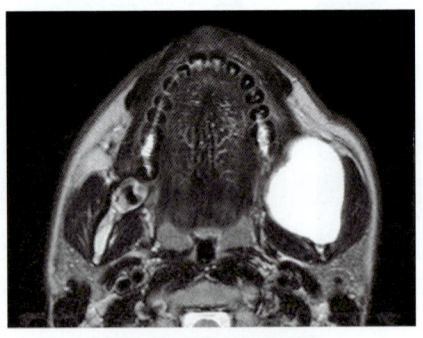

図 ● T2 強調体軸横断像
左側下顎枝部に頬舌的膨隆を伴う顎骨の嚢胞性疾患を認める．

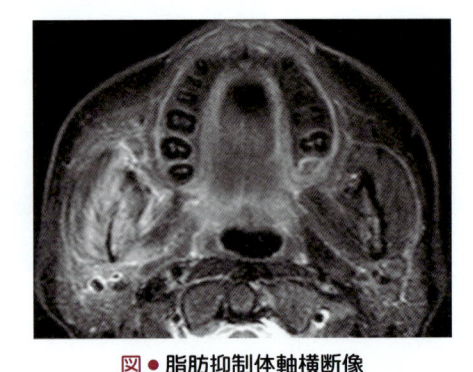

図 ● 脂肪抑制体軸横断像
右側下顎枝部の骨髄信号および右側咀嚼筋は，反対側と比較して信号上昇を認める．

参考文献
1）Westesson PL, Katzberg RW, Tallents RH et al.：Temporomandibular joint, comparison of MR images with cryosectional anatomy, Radiology, 164：p.59-64, 1987

2）Kaneda T, Minami M, Ozawa K et al.：Magnetic resonance imaging of osteomyelitis in the mandible, Comparative study with other radiologic modalities. Oral Surg Oral Med Oral Pathol Oral Radiol Endod, 79：p. 634-640, 1995
3）Kaneda T, Minami M, Kurabayashi T：Benign odontogenic tumors of the mandible and maxilla, Neuroimaging Clin N Am, 13：p. 495-507, 2003

---

chap.5  SBOs  MRIのスピンエコー法について説明する．

## Q 51 MRIのスピンエコー法とはどのような撮影法ですか？

　スピンエコー法（SE法）とは，90度RFパルス（励起パルス）のあとに180度RFパルスを印加することでスピンの位相が再収束して発生するエコー（スピンエコー信号）を使用する撮像法です．一般的に最も臨床で広く用いられているMRI撮像法の1つです．繰り返し時間（TR；repetition time）とエコー時間（TE；echo time）の条件を任意に設定することにより，TR，TEを短く設定するとT1強調像，TR，TEを長く設定するとT2強調像が得られます．

　MRI画像を得るために，まず静磁場中でZ軸方向を向いているプロトンに90度パルスを印加し，静磁場と垂直なXY平面に倒します．次に1/2TE時間だけ待ってから180度パルスを印加し，また1/2TE時間だけ待ってからMR信号を受信します．90度パルスで横に倒されたプロトンの磁化ベクトルは，時間とともに再び静磁場に引かれてZ軸方向を向いていきます．これを緩和といいます．縦方向を向いたプロトンに再び90度パルスを印加する，という一連の流れを繰り返して画像を得る方法をスピンエコー法といいます．

　90度パルスで磁化ベクトルを横に倒してから，再び90度パルスで横に倒すまでの時間を繰り返し時間（TR）といい，90度パルスをかけてからMR信号を受信するまでの時間をエコー時間（TE）といいます．

　スピンエコー法は磁化率の影響を受けにくく，安定した画像が得られることが特徴です．

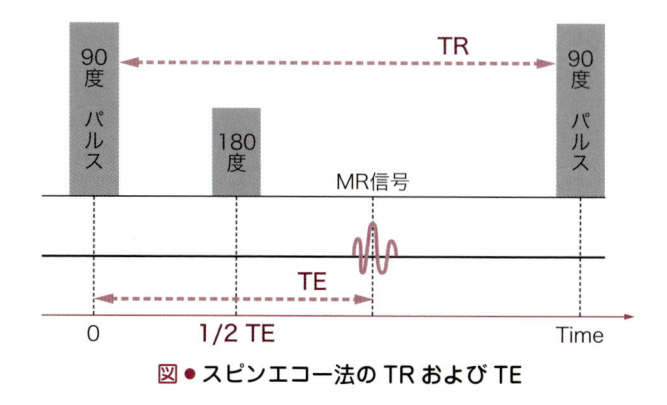

図●スピンエコー法のTRおよびTE

参考文献
1）Young IR, Randell CP, Kaplan PW, James A, Bydder GM, Steiner RE：Nuclear magnetic resonance（NMR）imaging in white matter disease of the brain using spin-echo sequences. J Comput Assist Tomogr, 7：p. 290-294, 1983

chap.5 SBOs　T1強調像，T2強調像を説明する．

# Q 52　T1強調像，T2強調像とは何ですか？

　T1強調像とは，繰り返し時間（TR）を短くし，エコー時間（TE）を最小に設定したシーケンスで得られる画像です．TRとTEを短く設定すると，MR画像のコントラストはT1に依存するためT1強調像となります．

　T2強調像とは，TRおよびTEを長く設定したシーケンスで得られる画像で，画像のコントラストはT2に依存するためT2強調像となります．

　TRを長く，TEを短く設定したシーケンスでは，各組織がもつ緩和時間の差が画像に反映されないため，プロトン密度強調像となります．

　これらはスピンエコー法で得られる代表的な画像です．TRとTEの設定により，T1強調像，T2強調像およびプロトン密度強調像が得られます．90度パルスで静磁場方向から横に倒されたプロトンの磁化ベクトルが，時間とともに再び静磁場を向いていく現象を緩和と呼びますが，このとき，磁化ベクトルが縦方向へ回復していくことをT1緩和（縦緩和）といい，横方向が徐々に減衰していくことをT2緩和（横緩和）といいます．

　横に倒された磁化ベクトルがT1緩和（静磁場方向への回復）していき，元の値の63%に達するまでの時間（時定数）をT1もしくはT1値といい，同時に起こる横方向の磁化ベクトルが減少していき，横方向の最大値から37%まで減衰するのに要した時間（時定数）をT2またはT2値といいます．このT1・T2は，人体の各組織に固有の値をもちます．

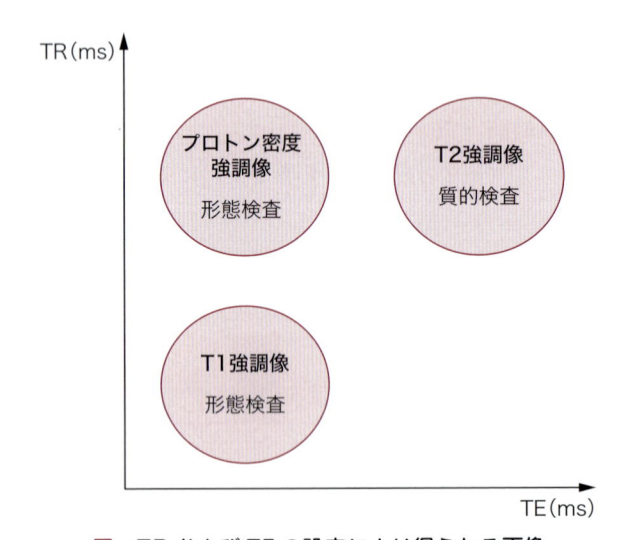

図●TRおよびTEの設定により得られる画像

参考文献
1）Grossman RI, Gomori JM, Goldberg HI, Hackney DB, Atlas SW, Kemp SS, Zimmerman RA, Bilaniuk LT：MR imaging of hemorrhagic conditions of the head and neck. Radiographics, 8：p. 441-454, 1988

chapter 5　画像検査法

chap.5　SBOs　MRIのスピンエコー法による各組織の信号強度を説明する．

## Q 53　MRIのスピンエコー法における各組織の信号強度はどのように表現されますか？

　MRIはエックス線の吸収による濃淡ではなく，撮像シーケンスにより白黒濃淡が異なります．MR画像上で白いものは高信号（high signal intensity）といい，黒いものは低信号（low signal intensity）と表現します．血流などの流れのあるものは画像を得るまでの時間差により信号を得られず無信号となります．

　T1強調像では脂肪組織が高信号に描出されます．顎顔面領域のT1強調像では，頬部などの表層脂肪が高信号，筋肉が低信号，耳下腺がその中間の高信号を呈します．T1強調像はおもに解剖学的な形態評価に用いられます．

　T2強調像では水分に富む組織が高信号に描出されます．脳脊髄液や水晶体が高信号，筋肉が無信号または低信号，脂肪組織も比較的高い信号を呈します．T2強調像はおもに病理学的な評価に用いられています．

　また，プロトン密度強調像はT1強調像と同様におもに頸椎や関節円板などの形態評価に用いられ，顎顔面領域では顎関節の形態や位置の検査に用いられます．

表 ● 各組織の信号強度

|  | T1強調像 | T2強調像 |
| --- | --- | --- |
| 病変部<br>（多くの腫瘍，囊胞，炎症など） | 低～中信号（灰） | 中～高信号（白） |
| 脂肪，骨髄 | 高信号（白） | 高信号（白） |
| 脳脊髄液，水晶体 | 低信号（灰） | 高信号（白） |
| 筋肉，神経 | 低信号（灰） | 低信号（灰） |
| 関節円板，筋膜 | 低信号（灰） | 低信号（灰） |
| 含気領域，骨皮質，エナメル質，象牙質 | 無信号（黒） | 無信号（黒） |

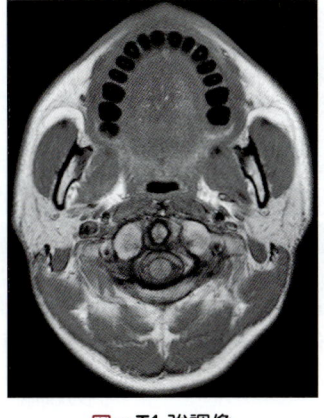

図 ● T1強調像 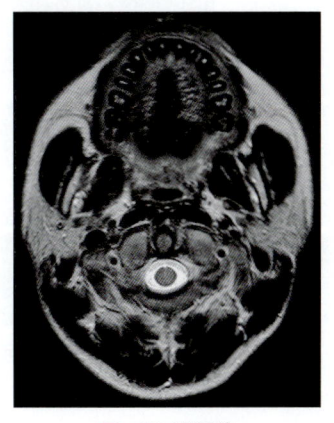　　　図 ● T2強調像

**参考文献**

1) Dubin MD, Teresi LM, Bradley WG Jr, Jordan JE, Pema PJ, Goergen SK, Tam JK：Conspicuity of tumors of the head and neck on fat-suppressed MR images, T2-weighted fast-spin-echo versus contrast-enhanced T1-weighted conventional spin-echo sequences, AJR Am J Roentgenol, 164：p. 1213-1221, 1995

---

chap.5 | SBOs　脂肪抑制像を説明する．

## Q 54　脂肪抑制像とはどのような画像ですか？

　**脂肪抑制像**とは，脂肪組織の信号を抑制し，脂肪を無信号にする撮像法画像です．病変の評価には通常 T2 強調像や造影 T1 強調像などが用いられますが，これらの画像は病変のほかに脂肪も白く描出されてしまうため，病変部やその境界が観察しにくいことがあります．そこで脂肪の信号を抑制し，病変部やリンパ節の評価をしやすくしたものが脂肪抑制像です．脂肪抑制の方法には大きく 2 つの撮像法があり，ケミカルシフトを利用して選択的に脂肪組織の信号のみを抑制する方法と，反転時間 TI を応用した非選択的な脂肪抑制法があります．

　高磁場の MRI 装置では，共鳴周波数の差を利用した fat-sat パルスを用いて，選択的に脂肪組織を抑制しますが，低磁場の装置では用いることができません．また，選択的脂肪抑制法は磁化率の影響を強く受けるため，顎顔面領域のように空気が多く磁場の安定がむずかしい領域では使用することが困難なことがあります．

　非選択的脂肪抑制法として STIR（short-TI inversion recovery）法があります．これは短い TI（反転時間）を用いた反転回復法で，脂肪の T1 緩和時間の差を利用し，脂肪が縦緩和の null point に達する時間（＝short TI）に 90 度パルスを印加して SE 法を行う方法です．磁化率の影響を受けにくく，低磁場でも安定した脂肪抑制画像が得られますが，T1 緩和時間が脂肪と同程度の組織も同様に抑制されるため，非選択的脂肪抑制と呼ばれます．

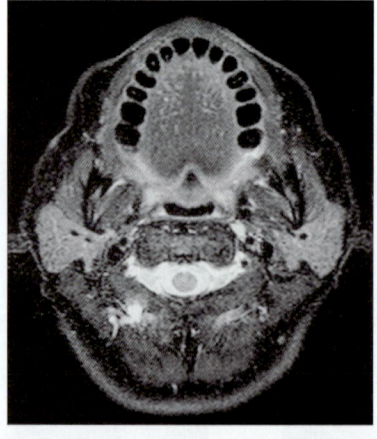

図●STIR 法による脂肪抑制体軸横断像

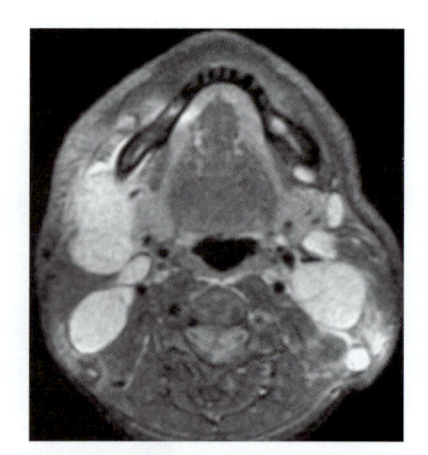

図●悪性リンパ腫の症例
STIR 法にて両側頸部に多数のリンパ節腫大を認める．

## chapter 5　画像検査法

**参考文献**
1) Lee K, Kaneda T, Mori S, Minami M, Motohashi J, Yamashiro M：Magnetic resonance imaging of normal and osteomyelitis in the mandible, assessment of short inversion time inversion recovery sequence, Oral Surg Oral Med Oral Pathol Oral Radiol Endod, 96：p. 499-507, 2003

---

**chap.5**　**SBOs**　拡散強調像を説明する．

## Q 55　拡散強調像とはどのような画像ですか？

　拡散強調像（DWI；diffusion weighted image）とは，通常のスピンエコー法の緩和現象を画像化するのとは異なり，水分子の拡散現象を強調して白黒濃淡を表した画像です．

　拡散とは，不規則な分子運動によって物質がランダムに一様化していく現象とされています．MRIではブラウン運動のような水分子の不規則な拡散現象を画像化しています．つまり拡散強調像は，生体内の水分子の拡散現象（ブラウン運動）を観察している画像といえます．拡散の程度に応じて信号が低下するため，脳脊髄液のような拡散しやすい（動きやすい）自由水は信号が低下して黒く描出されます．反対に拡散しにくい水分子は高信号となるため，超急性期の脳梗塞を描出することができます．

　細胞が浮腫を起こした急性期脳梗塞の検出以外にも，拡散強調像は神経描出にも応用されています．神経線維の周囲に存在する水分子は，その神経線維に沿った方向に拡散が速く，直交する方向の拡散は遅いという性質があります．この方向で拡散に違いがみられることを異方性が強いと表現します．拡散の異方性を細かく表現するためにテンソルというベクトル変数の関数を用いて，このベクトルを追跡することで神経線維の描出を行うものを拡散テンソル画像といいます．

　そのほかにも拡散強調像は，病変の鑑別や内部正常の精査などに臨床応用が期待されています．

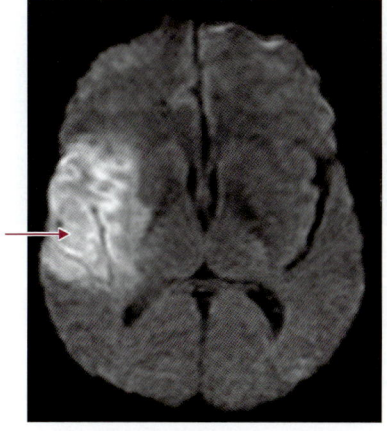

図●脳の拡散強調像（DWI）
超急性期の脳梗塞を描出している（矢印）．

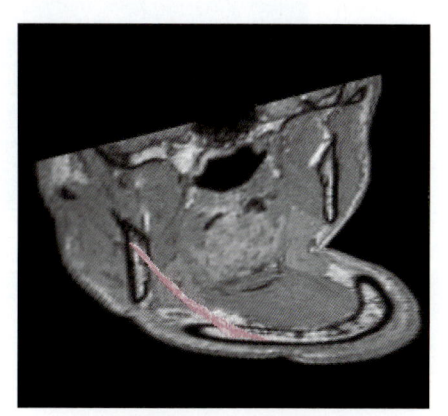

図●下歯槽神経を直接描画した拡散テンソル画像

**参考文献**

1) Mori S, Kaneda T, Fujita Y, Kato M, Sakayanagi M, Minami M：Diffusion tensor tractography for the inferior alveolar nerve (V3), initial experiment, Oral Surg Oral Med Oral Pathol Oral Radiol Endod, 106：p. 270-274, 2008

---

chap.5　SBOs　機能的 MRI を説明する．

## Q 56　機能的 MRI とは何ですか？

　機能的 MRI（functional MRI）とは，脳機能賦活時の局所脳組織の酸素消費量と血流量の不均衡を BOLD 法〔blood oxygenation level dependent 効果：血液中のヘモグロビンの酸素化（oxygenation）の程度に依存して信号強度が変化することを利用した方法〕を利用して信号強度変化として測定し，脳機能賦活領域の局在を画像化する MRI の手法です．

　外部からさまざまな刺激を与えて脳が活動（賦活化）したとき，その局所脳組織の酸素消費量は約 5％しか増加しないのに対し，局所の脳血流量は約 30〜50％も増加するといわれています．そのため賦活領域では脳血管内の酸素化のレベルが上昇し，結果としてデオキシヘモグロビンが減少してオキシヘモグロビンが増加するため，磁化率効果が減少して MRI の T2 強調画像（T2 緩和に局所磁場の不均一による信号の減衰が加わったもので，局所磁場の不均一を鋭敏に反映する画像）での信号が上昇するとされています．

　近年，脳科学分野の解明はこの機能的 MRI を用いて行われ，脳の機能が MRI で明らかになりつつあります．

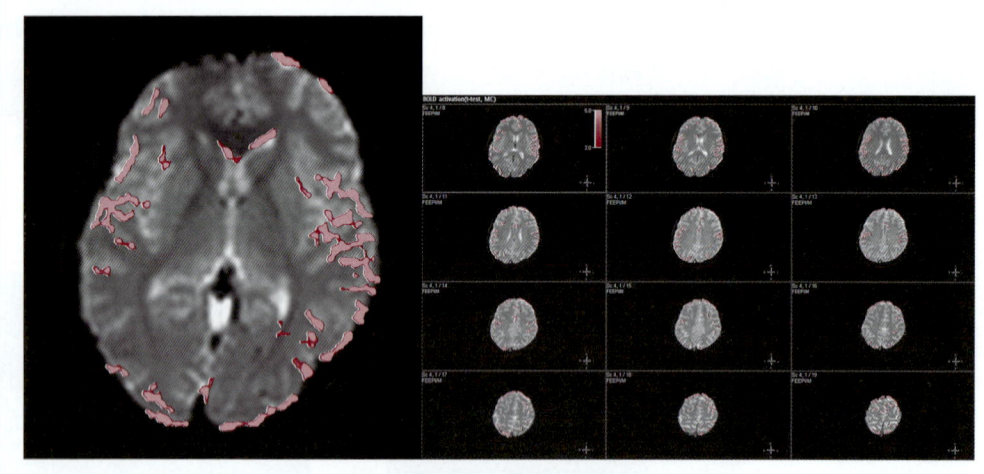

**図 ● 舌運動時の機能的 MRI 像**
血流が有意に上昇している部分が表示されている．

**参考文献**

1) Kammer T, Bellemann ME, Gukel F, et al.：Functional MR imaging of the prefrontal cortex, specific activation in a working memory task, Magn Reson Imaging, 15：p. 879-889, 1997

chapter 5　画像検査法

chap.5　SBOs　MRI の造影剤と効果について説明する.

## Q 57　MRI の造影剤とその効果はどのようなものですか？

　造影 MRI 検査とは，静脈から T1 時間短縮物質の常磁性体（Gd 製剤）の造影剤を注射し（0.2 ml/kg），MRI の T1 時間を短縮し（画像にて白く造影効果が得られる），画像濃度を選択的に変化させ，病巣の診断をしやすくする検査です．

　一般に MRI の造影剤はガドリニウム（Gd；gadolinium）製剤が用いられます．血管から注射し，腫瘍など病変部のコントラストを増強させることで腫瘍の描出や鑑別診断など，画像診断の精度を向上させます．

　MRI 造影剤に用いられるガドリニウムは，プロトンとの相互作用により緩和時間を短縮する働きがあります．MRI 造影剤の造影効果は，血中濃度に依存するヨード系の造影 CT 検査とは異なり，濃度と信号強度は必ずしも単純には比例しません．そのため，ヨード造影剤と比較して少量（0.2 ml/kg，成人 1 検査で 15 ml 程度）でも造影効果が得られます．

造影前　　　　　　　　　　　造影後

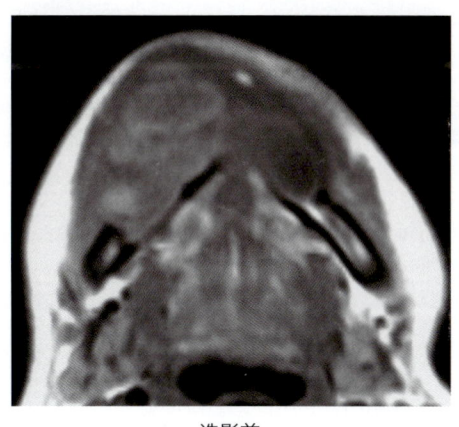

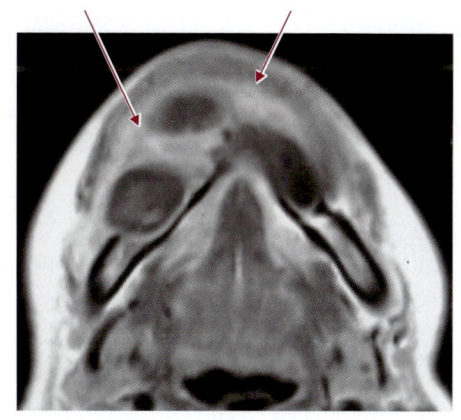

図 ● T1 強調像
Gd により，顎骨病変の隔壁構造や境界がよく描出されている（矢印）．

参考文献　1）Kirsch JE：Basic principles of magnetic resonance contrast agents, Top Magn Reson Imaging, 3：p. 1-18, 1991

## chap.5 Q58

SBOs 造影MRI検査の禁忌症や注意点を説明する．

### 造影MRI検査における禁忌症や注意点にはどのようなものがありますか？

　薬物アレルギー患者やすでに造影剤でアレルギー反応があった患者は禁忌となります．また，喘息患者では造影検査の副作用の発生頻度が格段に上がるといわれています．術前の問診で必ず確認しなければなりません．

　また，造影剤は静注されると血管内から漏出して細胞間質に移行し，CT検査のヨード系造影剤に類似した分布を示し，腎臓から尿中に排泄されます．そのため，腎機能が低下している人は造影剤が使用できません．

　造影剤は尿中に排泄されるため，造影検査を行った日には水分を多く取り，尿の排出を促すことが重要です．適切で安全な造影検査を行うためにも，十分な知識をもって効果とリスクを正しく判断することが大切です．

表 ● 造影MRIの禁忌症および注意点

| 禁　忌 | 造影剤の注意点 |
|---|---|
| ① 薬物アレルギー患者<br>② 喘息患者<br>　（とくにコントロールされていない喘息患者）<br>③ 腎臓，肝臓に障害のある患者 | ① 新生児や乳児にも投与可能<br>② 妊婦には使用不可<br>　⇒ Gd-DTPAは胎盤を通過し，<br>　　胎児の膀胱まで達するため |

**参考文献**
1) Goldstein HA, Kashanian FK, Blumetti RF, Holyoak WL, Hugo FP, Blumenfield DM：Safety assessment of gadopentetate dimeglumine in U.S. clinical trials, Radiology, 174：p.17-23, 1990

## chap.5 Q59

SBOs 造影MRI検査の副作用について説明する．

### 造影MRI検査にはどのような副作用がありますか？

　副作用は悪心や嘔吐，場合によっては死亡例の報告もあります．副作用の発現率について，造影CTの場合と併記して示します．

　　① ヨード系エックス線CT造影剤：3〜5％
　　② Gd-DTPA（マグネビスト）：0.9〜1.3％
　　　　重篤なアナフィラキシーショック：1/400,000（死亡例）
　　　　このうち，死亡例報告のほとんどは喘息や他のアレルギー性呼吸器疾患の患者です．

　CT検査にて用いられるヨード系造影剤と比較して，MRIの造影剤は使用量が少なく，副作用の発生頻度も少ないのが特徴です．しかしながら，造影MRIの副作用は重篤なものが多く，生命を脅かすものも含まれています．

とくに近年，MRI のガドリニウム造影剤と腎性全身性線維症（NSF；nephrogenic systemic fibrosis）についての関連性が指摘されています．腎性全身性線維症（NSF）とは，腎不全患者に発症し，全身の皮膚が線維化するまれな疾患です．皮膚の硬化が主体の多臓器線維化性疾患で，死に至ることもあります．発症の機序や原因は不明ですが，重症腎障害患者の MRI 検査におけるガドリニウム含有造影剤使用との関係が示唆されています．

造影検査前には必ず血液検査を行い，腎機能を確認しなければなりません．また，造影 MRI 検査時は，静注後に十分注意観察しながら MRI 検査をしなければなりません．

**参考文献**
1) Runge VM：Gadolinium and nephrogenic systemic fibrosis, AJR Am J Roentgenol, 192：p. 195-196, 2009
2) Colletti PM：Nephrogenic systemic fibrosis and gadolinium, a perfect storm, AJR, 191：p. 1150-1153, 2008

---

chap.5　SBOs　MRI の安全性について説明する．

## Q 60　MRI の安全性とは何ですか？

1980 年はじめに実用化された MRI 装置は発展を遂げ，CT，超音波，核医学などとともに医用画像診断装置の中核をなす装置に発展しました．これらの発展とともに安全性についても叫ばれてきました．現在までのところ，エックス線被曝で問題となる生物学的影響は報告されていません．

MRI 装置の安全性に関するガイドラインは，英国の NRPB（National Radiological Protection Board）や米国の FDA（Food and Drug Administration）が有名であり，各国のこれらの動きを統合する目的で 1995 年に MRI 装置の安全性に関する IEC 国際規格が制定されました．

日本においても 1999 年 9 月 27 日に制定された Z4951（日本工業規格 磁気共鳴画像診断装置 — 安全 Z4951）があります．

Z4951 ではとくに MRI 装置の高磁場，高性能化，高速撮像法に伴い dB/dt（磁場時間変化率）および SAR〔RF（ラジオ波）の比吸収率〕について注意を呼びかけています．

高 dB/dt の人体への影響としては神経刺激が問題となり，RF（ラジオ波）の影響としては体温上昇に注意が必要です．

高磁場化が進むにつれ，MRI 装置では今後これらの影響について検討が必要とされています．

**参考文献**
1) 日本工業規格　磁気共鳴画像診断装置 — 安全 JIS Z4951：2004
2) 安達泉，山田和美：日本工業規格（Z4951）磁気共鳴画像診断装置 — 安全について，日放技学誌，56（2），p. 245-251, 2000

chap.5　SBO₈　超音波検査を説明する．

# Q 61　超音波検査とは何ですか？

　人には聞こえない高い周波数の音である超音波を人体に発射し，人体内のさまざまな組織に当たって反射してきた反射音波を受信して人体の断面画像を作成する検査法です．超音波を使う検査であるため，人体への為害作用がなく，どこででも行える簡便な検査です．ただし，超音波は骨に当たるとすべて反射され，それ以上は伝わらないので骨内の病変は描出できません．軟組織内の病変が診断の対象となります．

**超音波画像の輝度**

　超音波画像にみられる輝度（白い輝線）は，反射体の存在を意味します．超音波は均一な物質内部は透過しますが，透過してきた物質と違った物質があると，その表面で一部または全部が反射します．この反射面が輝度として表されます．反射の程度は，物質間の音響インピーダンスの差が大きいほど，反射が多く起こります．

　音響インピーダンスは次式により表されます．音速は物質により異なります．

　　　音響インピーダンス＝超音波が伝わる物質の密度×音速

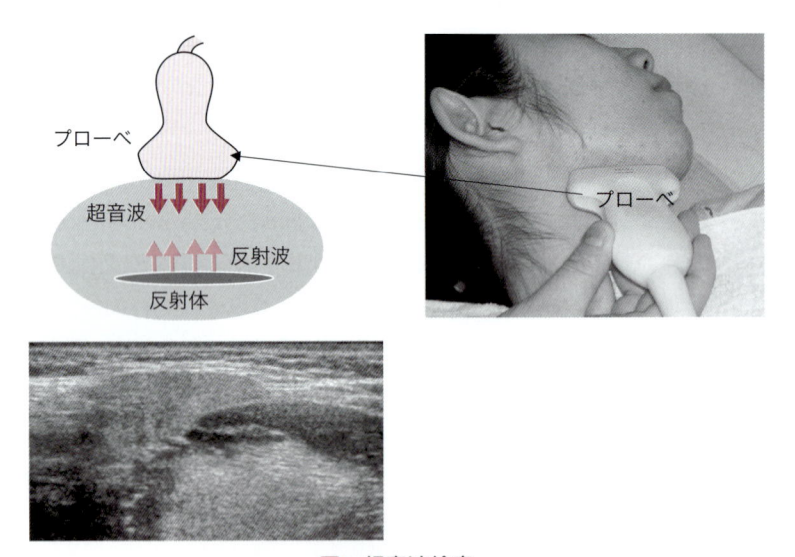

図●超音波検査

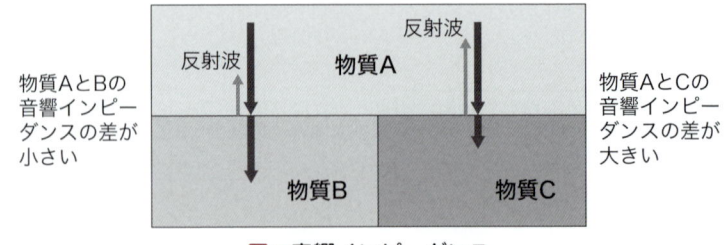

図●音響インピーダンス
音響インピーダンスの差が大きいと反射が大きくなる．

**参考文献** 1）古本啓一，岡野友宏，小林馨 編：歯科放射線学，第4版，医歯薬出版，2006

---

chap.5 **Q 62**　SBOs　超音波検査の利点欠点を説明する．

## 超音波検査の利点と欠点にはどのようなものがありますか？

### 利　点
　超音波を用いるため，検査を行う場所に特別な制限はなく，どこでもできる簡便な検査であり，人体への為害作用がない検査です．また，瞬時に画像形成されるためリアルタイム性があります．

### 欠　点
　骨内の疾患の診断には適用できません．軟組織部の疾患のみが対象となります．

**参考文献** 1）古本啓一，岡野友宏，小林馨 編：歯科放射線学，第4版，医歯薬出版，2006

---

chap.5 **Q 63**　SBOs　超音波のドプラー検査を説明する．

## 超音波のドプラー検査とは何ですか？

　ドプラー検査とは，血管を描出する超音波検査です．
　血管内の赤血球に超音波を当て，その反射波のドプラー効果（近づく場合は周波数が上がり，遠ざかる場合は周波数が下がる現象）を利用して血管を描出します．

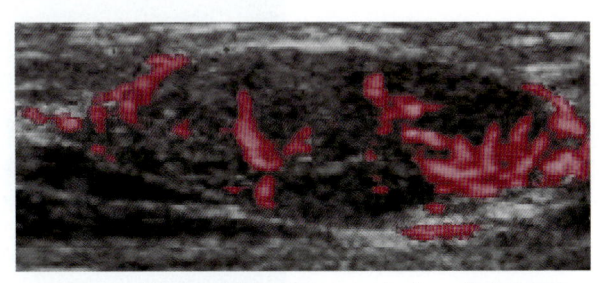

図●リンパ節内の血管を描出したドプラー超音波写真

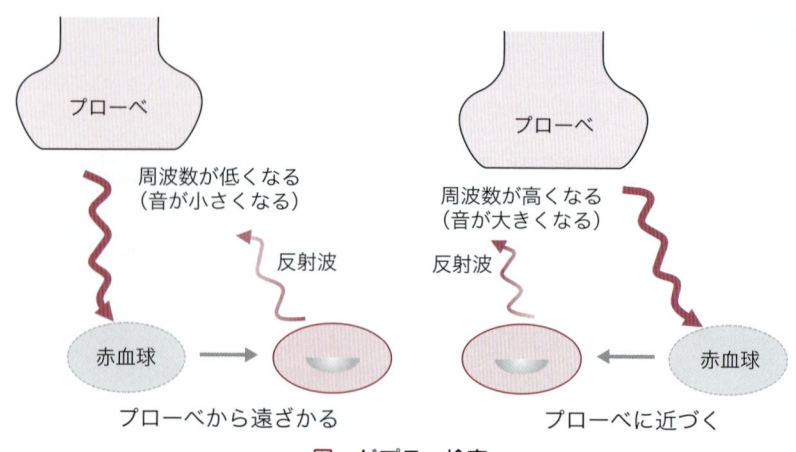

図 ● ドプラー検査
物体の動きによる反射波の周波数の変化（ドプラー効果）を画像化し，血流を描出している．

**参考文献**
1）古本啓一，岡野友宏，小林馨 編：歯科放射線学，第4版，医歯薬出版，2006

---

chap.5　SBO₈　超音波検査の顎口腔領域の対象疾患を述べる．

## Q 64　超音波検査が有用な疾患にはどのようなものがありますか？

　軟組織内の疾患が対象となります．とくに，唾液腺疾患や頸部リンパ節疾患の診断に有用です．

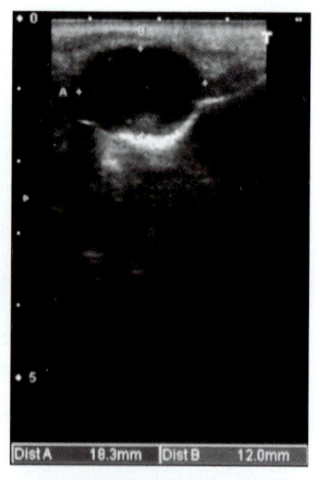

図 ● 側頸囊胞の超音波画像

**参考文献**
1）古本啓一，岡野友宏，小林馨 編：歯科放射線学，第4版，医歯薬出版，2006

chapter 5 画像検査法

| chap.5 | SBOs | シンチグラフィの原理を説明する． |

# Q 65　シンチグラフィとはどのような検査ですか？

参照
chap.5-Q67

　シンチグラフィとは，ごく微量の放射性同位元素を化学的に結合させた医薬品を投与し，体内から発する放射線を利用してその分布を画像化する診断法です．1回の検査で全身の撮像ができますので，全身的なスクリーニング検査としても用いられています．

　放射性同位元素としては，体内を透過できる γ 線が放出される元素を用いるのが一般的です．放射性同位元素を結合させた医薬品である放射性医薬品は，臓器あるいは病変の代謝を反映して組織に取り込まれる性質をもつため，診断しようとする病変に合わせた放射性医薬品を選択しなければなりません．

　撮像装置として2次元画像が得られる単純撮像装置とコンピュータ処理により断層画像を得る SPECT および PET の装置があります．

### 単純撮像装置

　1台あるいは2台のガンマカメラを固定して撮像する装置です．ガンマカメラは，γ 線のコリメータ（絞り），γ 線が当たると蛍光を発する NaI（Tl）シンチレーター，蛍光を電流量に変換する光電子増倍管から構成されています．

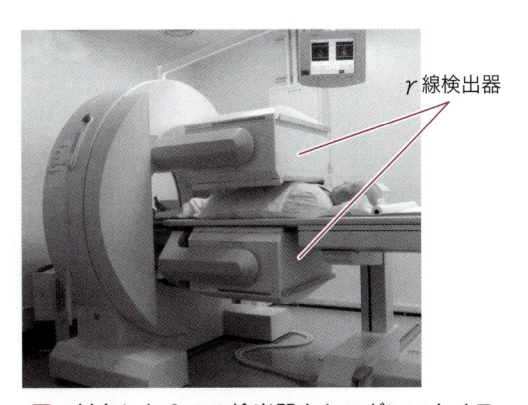

図●対向した2つの検出器をもつガンマカメラ

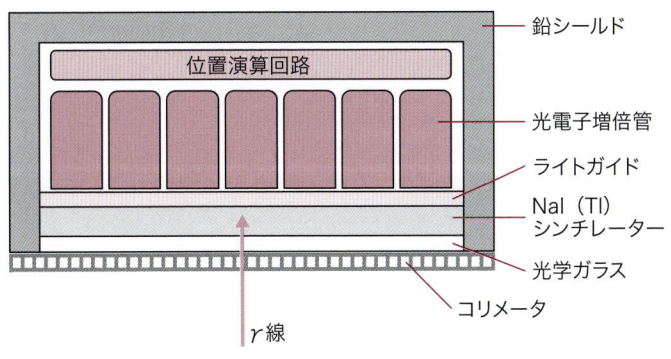

図●ガンマカメラの模式図

**断層撮像装置**

▶ **SPECT**(single photon emission computed tomography：単光子放出コンピュータ断層撮影)

シンチグラフィで一般的に用いられる放射性医薬品は，通常，1本のγ線を放出するため単光子とも称されます．SPECT という言葉の基になっている single photon とはこの単光子のことを示しています．

SPECT の装置にはガンマカメラが2台あるいは3台装着され，それらが回転することにより体内から放出されるγ線（単光子）の分布を断層像として画像化します．

▶ **PET**(positron emission tomography：陽電子放出断層撮影)

PET は，陽電子（positron：ポジトロン）を放出する放射性医薬品を体内に投与し，陽電子が周囲の自由電子と衝突したとき同時に発生する2本の消滅放射線を画像化して断層画像を得る方法です．

検出器は被検者を取り囲むようにリング状に配列されます．

シンチグラフィは，放射線が放出されている部位の解剖学的同定が困難という欠点をもちます．そのため，PET では CT を組み合わせて撮影し，PET と CT との融合画像を基に診断を行います．

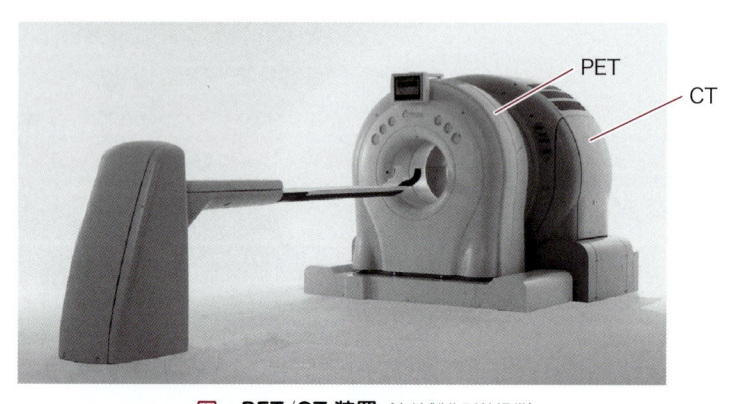

図 ● **PET/CT 装置**（島津製作所社提供）

**参考文献**
1）古本啓一，岡野友宏，小林馨 編：歯科放射線学，第4版，医歯薬出版，2009

chap.5 | SBOs 骨，腫瘍，唾液腺シンチグラフィの各適応症例を説明する．

## Q 66 シンチグラフィでは疾患によってどのように放射性医薬品を使い分けるのですか？

　シンチグラフィでは，対象とする疾患により放射性医薬品を選択しなければなりません．口腔領域では，骨疾患を対象とする骨シンチグラフィや，腫瘍を対象とする腫瘍シンチグラフィ，唾液腺の機能を検査する唾液腺シンチグラフィがよく利用されます．

### 骨シンチグラフィ

　$^{99m}$Tc（テクネシウム 99m）という放射性同位元素でリン酸化合物を標識した$^{99m}$Tc-MDP（$^{99m}$Tc-methylene diphosphonate）という放射性医薬品を用います．静脈投与してから数時間後に撮影を行います．

　MDP は，骨のハイドロキシアパタイトに結合する性質をもち，骨代謝が亢進している領域に集積します．悪性腫瘍の全身的な骨転移の診断のほか，口腔領域では歯肉癌の顎骨浸潤や骨髄炎，線維性異形成症や骨パジェット病などの腫瘍類似骨疾患で強い集積が認められます．唾液腺や涙腺，鼻腔，副鼻腔，関節に生理的な集積がみられますが，これらは左右対称的に現れるのが特徴です．唾液腺腫瘍では集積の欠損像として描出されます．

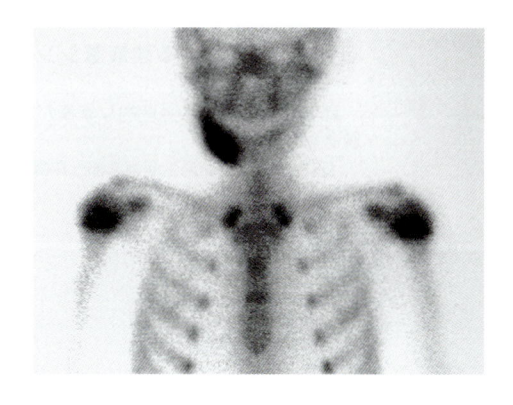

図●$^{99m}$Tc-MDP による骨シンチグラフィ（下顎骨骨髄炎）
右側下顎骨の骨体部から下顎枝にかけて，$^{99m}$Tc-MDP の強い集積が認められる．

### 腫瘍シンチグラフィ

　$^{67}$Ga-citrate（クエン酸ガリウム）が主として用いられ，静脈から投与してから 2〜3 日後に撮影を行います．

　$^{67}$Ga は鉄と化学的に似ている元素で，鉄と同様に血漿タンパクであるトランスフェリンと結合して血液中を流れます．多くの腫瘍細胞では，膜表面に正常の細胞よりターンオーバーの短いトランスフェリン受容体があり，$^{67}$Ga が細胞内へ集積しホットスポットとして画像化されます．一方，炎症巣では血漿タンパクのラクトフェリンが多く存在し，トランスフェリンと同様に強く $^{67}$Ga と結合します．$^{67}$Ga-citrate は扁平上皮癌や唾液腺の悪性腫瘍，悪性リンパ腫をはじめ多くの悪性腫瘍に集積するほか，炎症巣に対しても集積する性質をもちます．唾液腺に対しては悪性腫瘍と炎症の際に集積します．顎骨や頸椎，鼻腔粘膜，唾液腺などに軽度の生理的集積があります．

そのほか心筋の血流評価に使われる$^{201}$Tl-Cl（塩化タリウム）も腫瘍シンチグラフィとして用いられることがあります．

**唾液腺シンチグラフィ**

唾液腺に集積する放射性医薬品を用いて，大唾液腺，とくに耳下腺と顎下腺の機能を画像によって診断する検査で，主として$^{99m}$TcO$_4^-$（テクネシウムパーテクネテート）が用いられています．$^{99m}$TcO$_4^-$を静脈注射し，経時的にスキャンを行います．

$^{99m}$TcO$_4^-$は，腺細胞を介して唾液とともに排泄される性質をもつので，投与直後から大唾液腺に生理的な集積が認められます．唾液腺に腫瘍や炎症がある場合，クエン酸などによる味覚刺激をしても$^{99m}$TcO$_4^-$の排泄が行われず，腺体は集積像として描出されます．とくにWarthin腫瘍（腺リンパ腫）やオンコサイトーマでは高集積像を呈します．Sjögren症候群など口腔乾燥症における唾液の排泄機能の検査にも用いられます．

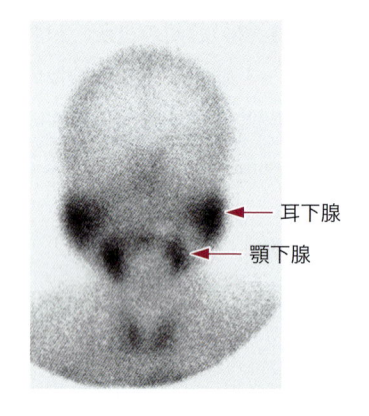

図 ● $^{99m}$TcO$_4^-$による唾液腺シンチグラフィ（正常像）
耳下腺と顎下腺に生理的な集積が左右対称性に認められる．
（日本歯科大学新潟生命歯学部土持眞先生提供）

**参考文献**
1）古本啓一，岡野友宏，小林馨 編：歯科放射線学，第4版，医歯薬出版，2009

---

chap.5

**SBOs** PETを説明する．

## Q 67　PETとは何ですか？

参照
▼
chap.5-Q65

**PET**（positron emission tomography：陽電子放出断層撮影）

PET（ペット）とは，陽電子（positron：ポジトロン）を放出する放射性医薬品を体内に投与し，陽電子が周囲の自由電子と衝突したとき，同時に発生する2本の消滅放射線を検出して断層画像を得る撮影法です．この2本の放射線は0.511 MeVの決まったエネルギーをもち，互いに反対方向へ飛び出し人体を透過します．2個の検出器で同時に放射線が検出された場合，それらの検出器を結んだ線上に放射能があったということになります．そのためSPECTに比べて空間分解能の高い断層像が得られます．陽電子を放出する核種として$^{18}$F（半減期110分）あるいは$^{11}$C（半減期20分）がおもに利用されます．PETで画像が得られるまでには，陽電子線の放出，消滅放射線の発生という2種類の放射線が関与

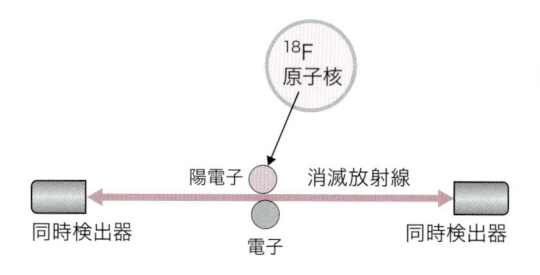

**図● PET**
　放射性核種から放出された陽電子は近傍（平均飛程約3mm）の電子に衝突し，質量を失う代わりに0.511 MeVのエネルギーをもつ消滅放射線を2本発生させる．その放射線は互いに反対方向に同時に発生する特徴をもつ．

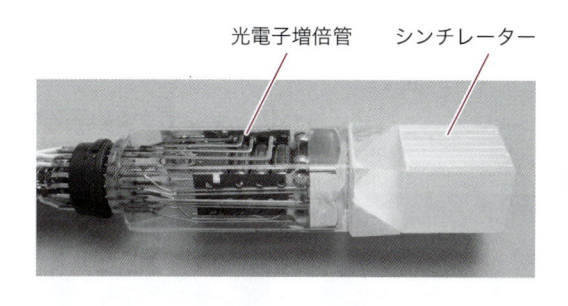

**図● PETで使用される検出器**
　シンチレーターと光電子増倍管からなる．この図の検出管は2個の光電子増倍管が1つの真空管内に組み込まれている．

していることに注意して下さい．
　PETは機能画像であるため，放射性核種の集積部位を解剖学的に同定することが困難です．そのため，PETスキャナーとCTスキャナーを一体化したPET/CTという装置が用いられ，2つの画像を融合することにより病変の位置的な同定が行われます．

### PETで用いられる放射性医薬品の特徴

　口腔領域では，PETは頭頸部癌の診断に用いられます．
　使用する放射性医薬品として，$^{18}$Fで標識したグルコース類似薬のdeoxyglucose（$^{18}$F-fluorodeoxyglucose）が一般的に用いられ，$^{18}$F-FDG，$^{18}$FDGあるいは単にFDGと称されます．がん細胞は糖代謝が亢進しているため，細胞膜にあるグルコース輸送タンパクを介してFDGが取り込まれます．いったん細胞内に取り込まれるとhexokinaseによりFDG-6-リン酸まで代謝されますが，それ以降代謝されないので時間とともに細胞内に蓄積します．そのため一般的には，FDGを静脈から投与して1時間後からスキャンをはじめます．FDGは血液中のグルコースと競合するため，検査の数時間前には食事や糖分摂取を制限しなければなりません．血糖値が高い場合には腫瘍への集積が低下します．
　FDGは，腫瘍トレーサとして唯一健康保険で承認されたPET用放射性医薬品です．しかし，$^{18}$Fの半減期は110分と短いため，自施設の小型サイクロトロンで合成するか，全国8か所から供給されるFDGを検査直前に購入しなければなりません．このほか，$^{11}$Cでアミノ酸を標識した$^{11}$C-methionineや$^{11}$Cで標識した$^{11}$C-CholineもがんのPET診断に用いられることがあります．しかし，$^{11}$Cの半減期は20分ときわめて短いため，自施設にサイクロトロンとPETがなければ検査ができません．

### FDGの生理的集積と腫瘍への集積

　FDGが強い生理的集積を示すのは，脳と腎臓・膀胱です．これは神経細胞が糖代謝でエネルギーを得ていることと，FDGが腎臓から排泄されるためです．口腔領域では，口蓋扁

桃に強い生理的集積がみられます．大唾液腺や鼻腔粘膜でも生理的集積が認められることがありますが，口蓋扁桃より集積は強くありません．

　口腔領域の悪性腫瘍では，扁平上皮癌や悪性リンパ腫など多くの組織型にFDGが集積し，治療前の病期診断や治療効果判定，再発診断に用いられています．FDGの集積量を判定量的に表すため一般的にSUV（standardized uptake value）が用いられます．SUVは，「単位体積当たりの病巣への集積量」を「投与した放射能」と「患者の体重」で標準化して求めます．SUVは腫瘍細胞の密度が高い組織ほど，増殖速度の速いものほど高値を示します．現在，PETで検出できる病巣の大きさは最低でも10 mm以上必要ですが，間質細胞成分が多い原発巣や転移性リンパ節の場合には，偽陰性となることがあります．唾液腺腫瘍にもFDGは集積しますが，良性・悪性どちらにも集積するため，その鑑別は困難です．

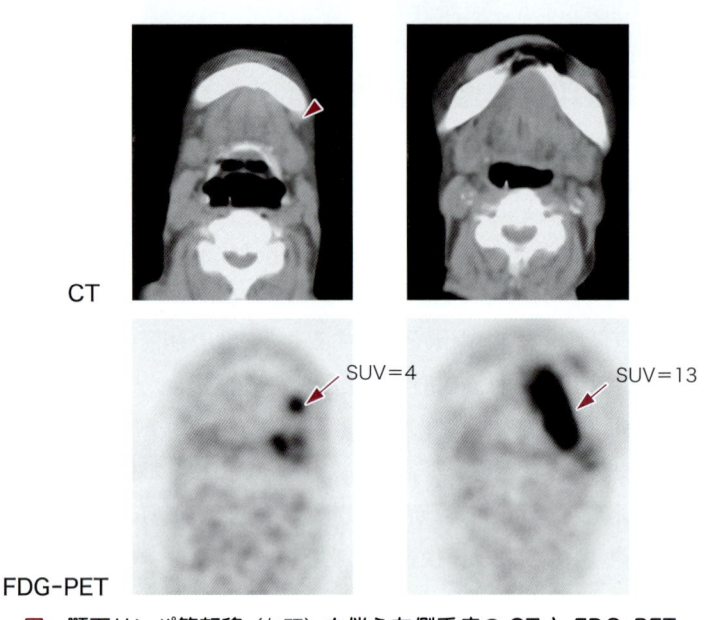

**図●顎下リンパ節転移（矢頭）を伴う左側舌癌のCTとFDG-PET**
顎下リンパ節（左下）と原発巣（右下）のSUVはそれぞれ4，13と高値を示している．
SUV=13とは，正常組織の13倍のFDGが集積したことを意味している．

**参考文献**
1）西村恒彦，佐治英郎，飯田秀博 編：クリニカルPET 一望千里，メジカルビュー社，2004

SBOs　顎口腔領域のIVRを説明する．

## Q 68　顎口腔領域のIVRとは何ですか？

　IVR（interventional radiology）とは，画像診断技術を応用し，手術に代わる侵襲の少ない治療を行う方法です．医科領域では，カテーテルを用いて栄養血管に塞栓物質を注入し血管を塞ぐ塞栓術や肝癌に対する化学塞栓療法，血管形成術などが行われています．顎

口腔領域では，IVRを用いて次のような治療が行われています．

**顎口腔領域悪性腫瘍に対するIVR**

　血管造影検査の技術を用いて腫瘍の栄養動脈にカテーテルを挿入し直接薬剤を注入する，いわゆる動注化学療法があります．カテーテルの挿入経路としては，浅側頭動脈から挿入して動注を行う方法と大腿動脈や上腕動脈から挿入して動注を行う方法があります．いずれの方法も手術を回避し，口腔機能を温存できる可能性があります．

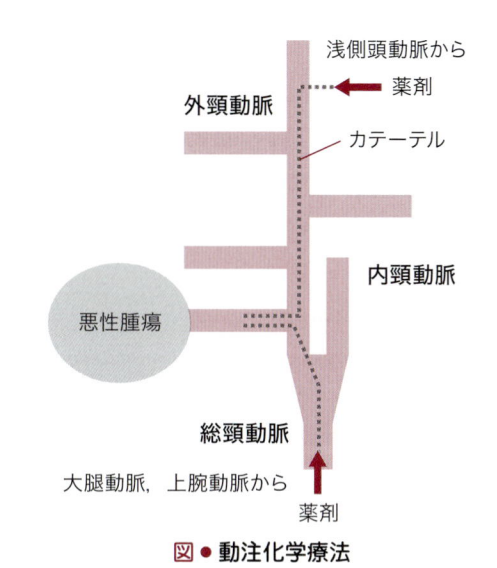

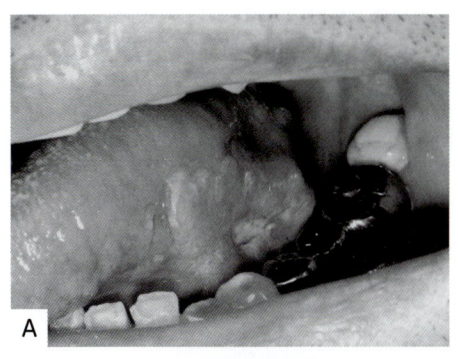

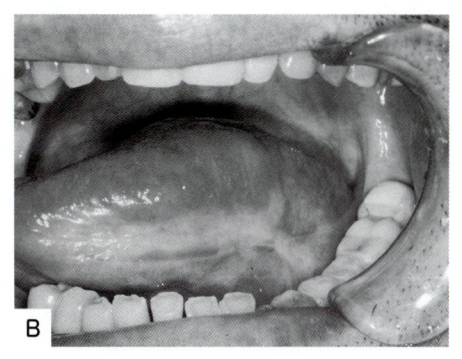

図● 動注化学療法

図● 放射線併用動注化学療法（左側舌癌：T3N0M0, stage Ⅲ）
A：左側舌側縁に中央に潰瘍を伴った隆起性腫瘤を認める．
B：放射線併用動注化学療法後約3か月後．腫瘍相当部に瘢痕を認めるものの正常粘膜が認められる．
　左側下顎臼歯部のブリッジ（A）は，CT・MRIのアーチファクトの原因となるため，レジンのブリッジに置き換えた（B）．

### 顎口腔領域の塞栓術

血管造影検査の技術を用いた血管腫や動静脈奇形などに対する治療法です．カテーテルを対象血管に挿入し塞栓物質を注入する保存的治療法です．

### 超音波検査を用いた IVR

超音波検査の低侵襲性とリアルタイムな断層画像が得られる特性をいかし，超音波ガイド下に頸部腫瘍やリンパ節の生検，切開・排膿処置が行われます．

### 唾液腺 IVR

唾液腺造影の技術を用いた唾石の摘出や，balloon を用いて導管を拡張させる閉塞性唾液腺炎の治療などが行われています．

唾石の治療は外科的療法が一般的ですが，エックス線透視下で唾液腺管内に basket 鉗子などを挿入して唾石を摘出することが可能です．また，内視鏡を利用した摘出やレーザーによる破砕も報告されています．

### 顎関節 IVR

関節腔造影検査の技術を用いて顎関節内障の治療を行う方法です．顎関節内障に対する保存的治療法である関節腔パンピングや関節腔洗浄法などが行われます．

**参考文献** 1）山田章吾，高橋昭喜 監修，石橋忠司 編：IVR — 手技，合併症とその対策，メジカルビュー社，2005

---

**chap.5**　SBOs　頸部リンパ節転移に有効な画像検査法を説明する．

## Q 69　頸部リンパ節転移に有効な画像検査法にはどのようなものがありますか？

頸部リンパ節転移のおもな画像診断法として次の 4 種類があげられます．

### CT

さまざまな断層面を再構成することによりリンパ節の形態診断をします．

読影ポイントは，大きさ，中心壊死，節外浸潤，石灰化所見などです．大きさによる判定基準は短径が約 10 mm 以上であれば転移リンパ節とする報告が多くみられます．

### MRI

組織の磁気共鳴を利用した検査法です．T1 強調像，T2 強調像，プロトン強調像などさまざまな撮影法があり，ガドリニウムを使用した造影検査も行われています．

CT と同様に形態学的診断が主であり，転移診断の基準は CT に準じます．

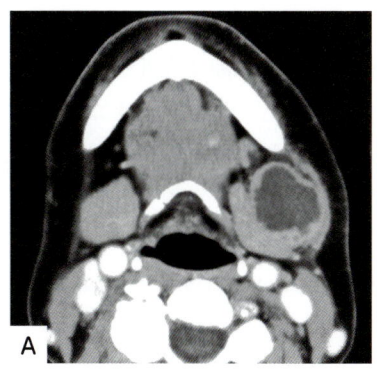

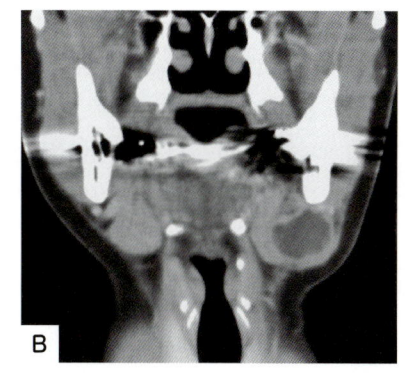

#### 図 ● CT
A：造影CT水平断像．左側顎下腺前方に腫大した腫瘤性病変が認められる．病変周囲は造影効果が認められ，内部は低濃度を呈し，内部壊死の所見が認められる．
B：造影CT冠状断像．腫瘤内部に低濃度域の認められる典型的な内部壊死を伴った転移リンパ節の所見．

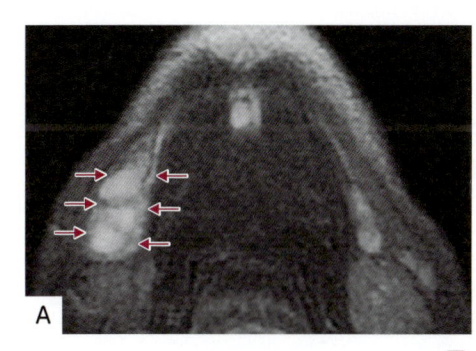

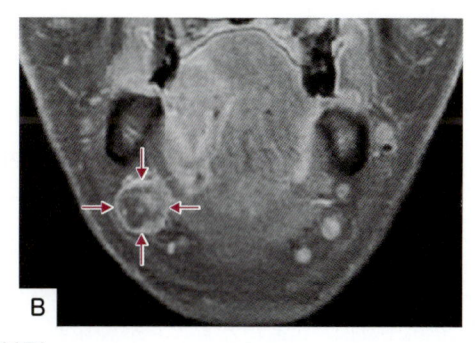

#### 図 ● MRI
A：T2強調像．右側顎下腺前方に高信号を呈する境界明瞭な複数の腫瘤性病変が認められる．
B：造影T1強調冠状断像．腫瘤周囲が高信号を呈し，内部は壊死によると思われる低信号が認められ，内部壊死を伴った転移リンパ節と診断される．

### 超音波診断

　高周波数の超音波を発生させ組織内を伝播したのち，さまざまな構造物により反射した音波を受け，それを画像化する検査です．低侵襲性で反復使用が可能であり，再現性にも優れています．

　転移リンパ節は，一般的に低エコーとして描出されますが，大きさでは短径が約10 mm以上を転移とします．形態では長径，短径比が1に近いほど，いわゆる球形に近くなるほど転移の可能性が高くなります．リンパ節内部に中心壊死の所見が認められる場合は，大きさや形態に関係なくほぼ転移であると確定できます．この所見はCTやMRIでも見出されます．また，color Doppler法やpower Doppler法により組織の血流分布を観察することがあります．これらの方法でリンパ門部以外の血流，とくにリンパ節内部の血流が消失し，周囲に血流が認められる場合は転移の可能性が高くなります．

　超音波検査の欠点は，硬組織に囲まれた部分や深部の検査が困難な点です．

## PET

PET用放射線医薬品であるFDGは，糖代謝が亢進している腫瘍細胞に特異的に集積する特性を有しています．この特性をいかし，CTやMRIで形態的に有意な所見がないリンパ節に対しても診断が可能です．PETは代謝機能診断法であるため，PETとCTを併用して診断が行われます．

**参考文献**

1) U. Moedder, M. Cohnen, K. Andersen, V. Engelbrecht, B. Fritz：わかる！頭頸部 画像診断の要点（尾尻博也 訳），メディカル・サイエンス・インターナショナル，2009

---

chap.5　SBOs　顎口腔領域および頸部軟組織の検査に有効な画像診断法を説明する．

## Q 70　顎口腔領域および頸部軟組織の検査に有効な画像診断法にはどのようなものがありますか？

顎口腔領域および頸部軟組織のおもな画像診断法として次の3種類があげられます．

### CT

多断面再構成画像を利用した詳細な病変の観察が可能です．

腫瘍性病変と囊胞性病変の鑑別は，造影剤を使用しない単純撮影においても可能ですが，ヨード系造影剤を併用することにより，詳細な病変の内部性状や進展範囲，良性・悪性の鑑別ができるようになります．

口腔領域では歯科用金属のアーチファクト（障害陰影）が生じることがあり，診断が不可能になることがあります．

### MRI

CTより組織分解能が高く，病変の内部性状や進展範囲の評価に優れています．ガドリニウム系造影剤との併用により，炎症や腫瘍ではT2強調像で高信号（白く表示される）として描出され，さらに詳細な内部性状の把握，良性・悪性の診断などが可能となります．検査時間が長いため，体動によるモーションアーチファクトは避けられませんが，CT検査とは異なり，非磁性金属の場合はアーチファクトの少ない良好な画像が得られます．

### 超音波診断

顎口腔領域では唾液腺疾患や転移性リンパ節など表在性軟組織に発生する病変の診断に優れています．病変の形態や内部性状から腫瘍性病変と囊胞性病変の鑑別が可能です．また，高エコー病変後方の深部に帯状の無エコー，すなわち音響陰影（黒く表示される）がある場合，石灰化物や唾石の存在を疑います．しかし，硬組織に囲まれた部位に存在する病変や深部病変の評価は困難です．

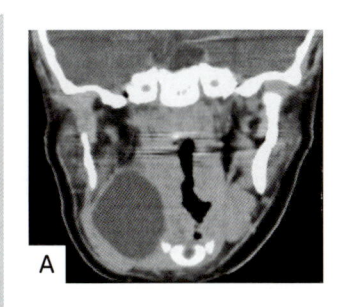

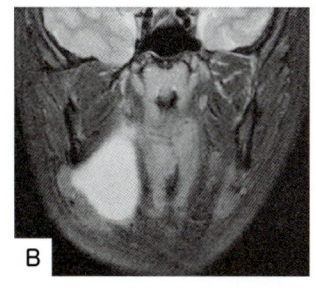

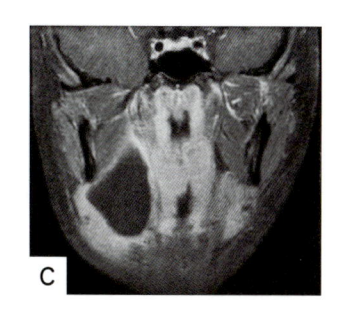

**図● 顎口腔領域の画像診断**
　いずれの所見でも腫瘍内部に液体の貯留を伴う囊胞様病変が疑われ，病理診断ではガマ腫と診断された．
A：単純CT．腫瘍内部に低濃度域が認められる．
B：T2強調像．腫瘍内部に均一な高信号域が認めらる．
C：造影T1強調像．腫瘍の内部は低信号を呈し，造影効果は認められない．

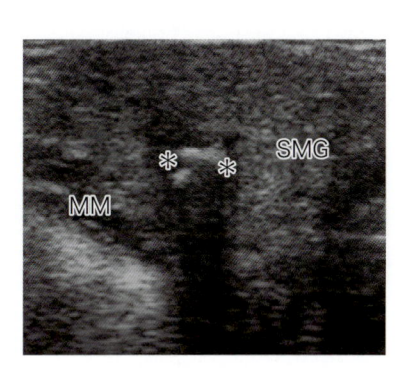

**図● 顎下腺唾石の超音波像**
　上方が皮膚表面，左方が前方部．顎下腺（SMG）内に6mmの線状高エコー像（＊で囲まれた部分）が認められ，その下方は帯状に無エコー（黒色）を呈している．帯状の無エコー像を音響陰影と称し，多くの場合，石灰化物の存在を疑う．MM：顎舌骨筋．

---

参考文献　1）U. Moedder, M. Cohnen, K. Andersen, V. Engelbrecht, B. Fritz：わかる！頭頸部 画像診断の要点（尾尻博也 訳），メディカル・サイエンス・インターナショナル，2009

# chapter 6

# 画像診断

**chap.6 Q1**

SBOs　画像診断の意義および読影手順を説明する．

## 画像診断とは何ですか？

参照
▼
chap.5-Q30

　画像診断とは，エックス線，磁気，超音波などを利用した装置を用いて，人体の内部を描出し，病変の診断を行う検査です．

　1895年のRöntgen博士によるエックス線の発見によって，骨や歯などの硬組織の診断ができるようになり「エックス線診断」と呼ばれていました．1967年のHounsfieldによるCTの発明，超音波装置の発達やMRI装置の発明により，エックス線以外のものを用いて人体の画像を描出するため「画像診断」と呼ばれるようになってきました．

　今では，骨や歯などの硬組織のみならず，筋肉などの軟組織の描出も可能です．また，人体内部や病変の形態のみならず，器官の機能さえも描出可能となり，画像診断は，形態学的診断から機能の診断へと進んでいます．

　画像診断を行ううえで重要なことは，病変の診断のために最も適切な検査を選択することです．そのためには，それぞれの画像検査の利点や欠点を熟知しておく必要があります．また，検査を追加して行う際には，追加する検査で新たに得られる情報の見込みを的確にもつことです．それまでの検査で得られた情報以上の情報が得られない追加検査は無駄な検査です．

**表● エックス線写真を読影する際に抽出すべき所見**

| 所見 | |
|---|---|
| | ① 透過像か？　不透過像か？　透過像と不透過像の混合か？ |
| | ② 病変の境界は明瞭か？　不明瞭か？ |
| | ③ 病変の範囲は？ |
| | ④ 病変は単胞性か？　多胞性か？ |
| | ⑤ 病変の頰舌的膨隆はどの程度か？ |
| | ⑥ 病変と歯根との関係は？ |
| | ⑦ 病変に接する歯根の圧排や歯根の吸収はあるか？ |
| | ⑧ 下顎管との関係は？ |

**参考文献**
1）古本啓一，岡野友宏，小林馨 編：歯科放射線学，第4版，医歯薬出版，2006
2）内山健志，大関悟，近藤壽朗，坂下英明 編：サクシンクト口腔外科学，第2版，学建出版，2009
3）東与光，生田裕之：アトラス口腔画像診断の臨床，医歯薬出版，2003
4）佐野司 編：歯科放射線マニュアル，第4版，南山堂，2006

# chap.6
**SBOs** 顎骨の病的なエックス線写真の黒化度変化を説明する．

## Q2 エックス線写真において，透過像・不透過像，境界明瞭・不明瞭，単胞性・多胞性とは何ですか？

### 透過像・不透過像

　エックス線は原子番号が大きな物質や密度の高い物質には吸収されるため，フイルムやデジタル撮影装置のセンサーにたどりつく量が少なくなり（透過量が少なくなる），エックス線写真では白っぽい像として描出されます．このように，エックス線が物質を透過する量が少ないことにより白っぽく描出された像をエックス線不透過像と呼びます．したがって，原子番号の大きなカルシウムやリンでできた骨皮質や歯は不透過像として描出されます．もちろん，骨だけではなく石灰化物や金属なども不透過像として描出されます．

　一方，骨内に腫瘍や囊胞などの軟組織（原子番号が小さい）の病変ができると，腫瘍や囊胞などの軟組織の分だけ骨が減るため，エックス線が透過しやすくなり，フイルムやデジタル撮影装置のセンサーにたどりつく量が多くなり，黒っぽい像となります．これをエックス線透過像と呼びます．石灰化物をつくる腫瘍ができると，透過像のなかに石灰化物による不透過像が描出されます．

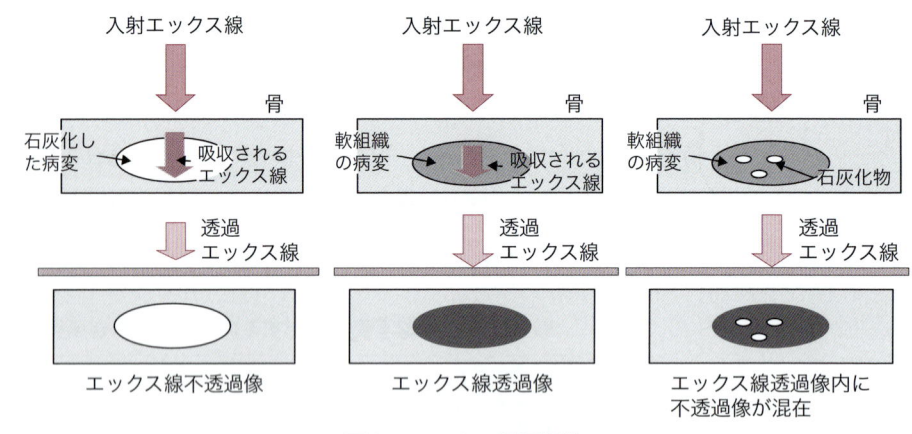

**図1●エックス線透過像**
軟組織でできた病変では，吸収されるエックス線量が少ないので，透過してくるエックス線量が大きくなる．そのためフイルムは黒化が強くなり透過像を呈する．

### 境界明瞭・不明瞭

　エックス線透過性の病変を囲むように一層の不透過帯（硬化帯）がみられる場合を境界明瞭と呼びます．この一層の不透過帯は，病変が緩慢に発育したときに生じる病変周囲の骨が反応性に硬化した像で，病変の発育に対する周囲骨の反応です．したがって，発育の緩慢な良性腫瘍や囊胞では不透過帯で囲まれた境界明瞭な像として描出されます（図2）．この不透過帯が淡い場合は，比較的明瞭とかやや不明瞭と表現されます．この淡い不透過帯を呈する代表的な例として，単純性骨囊胞のエックス線所見があります（図3）．単純性骨囊胞は偽囊胞であり，通常の囊胞のように囊胞上皮を有し，骨内で膨れていく（発育

していく）病変ではなく，骨稜が何らかの原因（外傷など）でなくなり，骨内に空洞ができていく病変です．したがって，周囲骨の骨硬化反応は弱く，不透過帯は淡いものとなります．この淡い不透過帯は preliminary pencil sketch appearance と呼ばれ，絵を描く際の鉛筆による下絵のような細く淡い線として描出されます．

一方，**悪性腫瘍**は発育が早く，破壊性に進展していくので，周囲骨が反応する間がなく，病変の辺縁に不透過帯は生じず，輪郭がはっきりしないため，**境界不明瞭**と表現されます（図4）．

エックス線不透過性の病変の場合は，病変自体が不透過像であるため，周囲の不透過帯の有無で境界明瞭・不明瞭を表現できません．

エックス線不透過性の病変の場合は，輪郭がはっきりわかる場合を境界明瞭と呼び（骨腫，骨硬化症など，図5），輪郭がはっきりしない場合を境界不明瞭と呼びます．境界不明瞭なエックス線不透過像を呈する代表的な例として，線維性異形成症があげられます（図6）．

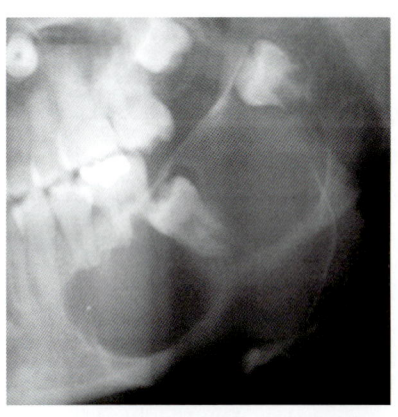

図2 ● 病変周囲に一層の不透過帯を有する境界明瞭なエックス線透過像（エナメル上皮腫）

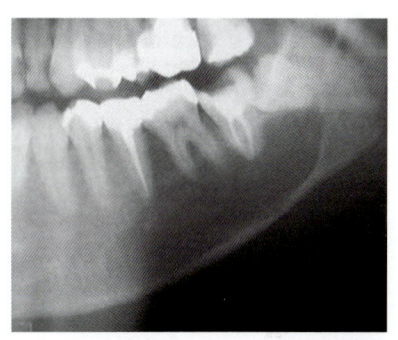

図3 ● 病変周囲に一層の淡い不透過帯を有するエックス線透過像（単純性骨囊胞）

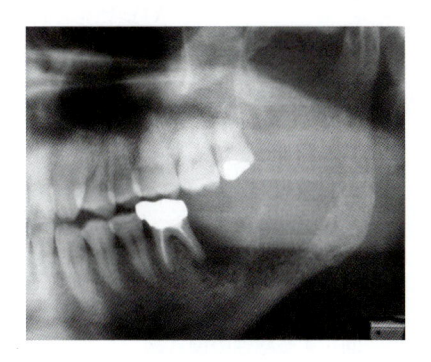

図4 ● 境界不明瞭なエックス線透過像（顎骨中心性癌）

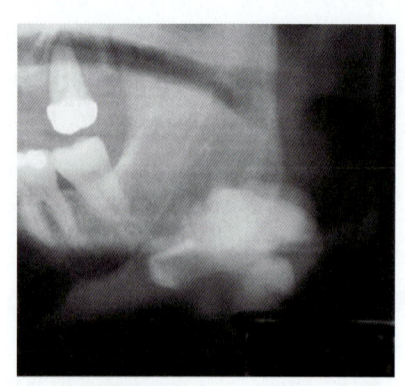

図5 ● 境界明瞭なエックス線不透過像（骨腫）

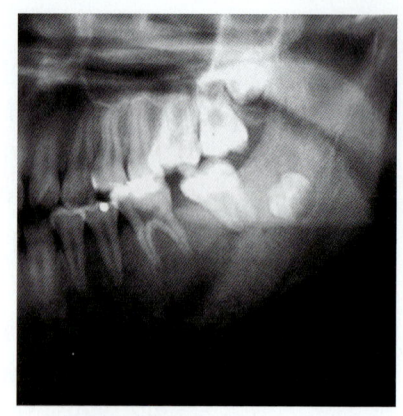

図6 ● 境界不明瞭なエックス線不透過像（線維性異形成症）

### 単胞性・多胞性

　エックス線透過像のなかに不透過の線（隔壁）があり，透過像が複数の部屋に分けられている場合を多胞性と呼び，多胞の形態が病変の診断に有用な所見となります．

　隔壁が曲線状で大小の類円形の部屋に分けられている場合を石けん泡状と呼び，エナメル上皮腫や角化嚢胞性歯原性腫瘍が石けん泡状の多胞性を呈します．

　ほぼ均一の小さな多胞性を呈する場合を蜂巣状と呼び，エナメル上皮腫の所見です．

　隔壁が直線的な場合は，その隔壁の形態は直線状とか樹枝状と呼ばれ，多胞の部屋の形態はテニスラケット状（ガットの部分の形態）を呈し，歯原性粘液腫にみられる所見です．

　隔壁がない場合を単胞性と呼びます．

石けん泡状　　　　　　テニスラケット状

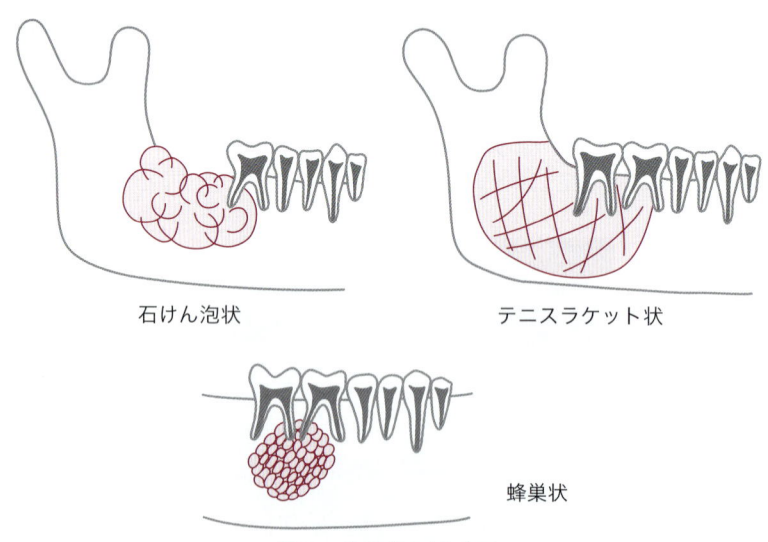

蜂巣状

図7 ● 多胞性の模式図

参考文献　1）～4）Q1に同じ．
　　　　　5）塩島勝 編：エッセンス歯科放射線，第1版，p.96-97，学建書院，2000

chapter 6 画像診断

chap.6 SBOs 顎骨の病的なエックス線透過性病変や不透過性病変（混合像を含む）を述べる．

## Q3 エックス線透過像や不透過性像（混合像を含む）を呈する病変にはどのようなものがありますか？

顎骨病変のエックス線所見を表に示します．

**表● 顎骨病変のエックス線画像所見**

| | | 透過像 | 混合像 | 不透過像 |
|---|---|---|---|---|
| 境界明瞭 | 単胞性 | 骨性異形成症（限局型）[a]<br>骨形成線維腫 | | |
| | | 歯根嚢胞<br>残留嚢胞<br>含歯性嚢胞<br>単純性骨嚢胞[b]<br>鼻口蓋管嚢胞<br>静止性骨空洞[c] | 骨性異形成症（開花型）<br><br>腺腫様歯原性腫瘍<br>歯原性石灰化上皮腫<br>（Pindborg 腫瘍） | 歯牙腫<br>セメント芽細胞腫<br>骨腫 |
| | 単胞性<br>～多胞性 | エナメル上皮腫<br>エナメル上皮線維腫<br>歯原性線維腫<br>角化嚢胞性歯原性腫瘍<br>原始性嚢胞 | エナメル上皮線維歯牙腫<br>歯牙エナメル上皮腫<br>石灰化嚢胞性歯原性腫瘍 | — |
| | 多胞性 | 歯原性粘液腫<br>脈瘤性骨嚢胞 | — | |
| 境界不明瞭 | | 悪性腫瘍<br>骨髄炎 | | |
| | | | 線維性異形成症[d] | |

a：初期はエックス線透過像（Ⅰ期），中期はエックス線透過像と不透過像の混在像（Ⅱ期），後期はエックス線不透過像（Ⅲ期）を呈する．
b：上皮のない菲薄な結合組織の裏層を有する偽嚢胞．外傷性骨嚢胞あるいは出血性骨嚢胞と呼ばれる．歯間中隔や槽間中隔に病変が及ぶとホタテ貝状辺縁を呈する．辺縁の骨硬化帯は淡く preliminary pencil sketch appearance と表現される．比較的明瞭，やや不明瞭と表現される場合がある．
c：下顎角前方の舌側の骨陥凹である．通常は単胞性であるが，二胞性を呈する場合がある．
d：典型像はすりガラス様のエックス線不透過像であるが，線維組織の量と骨組織の量によっては混在型を呈する．線維組織の多い初期では境界明瞭なエックス線透過像を呈する．

### 病変と歯根のエックス線所見

歯根と病変との関係では，歯根と連続するように病変があるかどうか観察します．歯根と連続し歯根を中心にエックス線透過像がある場合は，歯が原因の病変を疑います．その歯が失活歯であれば，根尖性歯周炎から続発してできた歯根嚢胞を考えます（図1）．歯根嚢胞の場合，根管の側枝の部分にできる場合もあり，その場合は歯根の側方部にできます（根側性歯根嚢胞，図2）．また，歯根嚢胞ができたあとで，歯が抜去されると嚢胞のみが残ってしまうことがあります（残留嚢胞）．

歯根と連続した不透過像がある場合は，セメント質由来のものを考えます．骨性異形成症（図3）やセメント芽細胞腫が考えられます．

155

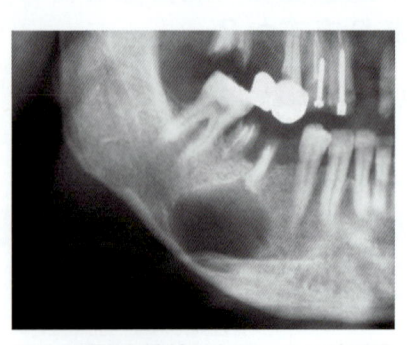

図1 ● 根尖と連続したエックス線透過像（根尖性歯根嚢胞）

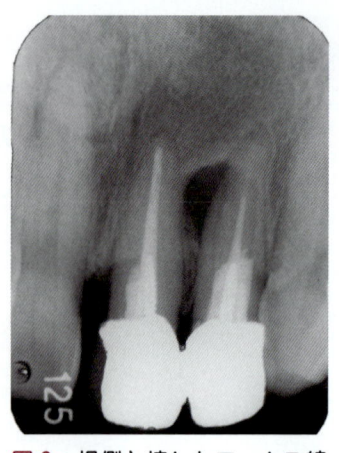

図2 ● 根側と接したエックス線透過像（根側性歯根嚢胞）

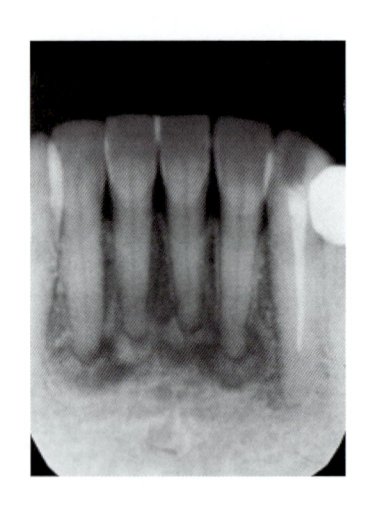

図3 ● 歯根と連続したエックス線不透過像〔骨性異形成症（限局型）〕

**病変と歯冠のエックス線所見**

　歯の歯冠と連続するような単胞性のエックス線透過像がある場合は（エックス線透過像内に歯冠が含まれる場合），歯嚢から形成された嚢胞を疑います．埋伏歯の歯冠に連続している場合は，含歯性嚢胞を疑い（図4），萌出中の歯の歯冠に連続している場合は萌出嚢胞を疑います．

　なお，エックス線写真は3次元的な病変と歯冠との関係を2次元で表現したものなので，実際は病変内に歯冠が含まれていなくても，エックス線写真では含まれているように描出される場合があるため注意が必要です．

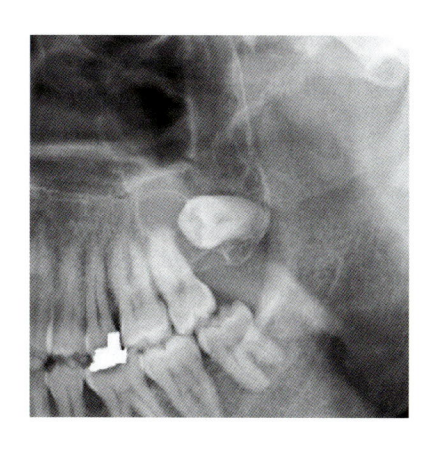

図4 ● 上顎左側智歯の歯冠から連続した
　　　エックス線透過像（含歯性囊胞）

**病変と歯のエックス線所見**

　病変により歯が移動したり，圧排されて隣接した歯の歯根間が開いたりする所見がみられます（図5）．このような場合は良性腫瘍や囊胞が最も疑われます．

**病変と根吸収のエックス線所見**

　病変により根が吸収される場合があります．根の吸収のされ方で，よく用いられる表現はナイフカット状の根吸収です（図6）．ナイフで切り落としたような直線状の根吸収で，エナメル上皮腫や角化囊胞性歯原性腫瘍の場合によくみられますが，これらの病変に特異的にみられるわけではなく，そのほかの疾患でもみられることがあります．

　通常，悪性腫瘍では根吸収はみられませんが，スパイク状の根吸収がみられる場合があります．

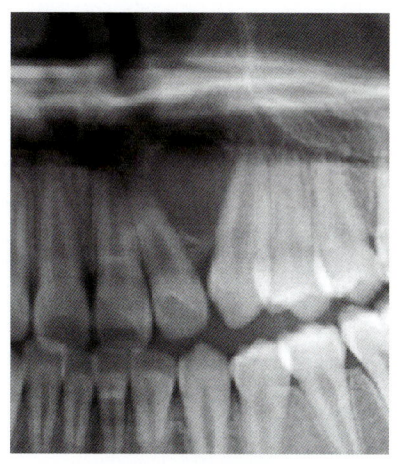

図5 ● 歯根離開
エックス線透過像により上顎左側側切歯と犬歯の歯根が離開している（側方性歯周囊胞または原始性囊胞の疑い）

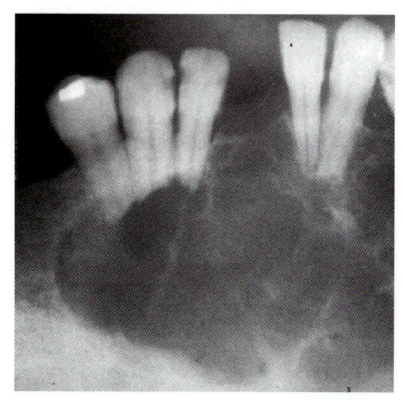

図6 ● ナイフカット状の根吸収
（エナメル上皮腫）

**病変と下顎管のエックス線所見**

　病変によって下顎管が下方へ圧排されている場合は良性腫瘍や囊胞を疑います（**図7A**）．通常，知覚鈍麻などの神経症状はみられません．

　境界不明瞭な病変が下顎管を越えて進展していながら，下顎管が圧排されていない場合は悪性腫瘍か骨髄炎を疑います．このような場合は神経症状がみられることがあります．

　なお，境界明瞭なエックス線透過像のなかを下顎管が走行して圧排されていない場合は，下顎神経由来の良性腫瘍を疑います（**図7B**）．

　下顎管より下方に限局したエックス線透過像は，静止性骨空洞の場合がほとんどです（**図7C**）．

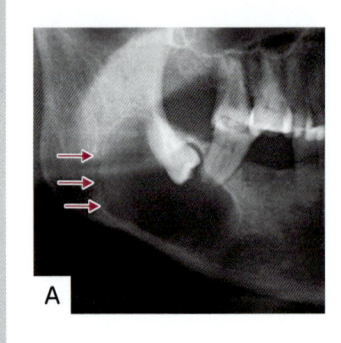

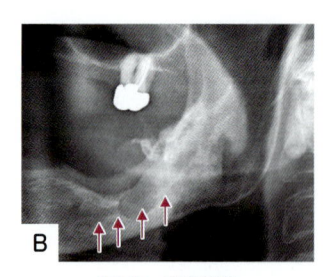

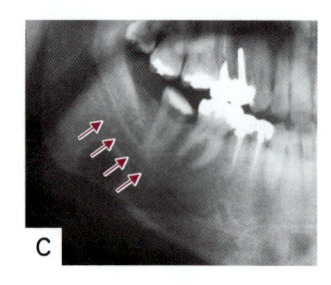

**図7●下顎管**
A：下顎管（矢印）は病変により下方へ圧排されている（含歯性囊胞）
B：下顎管（矢印）は病変により圧排されず，病変の中心部を走行している（神経線維腫）
C：下顎管（矢印）の下方に限局したエックス線透過像（静止性骨空洞）

参考文献　1）〜4）Q1に同じ．

chapter 6　画像診断

## chap.6 Q4

SBOs　顎骨嚢胞の画像所見の特徴を説明する．

### 顎骨にできる嚢胞ではどのような画像所見がみられますか？

参照
▼
chap.6-Q3

顎骨嚢胞では一般的に次のようなエックス線像がみられます．
① 境界明瞭な単胞性または多胞性のエックス線透過像を呈します．
② 辺縁に骨硬化像を伴います．
③ 膨隆し，隣接歯歯根の圧迫，転位，吸収することがあります．
④ 上顎洞に進展すると上顎洞底を挙上し，エックス線不透過像を呈することがあります．

通常は，境界明瞭なエックス線透過像を呈します．
原始性嚢胞や脈瘤性骨嚢胞では多胞性を呈することがあります．

参考文献　1）～4）Q1に同じ．

## chap.6 Q5

SBOs　顎骨の良性および悪性腫瘍のエックス線所見の違いを説明する．

### 顎骨の良性腫瘍と悪性腫瘍の画像所見の違いは何ですか？

参照
▼
chap.6-Q2
chap.6-Q3

**良性腫瘍**
境界明瞭な単胞性または多胞性のエックス線像を呈します．
内部はエックス線透過像，混合像，不透過像とさまざまです．
下顎管は下方へ圧排されて彎曲します．

**悪性腫瘍**
境界不明瞭な骨破壊を呈します．
通常は，エックス線透過像を呈しますが，骨肉腫はエックス線不透過像（混合像を含む）を呈します．歯の周囲の歯槽骨が破壊されると歯が宙に浮いているような浮遊歯となります．歯肉癌の顎骨へ浸潤の場合，骨破壊像を呈するエックス線透過像のなかに小さな残存骨片がみられます．

表●顎骨の良性腫瘍と悪性腫瘍の画像所見の違い

|  | 良性腫瘍 | 悪性腫瘍 |
| --- | --- | --- |
| 成長型 | 膨張性 | 浸潤性 |
| 境　界 | 明　瞭 | 不明瞭 |
| 辺縁様相 | 平　滑 | 不　整 |
| 形　状 | 円形・類円形 | 不　定 |
| 皮質骨 | 骨膨隆 | 浸潤性破壊 |
| 下顎管 | 圧迫偏位性 | 破壊性 |
| 病巣と歯 | 圧迫転位，歯根吸収 | 浮遊歯状態 |

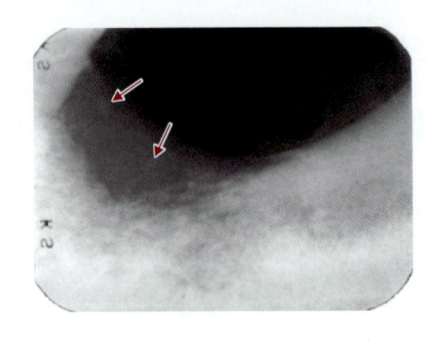

**図 ● 残存骨片**
境界不明瞭なエックス線透過像内に残存骨片（矢印）がみられる（下顎歯肉癌の顎骨への浸潤）．

**参考文献** 1）～4）Q1 に同じ．

---

chap.6 　SBOs　レントゲンサインについて説明する．

## Q6 レントゲンサインとは何ですか？

参照
▼
chap.6-Q7

　特有なエックス線所見の慣用表現です．
　画像診断を行ううえで重要なエックス線所見をあるものにたとえて表現し，そのエックス線所見を的確に伝達するためのものです．
　医療現場では，悪性腫瘍や炎症などの疾患に特有なレントゲンサインの表現がよく用いられます．いろいろなレントゲンサインを使いこなせるようになりましょう．

**参考文献** 1）～4）Q1 に同じ．

---

chap.6 　SBOs　顎骨病変のレントゲンサインを説明する．

## Q7 顎骨の病変に用いられるレントゲンサインにはどのようなものがありますか？

　よく用いられるレントゲンサインとその所見を呈する代表的な疾患を表に示します．

**表 ● 顎骨病変のレントゲンサイン**

| 表す所見の部位など | レントゲンサイン | 所見 | 代表的な疾患 |
|---|---|---|---|
| エックス線透過像の形態および境界 | ハート型 | ハート型のエックス線透過像 | 切歯管嚢胞 |
| | ホタテ貝状 | 歯槽中隔部に病変が進展し，歯槽中隔の形態に沿った波状のホタテ貝の殻のようなエックス線透過像 | 単純性骨嚢胞 |
| | preliminary pencil sketch appearance | 鉛筆で書いた下絵のように淡い辺縁の硬化帯 | 単純性骨嚢胞 |
| 多胞性の形態 | 石けん泡状 | 中隔が曲線で，大小の類円形の多胞性 | エナメル上皮腫 角化嚢胞性歯原性腫瘍 |
| | 蜂巣状 | ほぼ大きさが同じで，蜂の巣のような小さな多胞性 | エナメル上皮腫 |
| | テニスラケット状 | 中隔が直線状で，テニスのガットのような多胞性 | 歯原性粘液腫 |
| 歯根の吸収および歯の状態 | ナイフカット状 | ナイフで切り取ったような円滑な根吸収 | エナメル上皮腫 角化嚢胞性歯原性腫瘍 |
| | スパイク状 | 根の周囲から吸収され，歯根の先がとがったスパイク状を呈する | 悪性腫瘍 |
| | 浮遊歯 | 周囲の歯槽骨が破壊され，宙に浮いたような歯の状態 | 悪性腫瘍 辺縁性歯周炎 |
| 骨の破壊状態 | 虫喰い状 | 骨破壊像が散在し，まるで虫が喰い散らかしたような骨破壊の所見 | 悪性腫瘍 骨髄炎 |
| | 打ち抜き状 | 多発性の境界明瞭な円形の骨破壊像，辺縁に骨硬化像を伴わない．頭蓋骨にみられることが多い | 多発性骨髄腫 |
| エックス線不透過像の特徴 | すりガラス状 | 均等な細顆粒状であり，ザラザラした触感を連想させるエックス線不透過像 | 線維性異形成症 |
| 骨膜反応 | タマネギ皮状 | 多層の骨膜反応 | Garré の骨髄炎 慢性骨髄炎 |
| | 陽光像（旭日像） | 放射型の細長い骨膜反応 | 骨肉腫 |

**参考文献** 1)～4) Q1 に同じ．

## chap.6 Q8 骨膜反応とは何ですか？

SBOs　骨膜反応のレントゲンサインを説明する．

　骨膜反応とは，病変の刺激により骨膜内層に骨が新生する現象です．この新生骨がエックス線写真で観察できます．

　骨髄炎，悪性腫瘍，外傷，代謝性疾患などでみられ，疾患によって骨膜反応の形態が異なるため，疾患の診断に有用な所見です．

　骨髄炎では，骨皮質に平行または半球状に骨膜反応が生じます．新生骨は単層の場合と多層の場合があります．多層な骨膜反応は，Garré の骨髄炎や慢性骨髄炎でみられ，タマネギ皮状を呈します．

　悪性腫瘍では，骨皮質に対して斜めに走り，三角形を呈する Codman 三角と呼ばれる骨膜反応（大腿骨の骨肉腫の所見）が有名です．骨肉腫の骨膜反応は特徴的であり，針状の細い骨膜反応が放射状にみられます．これを旭日像（陽光像）と呼びます．

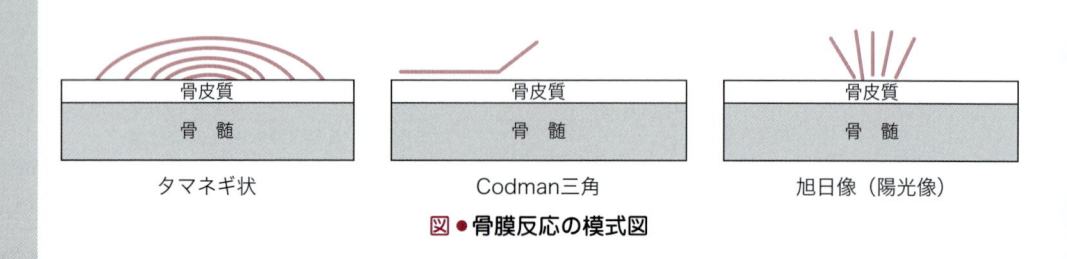

| 骨皮質 | 骨皮質 | 骨皮質 |
| --- | --- | --- |
| 骨　髄 | 骨　髄 | 骨　髄 |
| タマネギ状 | Codman三角 | 旭日像（陽光像） |

図●骨膜反応の模式図

参考文献　1)〜4) Q1 に同じ．

## chap.6 Q9 齲蝕ではどのような画像所見がみられますか？

SBOs　齲蝕のエックス線像を説明する．

　齲蝕はエナメル質や象牙質の脱灰ですから，その部分はエックス線が透過しやすくなり，エックス線透過像として描出されます．

　しかし，齲蝕が必ずエックス線写真で観察できるとは限りません．エックス線写真で透過像として観察するためには，脱灰した部分と周囲歯質との透過性にある程度の差が必要です．したがって，脱灰の程度が低いか脱灰の範囲が小さい場合には，エックス線透過性の差をエックス線写真上で描出することはできません．通常30〜50％以上の脱灰が生じたとき，描出が可能となります．そのため脱灰の低い初期の齲蝕は検出できず，また，齲蝕の大きさは過小評価されることがあります．

chapter 6　画像診断

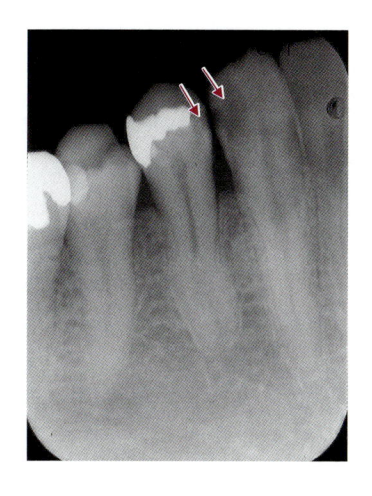

**図●齲　蝕**
齲蝕はエックス線透過像として描出される（矢印）．

参考文献　1）～4）Q1に同じ．

---

chap.6　SBOs　歯の数の異常をきたす疾患のエックス線所見を説明する．

## Q 10　歯の数が少なくなる疾患にはどのようなものがありますか？

　第三大臼歯，第二小臼歯，上顎側切歯が先天的に欠如することが多く，退化傾向によるものと考えられています．

　歯がまったく欠如した完全無歯症はまれですが，部分的な無歯症は，外胚葉性異形成症，色素失調症，Down症候群などの系統疾患でみられます．

　歯数不足はパノラマエックス線検査などで必ず全顎の検査をすることが臨床では必要です．

参考文献　1）～4）Q1に同じ．

---

chap.6　SBOs　歯の位置異常のエックス線所見を説明する．

## Q 11　歯の位置異常の観察に有用なエックス線撮影は何ですか？

　歯の萌出位置の異常や埋伏状態の観察には，上下顎を一覧できるパノラマエックス線写真が有用です．埋伏歯の位置の確認にはCTが有用ですが，歯軸方向のエックス線撮影法（咬合法，歯軸投影法）や偏心投影法も有用です．

163

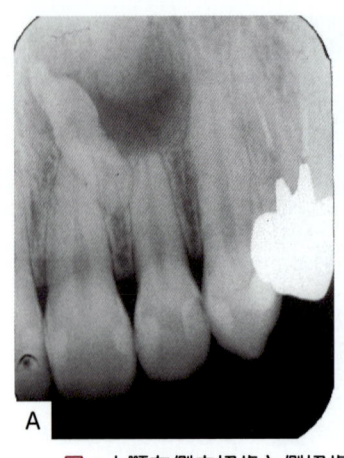

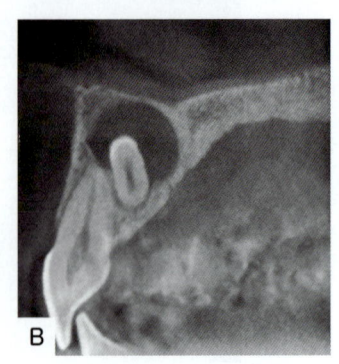

**図● 上顎左側中切歯と側切歯間の過剰埋伏歯の含歯性嚢胞**
A：口内法エックス線写真．上顎左側中切歯と過剰埋伏歯の頰舌的位置関係は不明である．
B：歯科用コーンビームCT写真．上顎左側中切歯の口蓋側に過剰埋伏歯が存在することがわかる．

参考文献　1）～4）Q1に同じ．

---

chap.6　SBOs　歯の形態・形成異常のエックス線所見を説明する．

## Q12 歯の形態・形成異常を呈する疾患にはどのようなものがありますか？

歯の形態・形成異常を示す疾患を表に示します．

**表● 歯の形態・形成異常を呈する疾患**

| 異常所見 | 疾患 | エックス線所見 |
|---|---|---|
| 形態異常 | タウロドント | 歯髄腔が異常に大きく，根管が短い |
| | 矮小歯 | 円錐状，円柱状，蕾状を呈する |
| | 癒合歯 | 複数の歯胚が癒合し，1本の歯として萌出した歯のこと．歯髄腔は1つであり，通常より広い歯髄腔をもつ |
| | 癒着歯 | 隣り合った歯がセメント質で結合したもの．独立した歯髄腔をもつ |
| | 歯内歯 | 歯冠部のエナメル質と象牙質が歯髄腔へ陥入した歯．エックス線写真において，歯の内部に小さな歯が封入されているようにみえる |
| 形成不全 | エナメル質形成不全 | 形成不全の程度が低い場合には異常なエックス線所見は呈さない．形成不全が強くなるにつれ，歯冠の輪郭が不規則となり，さらに強くなると咬頭のない歯のようなエックス線所見を呈する |
| | 象牙質形成不全 | 歯髄腔の狭窄または消失したエックス線所見を呈する．ただし，萌出直後は象牙質が薄く不透過性が弱いため，歯髄腔が広がったエックス線所見を呈する |

参考文献　1）～4）Q1に同じ．

chapter 6　画像診断

chap.6　SBOs　根尖性歯周炎のエックス線所見について説明する．

## Q 13　根尖性歯周炎ではどのような画像所見がみられますか？

　失活歯の根尖と連続した小さな類円形の境界明瞭なエックス線透過像を呈します．周囲には歯槽硬線と連結する骨硬化線を呈することがあります．また，大きくなると骨膨隆や皮質骨の圧迫吸収がみられることがあります．

　歯根嚢胞との鑑別は透過像の大きさで行い，1cm程度を鑑別の目安とするともいわれていますが，その鑑別は困難です．

　マラッセの上皮遺残に由来するといわれており，放置すると増大していきます．処置は摘出となります．

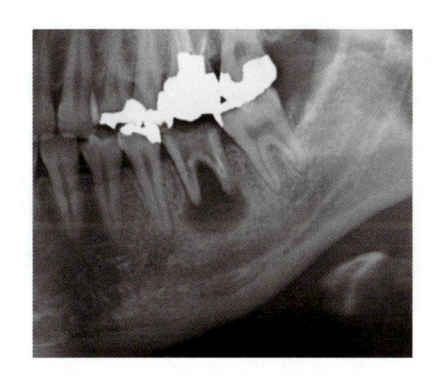

図●根尖性歯周炎
　下顎第一大臼歯の根尖と連続したエックス線透過像を認める．大きさは1cm程度である．本疾患が根尖性歯周炎か歯根嚢胞かの鑑別は困難である．

参考文献　1)〜4) Q1に同じ．

chap.6　SBOs　歯および顎骨外傷のエックス線像について説明する．

## Q 14　歯の破折や顎骨骨折ではどのような画像所見がみられますか？

　歯の破折線や顎骨の骨折線はエックス線透過像の線として描出されます（図1, 2）．

　しかし，破折や骨折があれば必ずエックス線写真で描出されるというわけではありません．破折線や骨折線の走行方向とエックス線の入射方向の関係によっては描出されないことや骨片が重複すると不透過帯を呈することもあります（図3）．通常，破折線や骨折線の走行方向と垂直にエックス線が入射された場合は，破折線や骨折線は不明瞭となります．

　破折線が観察できない場合でも，歯根に破折がある場合は歯根を包むような歯槽骨の吸収像（エックス線透過像）がみられることがあります（図4）．これをハローと呼びます．

165

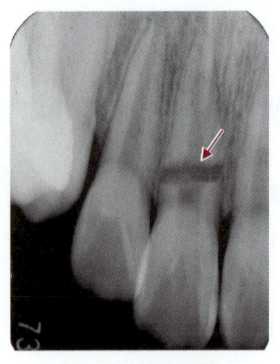

図1●歯の破折

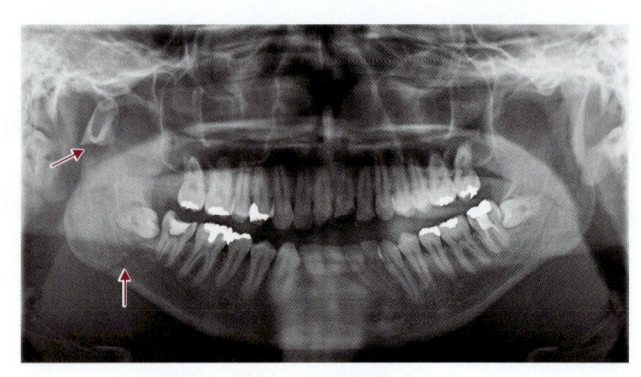

図2●下顎骨骨折
右側骨体部と右側関節突起に骨折を認める.

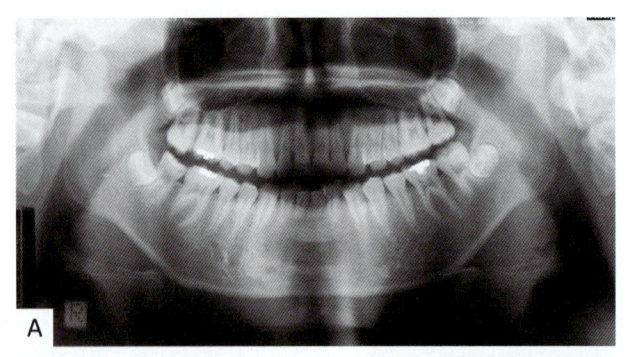

図3●左側骨体部の骨折
A：パノラマエックス線写真では骨折線は認められない．エックス線が骨折線に対して垂直に入射したため，骨折線が描出されなかった．
B：CT（3次元画像）では，骨折線を認める．

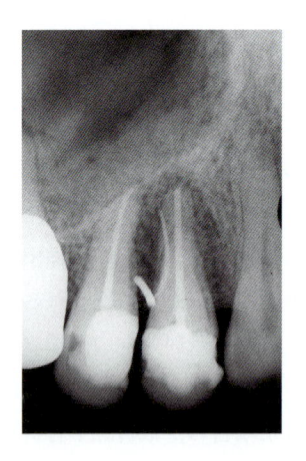

図4●歯槽骨の吸収像
上顎左側第一小臼歯に破折線は認められないが，根周囲に透過像（ハロー）を認める．この所見は破折を示唆する所見である．

参考文献　1）〜4）Q1に同じ．

chapter 6　画像診断

chap.6　SBOs　上顎洞病変の画像所見を説明する．

# Q 15　上顎洞の病変ではどのような画像所見がみられますか？

　正常な上顎洞は空気で満たされているので，上顎洞はエックス線透過像として描出されます（図1）．

　上顎洞内に病変が生じると，その病変の存在によって上顎洞の空気の部分が減少して含気性が低下します．そのことにより上顎洞のエックス線透過性が低下し，上顎洞は不透過性を呈します．左右上顎洞の透過性の差を観察することが診断に有用です．ただし，鼻性の上顎洞炎の場合には両側とも罹患することが多いので，両側の上顎洞とも透過性が低下します．片側のみが不透過性を呈する場合は，歯性上顎洞炎か腫瘍や囊胞の存在を疑います．腫瘍や囊胞が疑われる場合は，上顎洞を形成する骨の状態（断裂や破壊像など）を観察する必要があります．歯性上顎洞炎が疑われる場合は，原因歯の同定が必要です．歯根囊胞からの感染がよく起こります．

　また，エックス線写真で上顎洞の輪郭が不明瞭で，パノラマエックス線写真で上顎洞後壁や上顎洞底線の描出がない場合は，上顎洞根治術の既往を考慮します．そのうえで，上顎洞部に症状がある場合は，術後性上顎囊胞を疑います．

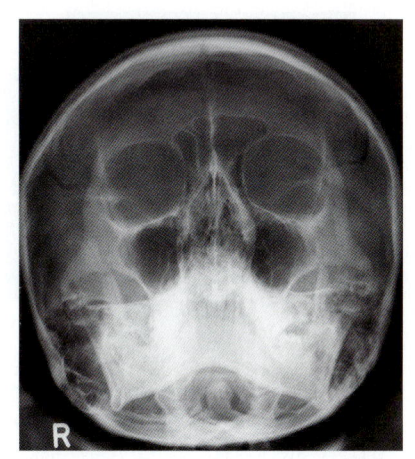

**図1 ● 正常な上顎洞のWaters写真**
上顎洞はエックス線透過像として描出される．

### 上顎洞炎

　上顎洞炎の場合は，上顎洞の透過性が低下しますが，一般的に周囲骨の断裂や破壊像は認められません（図2）．上顎洞の形態が保たれたまま，上顎洞が不透過性を呈します．鼻性上顎洞炎の場合は，多くの症例で両側性に上顎洞の透過性が低下します．片側性の場合は，歯性上顎洞炎を疑います．

　粘膜の肥厚が上顎洞全域を占めず，洞壁に沿っている場合は，その肥厚した粘膜の部分だけが不透過像を呈します．また，膿汁が貯留している場合には，その膿汁による液面形成を呈する場合があります．

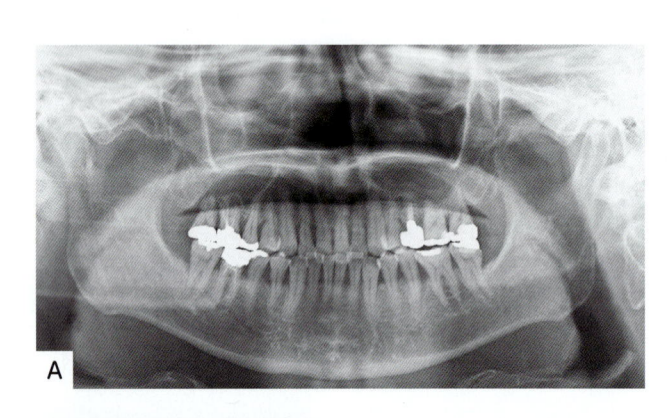

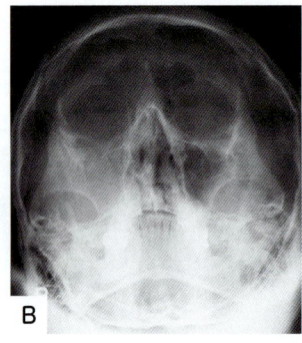

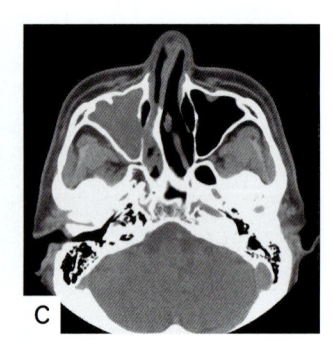

**図2● 右側歯性上顎洞炎**
A：パノラマエックス線写真．上顎右側第一大臼歯に根尖病巣があり，右側上顎洞の含気性が低下している．
B：Waters写真．右側上顎洞の含気性が低下している．
C：CT写真．右側上顎洞は軟組織陰影で充満しているが，上顎洞壁の骨破壊はない．粘膜の肥厚が疑われる．

### 上顎洞内の良性疾患と悪性腫瘍

　上顎洞壁の断裂像や破壊像の有無で良性・悪性の鑑別を行います．ただし，上顎洞壁における骨破壊の有無の診断は，パノラマエックス線写真やWaters法などの単純エックス線写真のみでは限界があるため，CTやMRI検査が必要です．CTやMRI検査を行うことにより，腫瘍の進展範囲がより正確に把握ができ，良性・悪性の鑑別に有用です（図3）．

　なお，術後性上顎嚢胞は骨破壊を伴うことが多いため，悪性腫瘍との鑑別が必要です．通常，術後性上顎嚢胞はCTやMRIで類円形の陰影として描出されます（図4）．

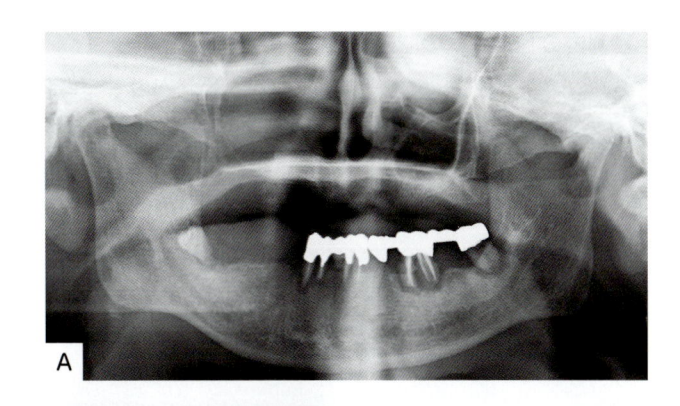

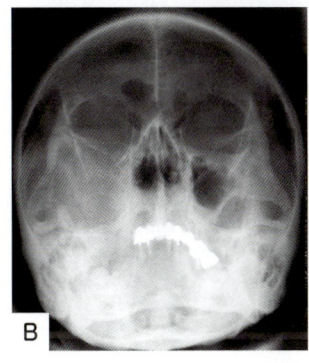

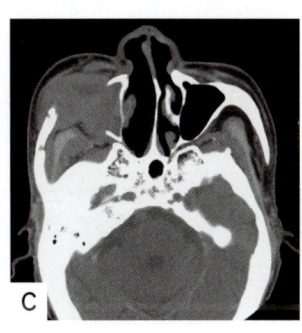

**図3 ● 左側上顎洞癌**
A：右側上顎洞底および後壁の破壊を認める．
B：Waters写真．上顎洞壁，頬骨，眼底の骨破壊を認める．
C：CT写真．上顎洞壁，頬骨の骨破壊を認める．

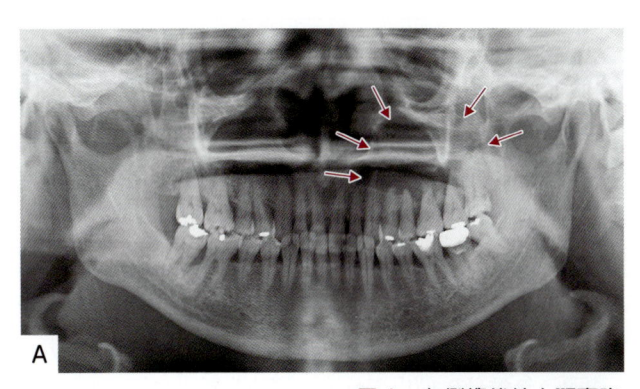

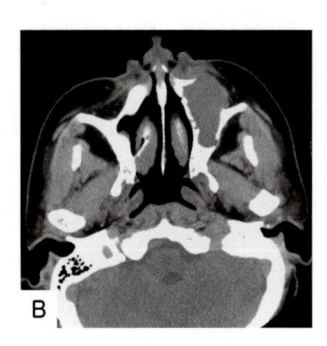

**図4 ● 左側術後性上顎囊胞**
A：パノラマエックス線写真．両側上顎洞は根治術後の状態であり，左側旧上顎洞部に囊胞の存在を示唆する陰影（矢印）を認める．
B：CT画像．囊胞は旧上顎の前壁を断裂させ，頬部へ進展している．

### 上顎洞内のドーム状の陰影

パノラマエックス線写真でみられる上顎洞内のドーム状の陰影は粘液貯留囊胞です（図5）．症状はなく，偶然に発見されることの多い疾患です．症状がない場合，処置は必要ありません．

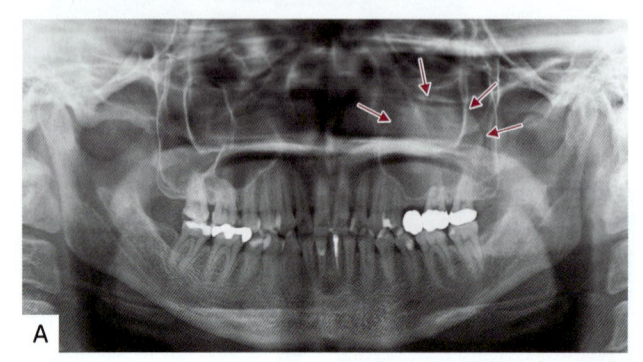

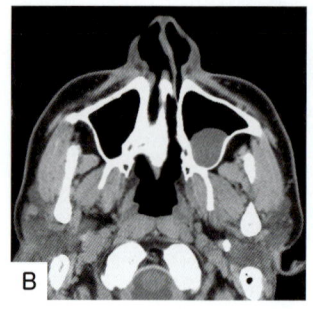

**図5● 左側上顎洞内の粘液貯留囊胞**
A：パノラマエックス線写真．左側上顎洞内にドーム状の陰影を認める（矢印）．
B：CT写真．左側上顎洞内に類円形の軟組織陰影を認める．

参考文献　1）〜4）Q1に同じ．

---

chap.6　SBOs　顎関節症の画像所見を説明する．

## Q16　顎関節症のMR画像からはどのような所見が得られますか？

　T1強調像またはプロトン密度強調像では関節円板の転位の有無や方向，復位の有無，下顎頭皮質骨の骨変化，骨髄変化などを観察します．またT2強調像ではjoint effusionの有無などを観察します．

　正常な場合，T1強調像またはプロトン密度強調像では低信号に描出された関節円板は閉口時に後方肥厚部が下顎頭の頂部上に位置し，開口時には中央狭窄部が下顎頭上に位置します．また，下顎頭は無信号に描出される一層の皮質骨に囲まれ，骨髄はT1強調像またはプロトン密度強調像では高信号に描出されます．

chapter 6　画像診断

閉口時

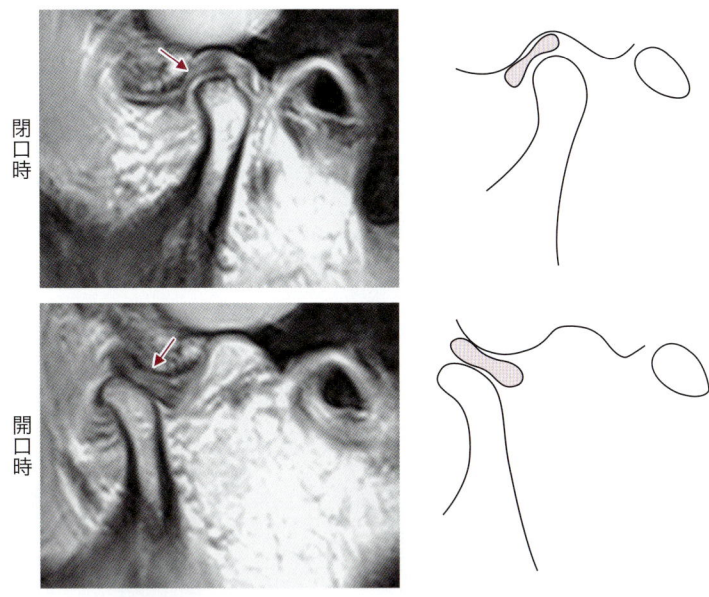

開口時

プロトン密度強調画像　　　　　　　　模式図

**図●顎関節の MR 画像：円板正常位置**
開閉口時ともに関節円板（矢印）は正常に位置している．下顎頭皮質骨および骨髄信号は正常．したがって，円板正常位置と診断される．

閉口時

開口時

プロトン密度強調画像　　　　　　　　模式図

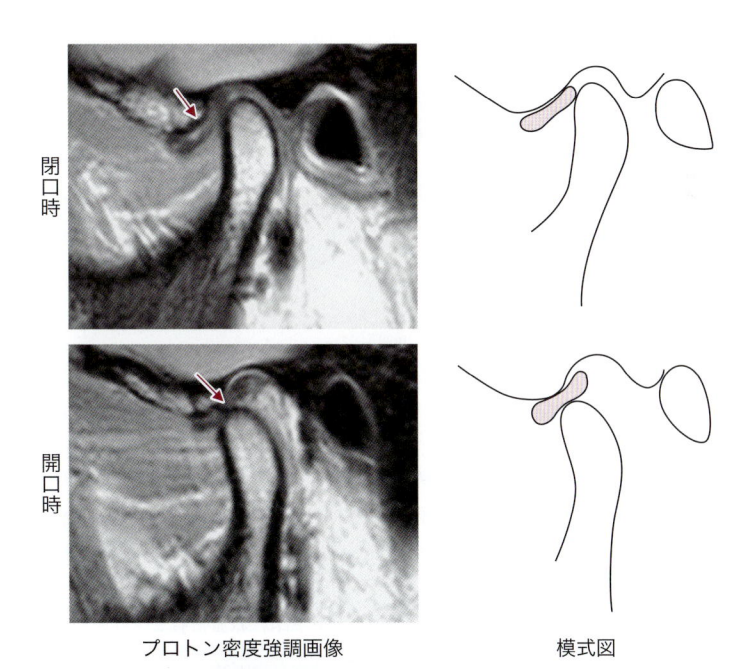

**図●顎関節の MR 画像：復位性関節円板転位**
閉口時に関節円板（矢印）は前方に位置しているが，開口時には復位している．下顎頭皮質骨および骨髄信号は正常．したがって，復位性関節円板前方転位と診断される．

閉口時

開口時

プロトン密度強調画像　　　　　T2強調画像

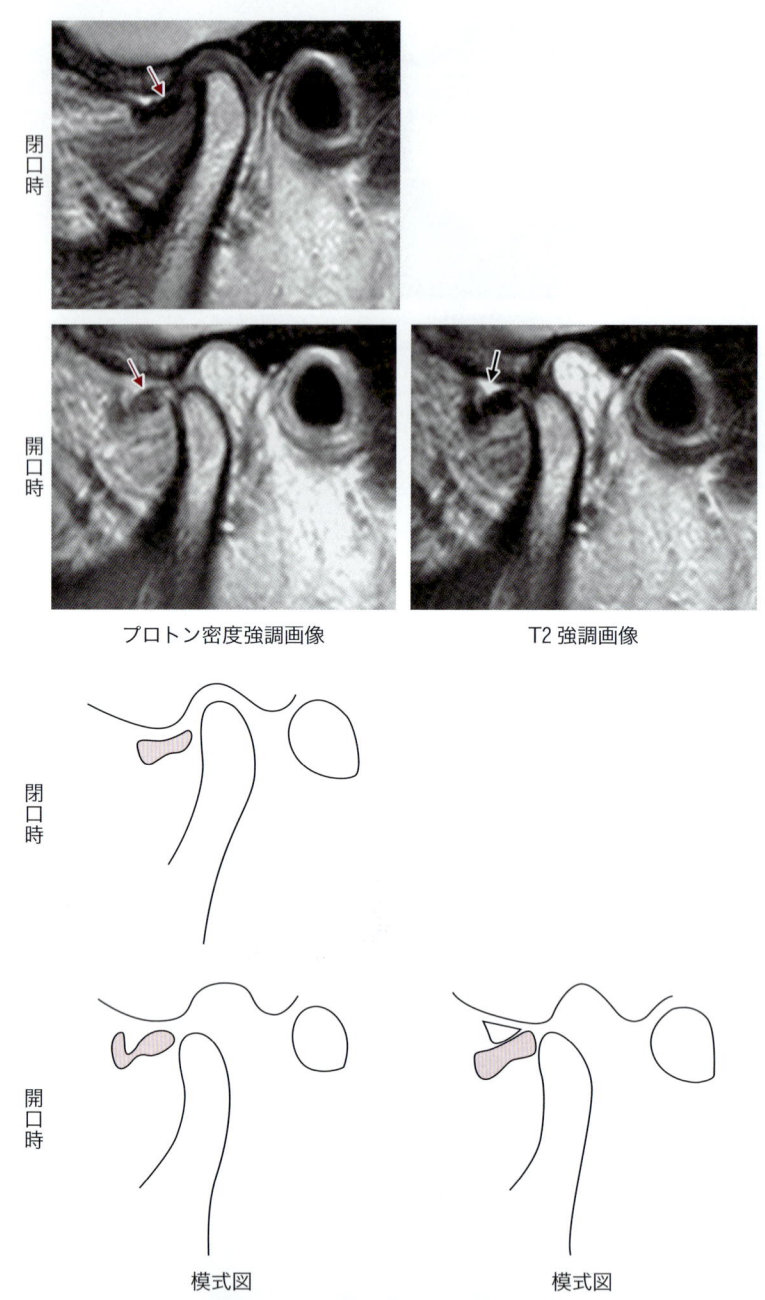

閉口時

開口時

模式図　　　　　　　　　模式図

**図 ● 顎関節の MR 画像：非復位性関節円板前方転位**
開閉口時ともに関節円板（矢印）は前方に位置している．下顎頭皮質骨および骨髄信号は正常．したがって，非復位性関節円板前方転位と診断される．また，T2 強調画像上で上関節腔に joint effusion（黒矢印）がみられる．

chapter 6　画像診断

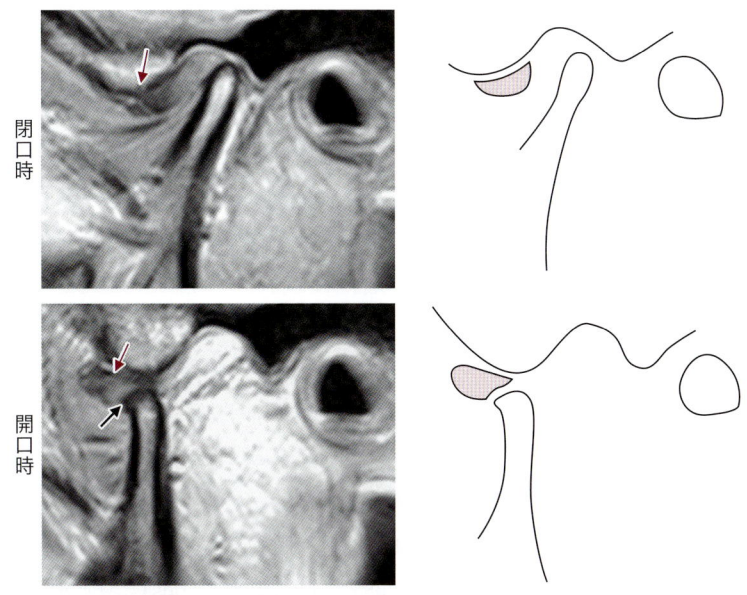

閉口時

開口時

プロトン密度強調画像　　　　　　　模式図

**図●顎関節のMR画像：変形性関節症**
開閉口時ともに関節円板（矢印）は前方に位置している．下顎頭の前方部分に骨棘（黒矢印）がみられる．したがって，変形性関節症と診断される．

**参考文献**
1）佐野司 編：歯科放射線マニュアル，第4版，p.77，南山堂，2010
2）佐野司，金田隆，井出吉信 監修：画像でみる歯科放射線学 附画像診断に必要な解剖学，わかば出版，2009

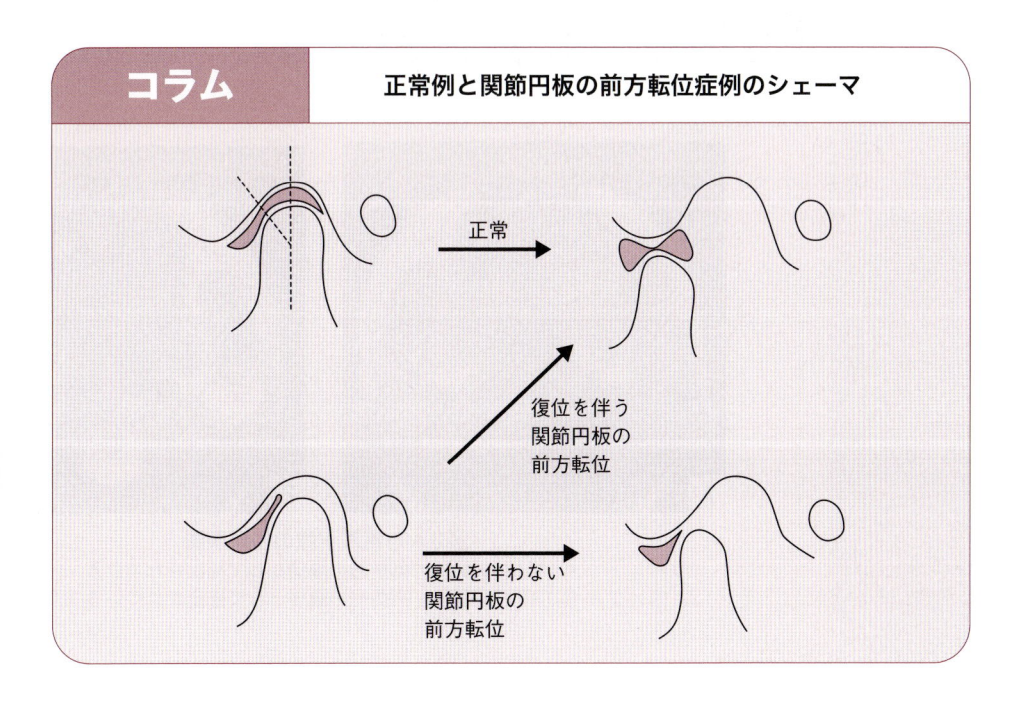

### コラム　正常例と関節円板の前方転位症例のシェーマ

正常

復位を伴う関節円板の前方転位

復位を伴わない関節円板の前方転位

chap.6 SBOs 唾液腺腫瘍の画像所見を説明する.

## Q 17 唾液腺腫瘍に用いられる画像検査は何ですか？ また，どのような画像所見がみられますか？

唾液腺疾患の診断には，単純エックス線撮影（おもにパノラマエックス線撮影法，咬合法），超音波検査，CT，MRI，シンチグラフィ，唾液腺造影法など，さまざまな検査が行われます．

顎下腺部や耳下腺部の腫脹・腫瘤を主訴に来院した場合は唾液腺疾患が疑われます．超音波検査，MRI，CTが頻用されています．腫瘍の存在を確認するためにまず簡便に行えるのは超音波検査です．腫瘍の進展範囲や存在部位を的確に把握できるのは，MRIとCTです．最近は軟組織の組織分解能が高いMRIが頻用されています．

▶ **唾液腺腫瘍の超音波所見**

唾液腺腫瘍は，黒っぽい像として描出されます．このような場合，内部エコーが少ないと診断し，hypoechoic massと表現します（**図1**）．腫瘍内部に反射体が少ないという意味です．

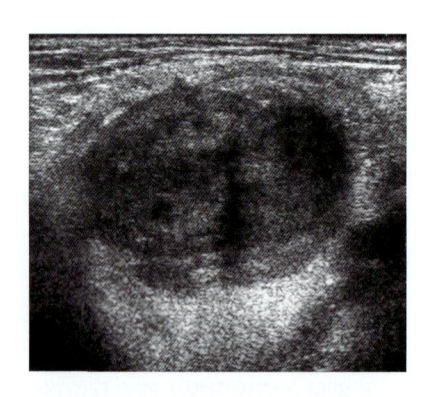

**図1 ● 顎下腺の多形腺腫**
hypoechoic massとして描出されている.

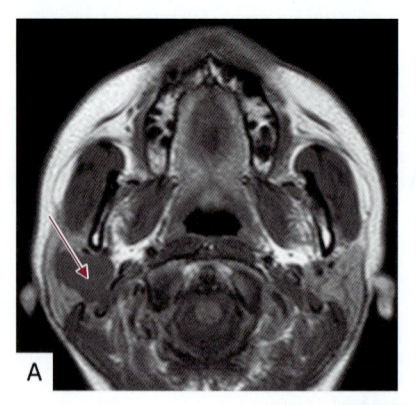

**図2 ● 右側耳下腺の多形腺腫**
A：T1強調画像．低信号の腫瘤として描出されている．
B：T2強調画像．高信号の腫瘤として描出されている．

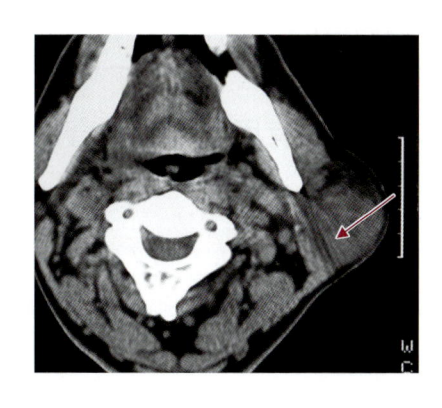

図3 ● 左側耳下腺の腺癌
辺縁がやや不整な軟組織陰影として描出されている.

▶ 唾液腺腫瘍のMRI所見
　T1強調画像でやや低〜中信号，T2強調画像で中〜高信号に描出されるのが一般的ですが，腫瘍の組織型によってはさまざまな信号強度を示します（図2）.

▶ 唾液腺腫瘍のCT所見
　筋肉と同程度か，やや低い濃度を示します（図3）.

参考文献　1）〜4）Q1に同じ.

chap.6 SBOs 顎顔面領域軟組織疾患の画像所見を説明する.

## Q 18 顎顔面領域軟組織の疾患の診断に有用な画像検査は何ですか？

参 照
▼
chap.6-Q19

　顎顔面領域軟組織の疾患を対象とした画像検査としては，超音波検査，CT，MRI が一般的です．
　MRI は組織分解能がよく，CT に比べ疾患の特徴をより画像として表すことができるため，最近では，CT よりも頻用されるようになってきました．
　超音波検査は簡便で軟組織疾患の診断に非常に有用ですが，顎顔面領域の表層の疾患しか描出できない欠点があり，診断できる部位に限界があります．耳下腺部，顎下腺部，頰部，頸部の疾患がおもな対象となります．

▶ 顎顔面領域軟組織の疾患の基本的な MRI 所見

　嚢胞は T1 強調画像で低〜中等度，T2 強調画像で中〜高信号を呈するのが基本的な MRI 所見です．しかし，嚢胞の内容液によっては，T1 強調画像でやや高い信号を呈する場合や，T2 強調画像で低信号を呈する場合もあります．
　腫瘍は T1 強調画像で中等度，T2 強調画像で中〜高信号を呈するのが基本的な MRI 所見ですが，組織の性状によって，T1 強調画像で高信号，T2 強調画像で低〜高信号強度を呈する場合があります．

▶ 顎顔面領域軟組織の疾患の基本的な CT 所見

　嚢胞は筋肉と同程度か筋肉より低濃度（やや黒っぽい像），腫瘍は筋肉と同程度の濃度として描出されるのが基本的な CT 所見です．

▶ 顎顔面領域軟組織の疾患の基本的な超音波所見

　嚢胞は反射体の少ない（hypoechoic mass）または反射体のまったくない黒っぽい像（anechoic mass）として描出されるのが基本的な超音波所見ですが，嚢胞内の内容物によっては，反射体の多い白っぽい像（hyperechoic mass）として描出されます．
　腫瘍も反射体の少ない黒っぽい像（hypoechoic mass）として描出されるのが基本的な超音波所見ですが，組織の性状によっては反射体の多い白っぽい像（hyperechoic mass）として描出されます．

参考文献　1）〜4）Q1 に同じ．

chapter 6 画像診断

chap.6 SBOs 顎顔面領域軟組織疾患の画像所見を説明する．

## Q 19 顎顔面領域軟組織の疾患ではどのような画像所見がみられますか？

### ガマ腫

ガマ腫は，舌下腺の唾液が周囲組織に漏れ出してできた偽嚢胞（水漏れ事故で水が周囲に流れてたまっているようなもの）であるため，通常の嚢胞のように類円形の形態はとらず，口底の組織間にたまっているような不定形の形態を示します．この唾液の貯留は顎舌骨筋の後方から顎下部へ及ぶことがあります（顎下型ガマ腫）．

▶ CT所見

ガマ腫は唾液（水に近いので）なので，CTでは筋肉より低濃度（黒っぽい）となります．

▶ MRI所見

MRIのT1強調画像では低信号，T2強調画像では強い高信号となります（図1A，B）．

▶ 超音波所見

オトガイ下部の皮膚から口底に向かって超音波を走査することにより，超音波画像を得ることができます．腔内は唾液のみですので，反射がみられないanechoic mass（内部に白い輝線のみられない真っ黒な像）として描出されます（図1C）．

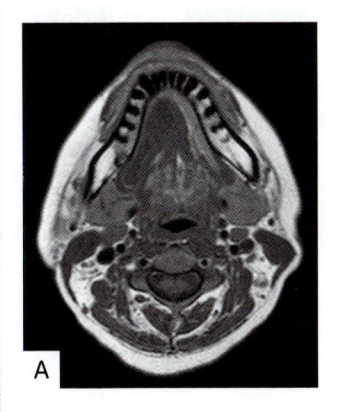

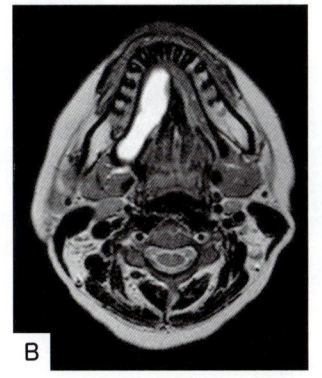

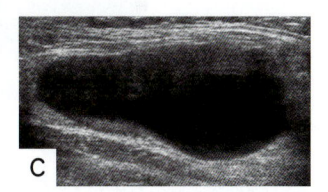

**図1 ● 右側口底部のガマ腫**
A：T1強調画像．低信号な領域として描出されている．
B：T2強調画像．非常に高い信号強度を呈する領域として描出されている．
C：超音波画像．内部にエコー（輝線）がみられないhypoechoic massとして描出されている．

## 側頸嚢胞（鰓嚢胞，リンパ上皮性嚢胞）

側頸嚢胞は胸鎖乳突筋の前方に接した類円形の形態を呈します．

▶ CT所見

CTでは筋肉より低濃度（黒っぽい）となります（図2A）．

▶ MRI所見

MRIのT1強調画像では中等度からやや高信号，T2強調画像では強い高信号となります（図2B，C）．

▶ 超音波所見

嚢胞内の内容液は乳粥状のことが多いため，その内容液を反映した白い輝線がみられるhypoechoic mass（白い輝線が散在性にみられますが，全体的には黒っぽい像）として描出されます（図2D）．

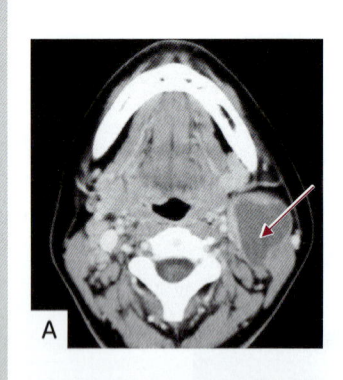

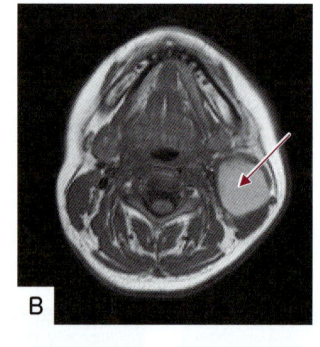

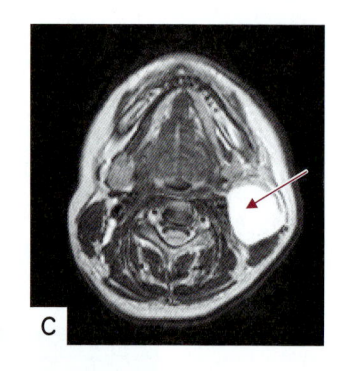

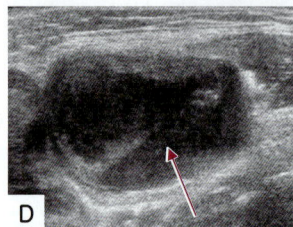

図2 ● 側頸嚢胞
A：CT写真．胸鎖乳突筋の前方に接した低濃度の腫瘤として描出されている．
B：T1強調画像．筋肉より信号強度の高い腫瘤として描出されている．
C：T2強調画像．非常に高信号の腫瘤として描出されている．
D：超音波画像．内部エコー（輝線）を有するhypoechoic massとして描出されている．

## 類皮（表皮）嚢胞

類皮（表皮）嚢胞は一般的に口底正中部に発生します．嚢胞ですが腔内に変性角化物を含みオカラ状になっているため，通常の嚢胞とはやや異なった画像所見を呈します．

▶ CT所見

CTでは筋肉より低濃度（黒っぽい）となります．

▶ MRI所見

MRIのT1強調画像においては中等度からやや高信号の信号強度を示します（図3A，B）．T2強調画像では強い高信号となります．

▶ 超音波所見

オトガイ下部の皮膚から口底に向かって超音波を走査することにより，超音波画像を得ることができます．腔内は変性角化物を含んでいるため，その内容物に対して多くの

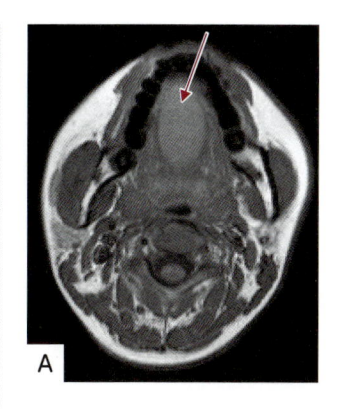

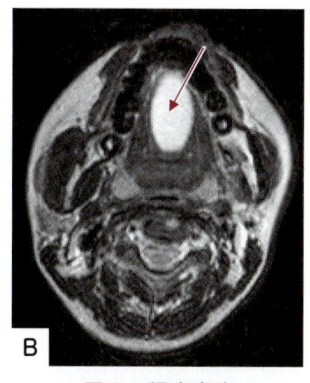

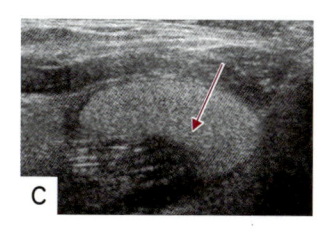

**図3 ● 類皮嚢胞**
A：T1強調画像．筋肉より信号強度の高い腫瘤として描出されている．
B：T2強調画像．非常に高信号の腫瘤として描出されている．
C：超音波画像．内部エコー（輝線）の多いhyperechoic massとして描出されている．

反射がみられ，白い輝線の多いhyperechoic massとして描出されます（図3C）．

### 甲状舌管嚢胞
甲状舌管嚢胞は，舌盲孔から甲状腺の間に発生した類円形の形態を呈します．

▶ **CT所見**
CTでは筋肉より低濃度（黒っぽい）となります（図4A）．

▶ **MRI所見**
MRIのT1強調画像では低信号，T2強調画像では強い高信号となります（図4B, C）．

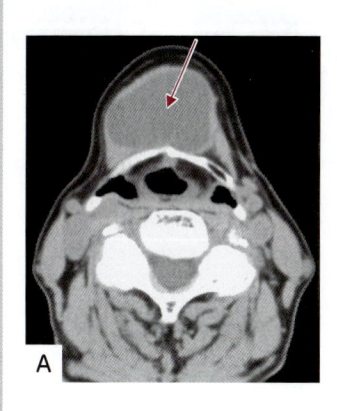

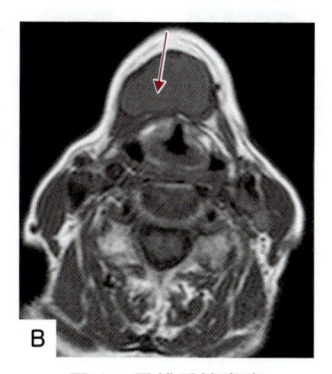

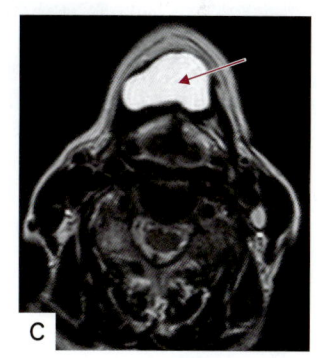

**図4 ● 甲状舌管嚢胞**
A：CT画像．低濃度の腫瘤として描出されている．
B：T1強調画像．低信号の腫瘤として描出されている．
C：T2強調画像．非常に高信号の腫瘤として描出されている．

## 脂肪腫

▶ CT 所見

CT では，非常に低濃度（黒っぽい）となります（図5）．

▶ MRI 所見

MRI では，T1強調画像，T2強調画像ともに著明な高信号を呈します（図6A，B）．

▶ 超音波所見

超音波画像では，白い輝線が多い hyperechoic mass として描出されます（図6C）．

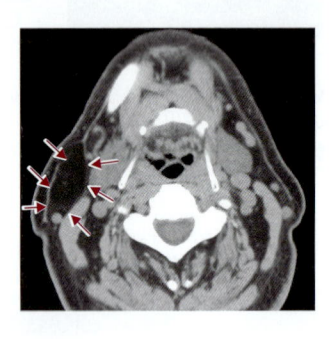

**図5 ● 右側頬部の脂肪腫の CT 写真**
周囲の脂肪組織と同じ濃度であるため，輪郭が不明瞭である．

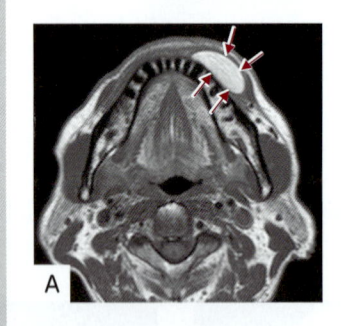

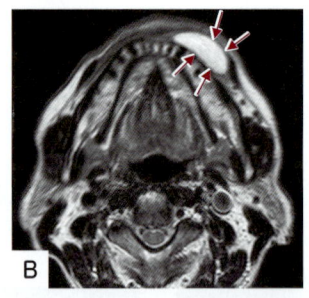

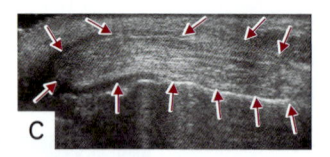

**図6 ● 左側下口唇部の脂肪腫**
A：T1強調画像．非常に高信号の腫瘤として描出されている．
B：T2強調画像．非常に高信号の腫瘤として描出されている．
C：超音波画像．内部エコー（輝線）の多い hyperechoic mass（矢印）として描出されている．

**参考文献**　1）〜4）Q1に同じ．

chapter 6　画像診断

chap.6　SBOs　歯周炎のエックス線所見について説明する．

## Q 20　歯周炎ではどのようなエックス線所見がみられますか？

　歯周炎は歯頸部に付着するプラークにより引き起こされる慢性炎症であり，歯根膜や歯槽骨まで炎症が波及し，歯槽骨吸収が起こります．急性期には，腫脹や疼痛といった炎症症状が現れますが，一般的には出血や排膿などはあっても自覚症状がないことが特徴の1つです．

　歯周炎のエックス線所見は口内法エックス線写真でよく観察されます．歯根膜や歯槽骨まで炎症が波及することによって，歯根膜腔の拡大，歯槽硬線の消失，歯槽骨の吸収（図1）が認められるようになります．歯周炎が進行すると，複根の大臼歯では根間中隔部の歯槽骨吸収もみられるようになり，これを根分岐部病変（図2）といいます．歯槽骨吸収は，歯槽頂部から近遠心的に均等に吸収される水平的吸収と，歯根の側面に沿ってくさび状に骨が吸収される垂直的吸収（図1）とに分類されます．また，歯根を囲む歯槽骨は，唇頰側壁，舌口蓋側壁，近心側壁，遠心側壁と4つに分類され，骨吸収がみられる壁数で，2壁性，3壁性などと表現します．歯周炎が進行すると周囲の骨が緻密化（骨硬化）する所見もみられるようになります（図3）．

　口内法エックス線写真などの2次元的投影画像では，エックス線束の投影方向による接線効果により，近心側壁と遠心側壁の骨吸収は検出できますが，唇頰側壁と舌口蓋側壁は形態的な所見として検出が困難です．歯科用コーンビームCTで3次元的に歯槽骨を観察すれば立体的な骨吸収がより正確に把握できます．

　ただし，CTを含めエックス線画像で注意が必要なのは，実際の骨破壊の程度とエックス線画像に現れる所見との間に必ず差がある点です．エックス線画像では骨ミネラル量の30％以上が変化してはじめて画像所見に反映されるという限界があり，その範囲内の骨変化はエックス線画像に現れません．そのためにエックス線画像では初期の骨変化が検出できず過小評価することになり，そのことを承知のうえで診断することが重要です．

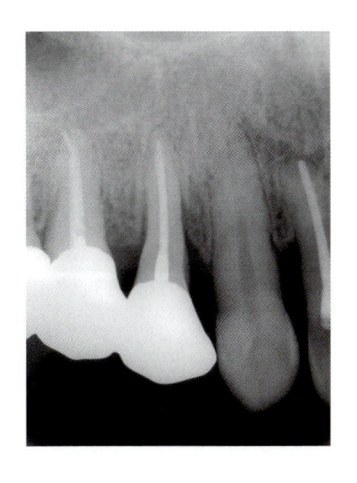

**図1 ● 上顎右側第一小臼歯にみられる歯周炎の所見**
　歯根膜腔が拡大し，歯槽骨頂部の歯槽硬線は消失している．歯槽骨頂は，近心部では垂直的に，遠心部では水平的に吸収されている．

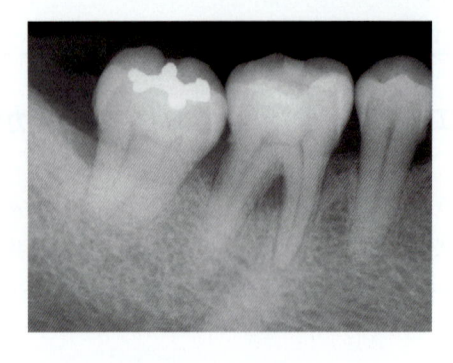

**図2 ● 下顎右側第一大臼歯にみられる根分岐部病変の所見**
根間中隔部の歯槽骨吸収がみられる．

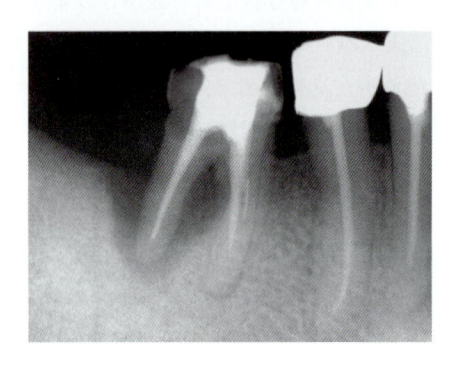

**図3 ● 下顎右側第一大臼歯周囲骨の骨硬化所見**
とくに遠心根の歯槽骨の著明な骨吸収とその周囲骨の骨硬化がみられる．

参考文献
1）吉江弘正，伊藤公一，村上伸也，申基喆 編：臨床歯周病学，p.2-27，医歯薬出版，2007
2）古本啓一，岡野友宏，小林馨 編：歯科放射線学，第4版，p.192-207，医歯薬出版，2006

chapter 6　画像診断

## Q 21　歯原性嚢胞ではどのような画像所見がみられますか？

SBOs　歯原性嚢胞の画像所見を説明する．

　歯原性嚢胞は歯原性上皮由来の嚢胞で，ほとんど顎骨内に発生します．歯原性嚢胞に関する最新版となる1992年のWHO分類では，上皮性嚢胞を発育性と炎症性に分け，発育性をさらに歯原性と非歯原性とに分けています（**表1**）．それによると歯原性嚢胞として，乳児の歯肉嚢胞，歯原性角化嚢胞（原始性嚢胞），含歯性嚢胞，側方性歯周嚢胞，成人の歯肉嚢胞，腺性歯原性嚢胞があげられています．

　これらの歯原性嚢胞の一般的な画像所見を**表2**に示します．このなかで，炎症性嚢胞に分類されている歯根嚢胞との差は重要で，単胞性の歯原性嚢胞と歯根嚢胞を正しく鑑別することが治療法の選択上必要となります．いずれの歯原性嚢胞も近接する歯の歯槽硬線と歯根膜腔は保存されていることが歯根嚢胞との決定的な鑑別点となります（**図1**）．CTとMRIの所見は，水に近い内容液を含む状態を反映した所見で，それは歯原性嚢胞の一般的な特徴となります．ただし，感染が加わっていたり，角化上皮から剥離した角質変性物がある場合は，内容物のCT値がやや高かったり，T2強調画像で必ずしも均一な高信号を示

**表1● 顎骨の上皮性嚢胞の分類**（WHO, 1992年）

| 分　類 | | 疾患名 |
|---|---|---|
| 発育性 | 歯原性 | 乳児の歯肉嚢胞（エプスタイン真珠）<br>歯原性角化嚢胞（原始性嚢胞）<br>含歯性嚢胞<br>萌出嚢胞<br>側方性歯周嚢胞<br>成人の歯肉嚢胞<br>腺性歯原性嚢胞 |
| | 非歯原性 | 鼻口蓋管（切歯管）嚢胞<br>鼻唇（鼻歯槽）嚢胞 |
| 炎症性 | | 歯根嚢胞（根尖性および根側性）<br>歯根嚢胞（残存性）<br>歯周嚢胞（炎症性傍側性，下顎感染性頰部） |

**表2● 歯原性嚢胞の一般的な画像所見**

| | 所見 |
|---|---|
| エックス線画像所見 | 境界明瞭なエックス線透過像を示す<br>内部は均一な透過性を示す<br>単胞性や多胞性を示す<br>一部は内部に隔壁をもつ<br>近接する歯を圧排・偏位することがあり，まれに歯根吸収を示す<br>近接する歯の歯根膜腔とは連続せず，歯槽硬線も保存されている |
| CT所見 | 内部は均一で，水に近いCT値（20〜40 HU程度）を示す<br>弱い頰舌的膨隆を示す |
| MRI所見 | T1強調画像で低信号，T2強調画像で均一な高信号を示す |

183

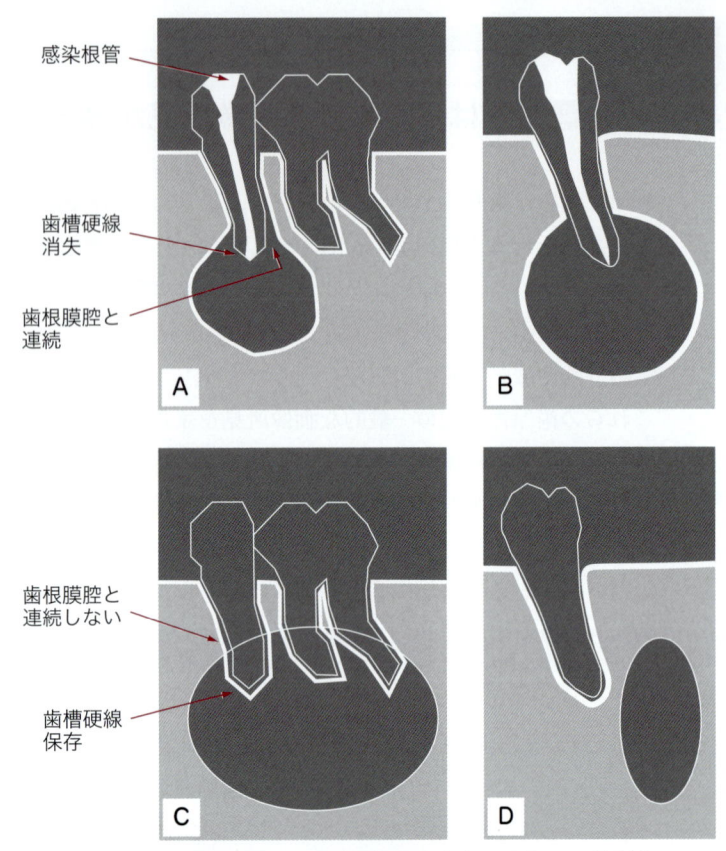

**図1 ● 歯根嚢胞とそれ以外の歯原性嚢胞の画像での鑑別点**

歯根嚢胞では，口内法などの側方向の重複像で観察すると，病変と原因歯の歯根膜腔が連続し，病巣に含まれる根尖部の歯槽硬線は消失している（A）．これをCTなどの3次元画像で頬舌的に観察すると，歯根を囲む歯根嚢胞であることがはっきりする（B）．

一方，それ以外の歯原性嚢胞では，口内法などの側方向の重複像で観察すると，病変と原因歯の歯根膜腔は連続せず，病巣に重複する根尖部の歯槽硬線は保存されている（C）．このような場合，CTなどの3次元画像で頬舌的に観察すると，歯根とは分離した病変が顎骨内に存在することが確認できる（D）．

このパターンでは，歯原性嚢胞以外に顎骨内の良性腫瘍である可能性もある．

すとは限らない場合があるので注意が必要です．また，歯原性嚢胞は，エナメル上皮腫，歯原性線維腫などの境界明瞭なエックス線透過像を示す歯原性腫瘍との鑑別が必要となることが多く，その鑑別はしばしば困難なことがあります．次に出現頻度の高い歯原性嚢胞の特徴を示します．

### 歯原性角化嚢胞（原始性嚢胞）

歯原性角化嚢胞（原始性嚢胞）は，病理学的には嚢胞壁が角化した重層扁平上皮で裏装され，埋伏歯冠を含まない歯原性嚢胞です．

1992年のWHO分類では，角化上皮をもつ嚢胞を原始性嚢胞と同一の疾患として分類していました．しかし，一部の顎嚢胞では上皮が角化しておらず，かつ埋伏歯冠を含まな

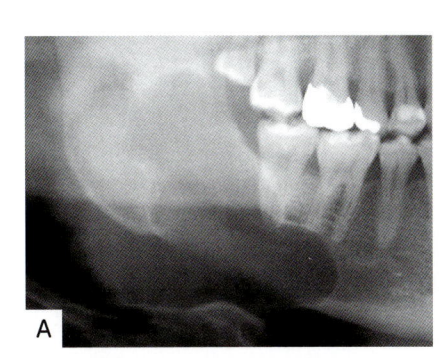

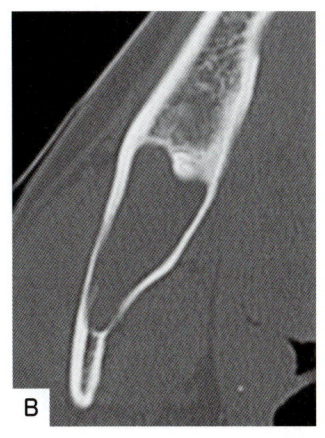

**図2● 下顎右側大臼歯部から下顎枝にかけて認められる歯原性角化囊胞（原始性囊胞）**
A：境界は明瞭で，周囲には一層のエックス線不透過縁がみられる．接する下顎右側第二大臼歯には歯根吸収は認めない．
B：Aと同一症例のCT所見．病変による下顎骨の頬舌的膨隆はわずかである．

い非角化囊胞が存在することがわかっており，それを原始性囊胞とするという意見もあります．さらに2005年の頭頸部腫瘍に関するWHO分類では，角化上皮が錯角化を示すものは，腫瘍性の性格を示すことより，角化囊胞性歯原性腫瘍に分類されています．そこで現在では，囊胞上皮の角化状態を非角化，正角化，錯角化に分けて，それにより，原始性囊胞を，非角化型原始性囊胞，角化型原始性囊胞（正角化歯原性囊胞），角化囊胞性歯原性腫瘍に分類する意見もあります．

歯原性角化囊胞（原始性囊胞）のエックス線所見は，埋伏歯冠を含まない境界明瞭で単胞性または多胞性のエックス線透過像を示します（**図2A**）．埋伏歯冠が囊胞に重複してエックス線画像に描出されている場合，実際に歯冠が囊胞に含まれるのか，両者が独立して存在するのかは，CTなどの3次元画像で鑑別する必要があります（**図2B**）．

### 含歯性囊胞

含歯性囊胞は埋伏した歯冠を含むエックス線透過像を示します（**図3**）．埋伏歯冠の歯囊が拡大したような所見が重要で，単に埋伏歯冠と重複しているだけで埋伏歯とは独立した含歯性囊胞以外の病変との重要な鑑別点になります．その鑑別にはCTやMRIが有用です（**図4**）．萌出途中の歯冠周囲にみられる萌出囊胞は基本的に含歯性囊胞と同一ですが，

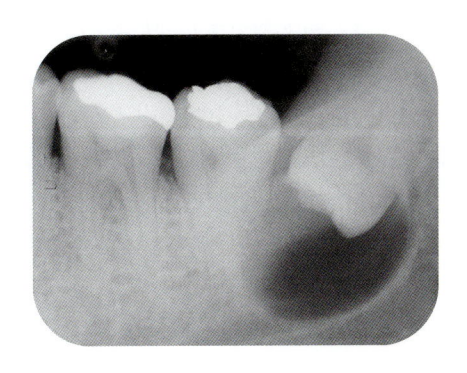

**図3● 含歯性囊胞の口内法エックス線像**
下顎左側第三大臼歯が歯冠を下方に向けて埋伏し，その歯冠を取り囲む単胞性で境界明瞭なエックス線透過像を認める．周囲には一層のエックス線不透過縁がみられる．この透過像は埋伏歯冠とくさび状に移行した所見がみられ，埋伏歯冠の本来の歯囊から発育していることを示す重要な根拠といえる．

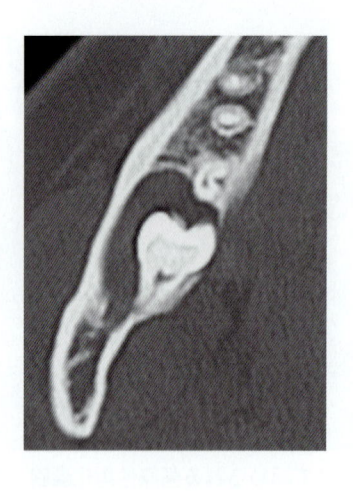

**図 4 ● 含歯性嚢胞の CT 像**
　図 3 とは別症例の含歯性嚢胞の CT 像．病巣は下顎右側第三大臼歯の埋伏歯冠を含んでおり，含歯性嚢胞であることが確認できる．

歯の萌出とともに消失します．また含歯性嚢胞は場合によっては，本来正常状態で萌出中の歯冠を覆う歯嚢との鑑別が必要になります．この場合，透過像部分の厚さが3 mm以上であれば含歯性嚢胞と判断する意見があります．病理学的には嚢胞壁が非角化上皮で裏装されていることが特徴です．

**参考文献**
1) Kramer IRH. et al.：Histological Typing of odontogenic Tumors, Springer-Verlarg, Berlin, 1992
2) Barnes L. et al.（eds.）：World Health Organization Classification of Tumours, Pathology and Genetics of Tumours of the head and neck, p. 283-327, IARC Press, Lyon, 2005
3) 白砂兼光, 古郷幹彦 編：口腔外科学, 第3版, p. 183-326, 医歯薬出版, 2010
4) 古本啓一, 岡野友宏, 小林馨 編：歯科放射線学, 第4版, p. 220-247, 医歯薬出版, 2006

---

chap.6　SBOs　鼻口蓋管（切歯管）嚢胞の画像所見を説明する．

## Q 22　鼻口蓋管（切歯管）嚢胞ではどのような画像所見がみられますか？

　鼻口蓋管（切歯管）嚢胞は，口腔と鼻腔を連絡する鼻口蓋管（切歯管）の上皮遺残から発生する非歯原性の嚢胞です．上顎骨内に発生する場合を切歯管嚢胞，上顎骨外で口蓋粘膜下に発生する場合を口蓋乳頭嚢胞といい，その2つを総称して鼻口蓋管嚢胞といいます．
　エックス線所見として，上顎の完全な正中部に左右対象型の内部均一なエックス線透過像を示します（図A）．形態は小さいうちはハート型を示し，大きくなると類円形を示します．CT像では，切歯管嚢胞が完全な正中部に発生しているのがよくわかります（図B）．
　鑑別するべき疾患として，上顎中切歯の歯根嚢胞，上顎正中部に発生した原始性嚢胞や含歯性嚢胞があります．しかし，切歯管嚢胞は，正中口蓋縫合線上の完全な正中部で左右対称であることから，原始性嚢胞や含歯性嚢胞などの疾患と区別できます．また，近接する歯の歯槽硬線は保存され，近接する歯の歯根膜腔とは非連続であることより，歯根嚢胞とも区別できます．

chapter 6　画像診断

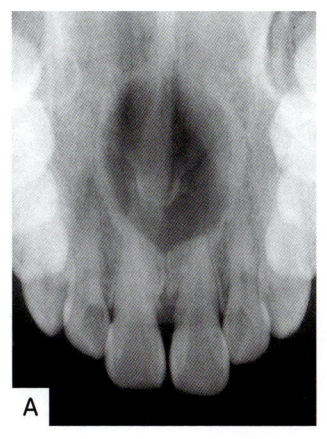

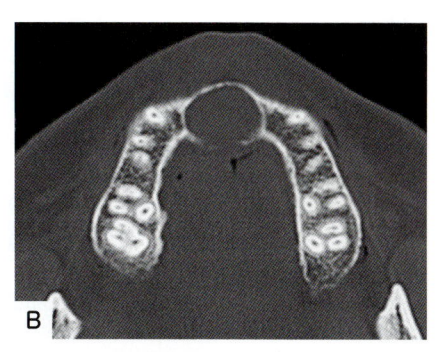

**図●上顎骨正中部の切歯管嚢胞**
A：境界は明瞭で，周囲には一層のエックス線不透過縁がみられる．接する両側上顎中切歯の歯槽硬線，歯根膜腔は保存されている．形態は左右対称で完全な正中に存在している．
B：Aと同一症例のCT所見．上顎骨の正中部に存在することが確認できる．

**参考文献**
1）白砂兼光，古郷幹彦 編：口腔外科学，第3版，p.307-308，医歯薬出版，2010
2）古本啓一，岡野友宏，小林馨 編：歯科放射線学，第4版，p.225-226，医歯薬出版，2006

chap.6　SBOs　鼻唇（鼻歯槽）嚢胞の画像所見を説明する．

## Q23　鼻唇（鼻歯槽）嚢胞ではどのような画像所見がみられますか？

　鼻唇（鼻歯槽）嚢胞は，鼻翼付近とその骨表面との間の軟組織に発生する骨外の非歯原性の嚢胞です．そのため一般的に通常のエックス線画像では検出できません．しかし，嚢胞が増大し，接する上顎骨表面を圧迫，吸収するようになると，口内法エックス線像で類円形の弱いエックス線透過像が観察されることがあります．臨床的に鼻翼部の腫脹などで病変に気づきます．鼻孔内を観察するとその部位が膨隆しており，その膨隆をGerber隆起と呼びます．なお，この嚢胞はKlestadt嚢胞とも呼ばれます．

　軟組織を描出できるCT検査では，鼻翼基部に半球状に存在する軟組織腫瘤として描出され，その部位特異性から鼻唇（鼻歯槽）嚢胞と診断可能です（図1A）．超音波検査でも同様に観察できます（図1B）．

　MRIでは，内容液を含む嚢胞の性状を反映して，T1強調画像で筋肉と同程度（図2A），T2強調画像で均一な高信号（図2B）を呈する境界明瞭な類円形の腫瘤として描出されます．

　鑑別する必要がある疾患としては場合によっては上顎側切歯の歯根嚢胞などがありますが，口内法エックス線所見により診断すると鑑別は容易です．

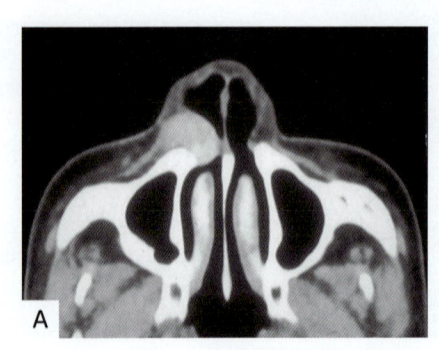

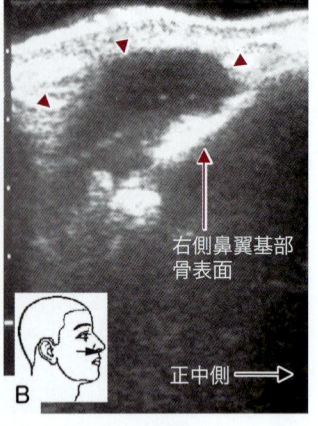

**図1 ● 右側鼻翼基部に発生した鼻唇（鼻歯槽）嚢胞**

A：鼻唇（鼻歯槽）嚢胞に接する上顎骨は左側に比べるとわずかに圧迫，吸収されている．右側鼻孔内を観察するとその部位が膨隆しているのがわかる．その膨隆をGerber隆起と呼ぶ．

B：Aと同一症例の超音波所見．右側鼻翼基部の軟組織内に境界明瞭なhypoechoic massとして認められる．

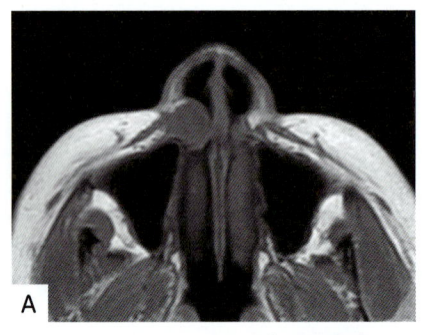

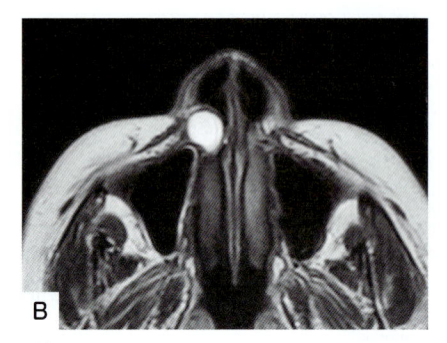

**図2 ● 鼻歯槽嚢胞のMR画像**（図1とは別症例）

A：右側鼻翼基部に類円形で境界明瞭な腫瘤が認められる．T1強調MR画像では信号強度は筋肉と同程度である．

B：T2強調MR画像ではこの腫瘤内部は均一な高信号を示す．T1強調MR画像所見と合わせることにより，内部に液性成分を含む嚢胞性疾患であると判断できる．

**参考文献**

1) 白砂兼光，古郷幹彦 編：口腔外科学，第3版，p.308-309，医歯薬出版，2010

chapter 6　画像診断

chap.6　SBOs　歯根嚢胞の画像所見を説明する．

## Q 24　歯根嚢胞ではどのような画像所見がみられますか？

参照
▼
chap.6-Q21

　歯根嚢胞は，歯原性嚢胞に関する最新版となる1992年のWHO分類では，炎症性上皮性嚢胞として分類されます．それはさらに，根尖性および根側性と残存性に分類されています．歯根嚢胞は歯髄の感染により生じた根尖周囲膿瘍や歯根肉芽腫に続発して形成されます．

　エックス線画像では感染歯根の根尖部に類円形の内部均一なエックス線透過像として観察されます．周囲には一層のエックス線不透過帯で取り囲まれるのが典型像です．最も大切な所見は，透過像内に含まれる根尖部の歯槽硬線は消失し，かつ透過像と当該歯の歯根膜腔とが連続している所見です．これが歯根嚢胞であることの決定的証拠で，この所見がない根尖部の透過像は，いくら当該歯が感染根管であっても歯根嚢胞とは異なることになり，鑑別診断上大変重要です．境界はきわめて明瞭ですが，感染根管処置により縮小途上の歯根嚢胞は境界がやや不鮮明化します．

　これらの画像所見は口内法エックス線写真でよく観察されます（図1）．しかし，上顎大臼歯では複根管のために歯根嚢胞かどうかわかりにくいこともあります．そのような場合でも，CT検査などで透過像と当該歯の歯根膜腔とが連続している所見を確認できれば，歯根嚢胞と判断することになります（図2）．また，歯根嚢胞が存在する原因歯の抜去後に歯根嚢胞が残存してしまった場合，その歯根嚢胞は残存性嚢胞と呼ばれ，その画像所見は原因歯がないだけで歯根嚢胞と同じ所見を示します．とくに抜歯窩とその病変との連続性が示唆される所見がその他のエックス線透過性病変との鑑別に役立ちます（図3）．

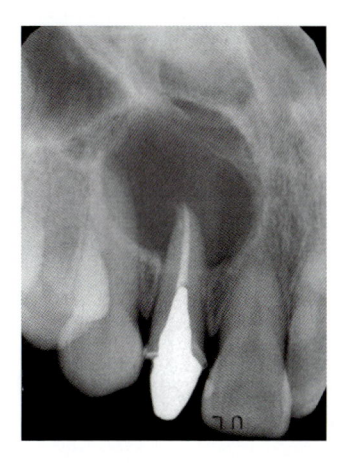

図1 ● 上顎右側側切歯根尖に発生した歯根嚢胞
　根尖病巣の治療のための感染根管処置が終了した時点の口内法エックス線写真．根尖部のエックス線透過像が歯根膜腔と連続し，かつ根尖部の歯槽硬線が消失している点が重要な所見となる．

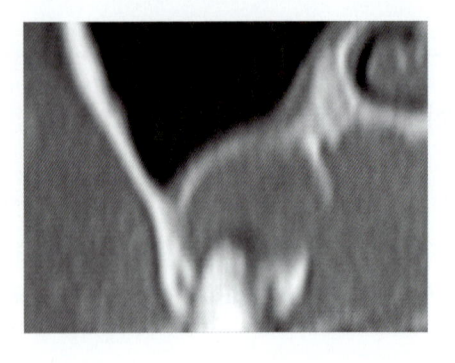

図2 ● 上顎右側第一大臼歯の頬側遠心根に発生した歯根嚢胞の冠状断の再構成CT像
CT像においても病変と歯根膜腔が連続していることの確認が重要.

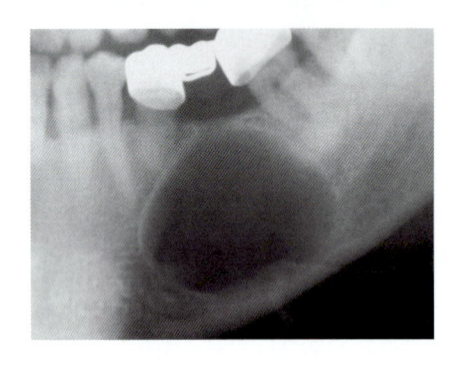

図3 ● 下顎左側第一大臼歯の近心根抜去後に残存した歯根嚢胞（残存性嚢胞）
エックス線透過像は歯根嚢胞の特徴をもっており，さらに歯槽頂部までみられる抜歯窩と連続している所見により診断が可能.

**参考文献**
1）Kramer IRH. et al.：Histological Typing of odontogenic Tumors, Springer-Verlarg, Berlin, 1992
2）古本啓一，岡野友宏，小林馨 編：歯科放射線学，第4版，p.227-228，医歯薬出版，2006

chap.6　SBOs　単純性骨嚢胞の画像所見を説明する.

## Q 25 単純性骨嚢胞ではどのような画像所見がみられますか？

　単純性骨嚢胞は，2005年の頭頸部腫瘍に関するWHO分類において，上皮性嚢胞としては分類されず，骨に関連した病変として分類されています．実際に病理組織像でも，病変の内面は裏装上皮を欠き，薄い線維性結合組織が骨表面を覆うのみです．本質的に真の嚢胞ではなく，偽嚢胞としてとらえられています．この病変の成因ははっきりとはしていないものの，約半数に外傷の既往があると報告されています．いずれにしろこの病変は何らかの原因で正常骨の骨梁が吸収され，あるまとまった領域に骨梁欠損が生じた状態といえます．そのため病変と正常骨の間の境界がわかりにくいのが特徴です．内部には漿液性の液体が充満しています．
　これらの病態が画像所見の特徴となって現れます．エックス線所見として，境界がやや不鮮明で内部はほぼ均一なエックス線透過像を示し，歯に近接した部分では，歯に何も影響を与えず，歯を避けるように歯槽骨に波状に広がります．これをscalloping状，またはホタテ貝状といいます（図A）．また，近接する歯の歯槽硬線や歯根膜腔は保存されていま

す．CT所見では，内部は水に近いCT値を示し，漿液性の液体が充満していることを裏づけています（図B）．ところが，手術により内部を開放して観察すると空洞であり，骨腔内が大気圧になったために内部の液体が周囲の組織に拡散してしまうためとの説もあります．この病変による顎骨の膨隆はあまりみられませんが，場合によっては軽度皮質骨の菲薄化や膨隆がみられることもあります．

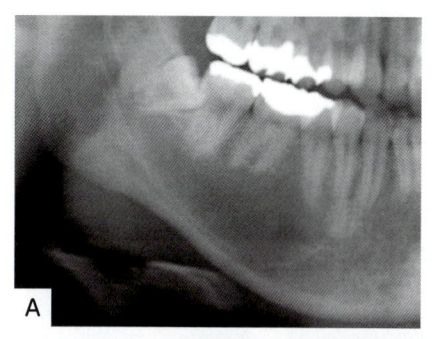

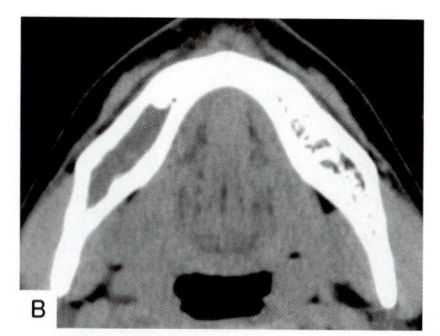

**図 ● 右側下顎骨の骨体部に発生した単純性骨嚢胞**
A：境界はややあいまいで，歯根を避けるように歯槽骨に波状に存在（scalloping状，ホタテ貝状）している．
B：Aと同一症例のCT像．CT像において病変内部は筋肉より低く，均一で水に近いCT値を示している．下顎骨の頬舌的膨隆はみられない．

### 参考文献
1) Barnes L. et al.（eds.）：World Health Organization Classification of Tumours, Pathology and Genetics of Tumours of the head and neck, p. 283-327, IARC Press, Lyon, 2005
2) 白砂兼光，古郷幹彦 編：口腔外科学，第3版，p. 309-310, 医歯薬出版，2010
3) 古本啓一，岡野友宏，小林馨 編：歯科放射線学，第4版，p. 228-229, 医歯薬出版，2006

---

chap.6　SBOs　脈瘤性骨嚢胞の画像所見を説明する．

## Q 26　脈瘤性骨嚢胞ではどのような画像所見がみられますか？

　脈瘤性骨嚢胞は，2005年の頭頸部腫瘍に関するWHO分類において，単純性骨嚢胞と同じように，上皮性嚢胞としては分類されず，骨に関連した病変として分類されています．発生原因ははっきりとしていませんが，内容物としてしばしば大量の鮮紅色の血液を吸引することから，何らかの原因による脈管の循環障害により骨を吸収してできた骨空隙で，偽嚢胞としてとらえられています．組織学的には，この病変の骨腔壁は線維性結合組織からなり，大小さまざまな血液を満たした腔がみられます．不規則な形態をした骨梁の形成や骨細胞様の巨細胞がみられます．このことより中心性巨細胞性病変と同一病態であるとする考えもあります．また，骨の線維性異形成症と合併し，その一部として認められることがあります．

　エックス線所見は，境界が明瞭な，単胞性か多胞性の，内部はほぼ均一なエックス線透

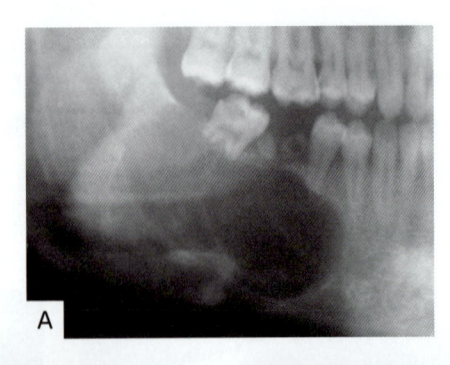

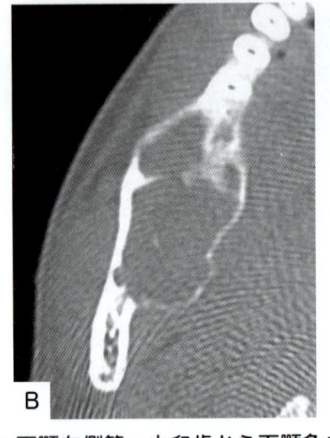

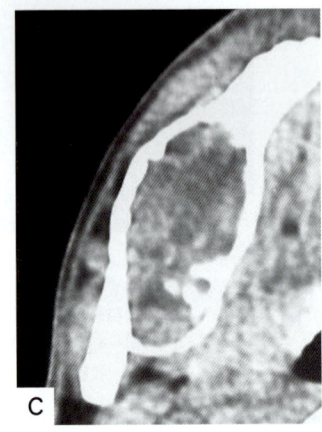

**図** ● 下顎右側第一小臼歯から下顎角までの骨体部に発生した脈瘤性骨嚢胞
　A：境界は明瞭で，内部に弱い隔壁を有している．エナメル上皮腫や歯原性粘液腫との鑑別が困難．
　B：Aと同一症例の骨モードのCT像．CT像において下顎骨の皮質骨の菲薄化と頰舌的膨隆がみられる．
　C：Aと同一症例の軟組織モードのCT像．病変の内部には，水に近いCT値を示す部分と筋肉と同程度のCT値を示す部分が，類円形または半円形に混在している．

過像を示し，皮質骨の膨隆，菲薄化がしばしば著明にみられます．内部には隔壁を有し，エナメル上皮腫や歯原性粘液腫と区別が困難です（図A）．CT所見としては，内部に隔壁を有し，頰舌的な膨隆を示します（図B）．軟組織モードのCT像においては，内腔に血液を貯留して血球成分が沈殿した病態を反映し，一部の症例では水に近いCT値を示す成分とそれよりCT値が高い軟組織様の成分が分離し，複数個の腔を形成した部分でそれぞれ鏡面形成（niveau, fluid-fluid level）を示します（図C）．MR画像においても，この鏡面形成を示す複数の内腔が観察され，腔の下半分がT2強調画像で半球状の高信号に描出されるのが特徴です．

参考文献
1）Barnes L. et al. (eds.)：World Health Organization Classification of Tumours, Pathology and Genetics of Tumours of the head and neck, p. 326, IARC Press, Lyon, 2005
2）白砂兼光，古郷幹彦 編：口腔外科学，第3版，p. 310, 医歯薬出版，2010

chapter 6　画像診断

chap.6　SBOs　石灰化嚢胞性歯原性腫瘍の画像所見を説明する．

## Q 27　石灰化嚢胞性歯原性腫瘍ではどのような画像所見がみられますか？

　石灰化嚢胞性歯原性腫瘍は，腫瘍の性質をもつことより，1992年の歯原性腫瘍に関するWHO分類では「石灰化歯原性嚢胞」という名称にもかかわらず，歯原性腫瘍として分類されていました．2005年の頭頸部腫瘍に関するWHO分類では名称も「石灰化嚢胞性歯原性腫瘍」に変えられ，腫瘍であることがわかりやすくなりました．この腫瘍は「嚢胞性」という名称が示す通り，中心部に大きな嚢胞腔をもち，その周囲の嚢胞壁部分が腫瘍性組織であるという特徴を示します．そしてその上皮層に石灰化がみられます．埋伏歯や歯牙腫を伴うこともしばしばみられます．

　エックス線所見として，境界が明瞭で単胞性のエックス線透過像のなかに，不定形で大小不同のエックス線不透過物を1個から数個を含んでいることが特徴です（図A）．エックス線不透過物はCTで観察すると病変の辺縁近くに存在することが多い傾向です（図B）．

　鑑別するべき疾患は，腺腫様歯原性腫瘍やエナメル上皮線維歯牙腫などです．

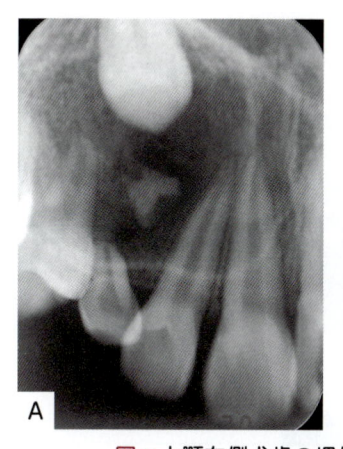

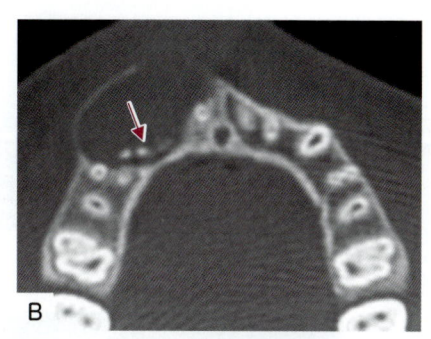

図●上顎右側犬歯の埋伏を伴う石灰化嚢胞性歯原性腫瘍
A：境界明瞭なエックス線透過像のなかに，不規則な形態を示すエックス線不透過構造物を認める．
B：Aと同一症例のCT像．エックス線不透過物（矢印）は，病変の辺縁近くに存在していることがわかる．

参考文献
1）Kramer IRH. et al.：Histological Typing of odontogenic Tumors, p. 20-21, Springer-Verlarg, Berlin, 1992
2）Barnes L. et al.（eds.）：World Health Organization Classification of Tumours, Pathology and Genetics of Tumours of the head and neck, p. 313, IARC Press, Lyon, 2005

chap.6 SBOs 静止性骨空洞の画像所見を説明する．

## Q 28 静止性骨空洞ではどのような画像所見がみられますか？

　静止性骨空洞は，単純性骨囊胞などの偽囊胞とも異なり，骨内の閉鎖腔ではなく，下顎骨舌側皮質骨の単なる陥凹です．多くは顎角部で下顎下縁に接した半円状の形態をとります．その部位の下顎骨の膨隆はみられないことが多いですが，一部の症例では，陥凹が頬側皮質骨まで及び，頬側皮質骨の軽度膨隆を示す症例も報告されています．下顎の小臼歯部や前歯部にも同様な陥凹がみられることもあります．

　エックス線所見は，顎角部で下顎下縁に接した部分に境界が明瞭な，単胞性か二胞性の，内部はほぼ均一なエックス線透過像を示し，辺縁は明瞭なエックス線不透過帯に縁取られていることが一般的です（図1）．CT所見としては，下顎骨舌側皮質骨の陥凹がみられ，その部分には約半数は顎下腺組織の一部が，約半数はCTで低濃度域を呈する脂肪組織が存在します（図2）．成因ははっきりしていませんが，近接する脈管の圧迫による陥凹と考える説もあります．

　画像より診断は容易で，とくに処置は不要です．

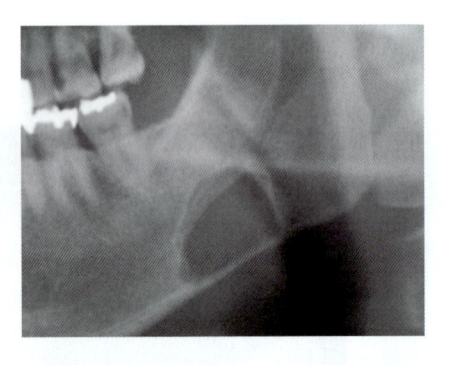

**図1 ● 下顎左側顎角部やや前方の静止性骨空洞**
下顎下縁に接する半円状のエックス線透過像がみられ，周囲には一層のエックス線不透過帯がみられる．典型的な静止性骨空洞の像を呈している．

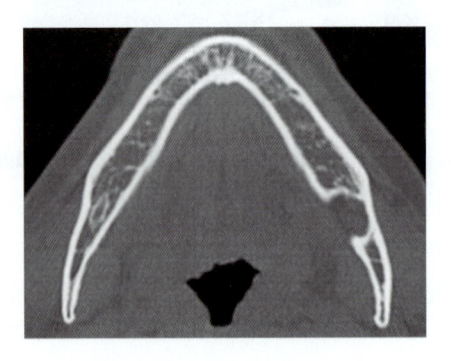

**図2 ● 静止性骨空洞の骨表示画像のCT像**
CT像において舌側皮質骨の陥凹が観察され，骨内の閉鎖腔でないことがよくわかる．

**参考文献**　1）白砂兼光，古郷幹彦 編：口腔外科学，第3版，p.310, 医歯薬出版，2010

chapter 6　画像診断

chap.6　SBOs　歯牙腫の画像所見を説明する．

## Q 29　歯牙腫ではどのような画像所見がみられますか？

　**歯牙腫**は，歯の硬組織であるエナメル質，象牙質，セメント質を形成する腫瘍様病変です．歯槽骨から隣接する根尖下方骨体部にみられ，しばしばその病変に妨げられ萌出できなかった埋伏永久歯の歯冠部に位置します．多数の小さな歯の集合体からなるものを**集合型**（図1）と呼び，歯の構造はとらずにエナメル質，象牙質，セメント質が不規則に配列する硬組織塊を形成するものを**複雑型**（図2）と呼んで区別しています．

　どちらの型もエックス線所見として，境界が明瞭で，辺縁は明瞭なエックス線不透過帯に縁取られたエックス線透過像のなかに，エックス線不透過像を含んでいることが特徴です．内部のエックス線不透過像が歯の集合体様であれば集合型と診断し，完成した歯の形態が観察できずに不規則でやや不均一なエックス線不透過像を示していれば複雑型と診断します．

　集合型はとくに鑑別するべき疾患はありませんが，複雑型はエックス線不透過性の高度なエナメル上皮線維歯牙腫との鑑別が必要になります．

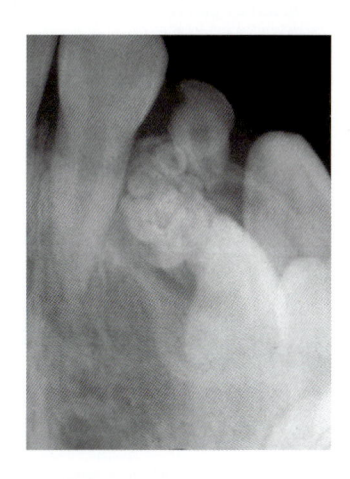

**図1 ● 歯牙腫の集合型**
　境界明瞭なエックス線透過像のなかに，歯の構造をもつエックス線不透過構造物を多数認める．埋伏歯を伴っている．

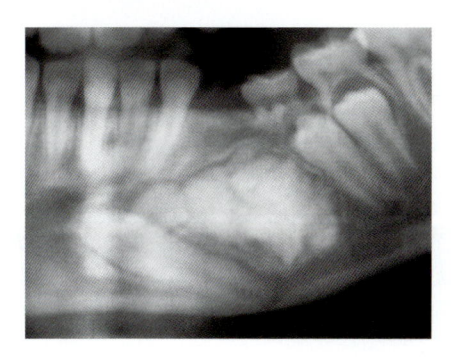

**図2 ● 歯牙腫の複雑型**
　境界明瞭なエックス線透過像のなかに，不規則でやや不均一なエックス線不透過像を含んでいる．埋伏歯を2本伴っている．

**参考文献**　1）白砂兼光，古郷幹彦 編：口腔外科学，第3版，p.217-220，医歯薬出版，2010

chap.6 SBOs　エナメル上皮腫の画像所見を説明する.

## Q 30 エナメル上皮腫ではどのような画像所見がみられますか？

　**エナメル上皮腫**は，腫瘍実質が歯胚の上皮成分に類似する歯原性良性腫瘍です．2005年の歯原性腫瘍のWHO分類では，①充実型/多囊胞型，②骨外型/周辺型，③類腺型，④単囊胞型に分類しています．充実型/多囊胞型が多く，類腺型や骨外型/周辺型はまれです．下顎に多く，臼歯部から後方の骨体部が好発部位です．

### 充実型/多囊胞型

　充実型/多囊胞型は，単胞性から多胞性の境界明瞭なエックス線透過像で，内部に円弧状の隔壁をもつことが多く，著明な骨の内外側的膨隆と菲薄化がしばしばみられます．近接する歯にはナイフエッジ状，ナイフカット状の歯根吸収がみられることがあります（図1）．また，多房性で，**石けん泡状**（soap bubble型）や**蜂巣状**（honeycomb型）の所見を示すものもあります（図2）．再発することはまれではなく，その場合も石けん泡状や蜂巣状を呈します．CT所見としては，内部はほぼ均一で，軟組織レベルのCT値を示します．しかし，一部は腫瘍のほぼ全体を占める囊胞腔を有し，囊胞壁部分にだけ充実性の軟組織を認めることがあります．その場合には，角化囊胞性歯原性腫瘍との鑑別が困難なことがあります．

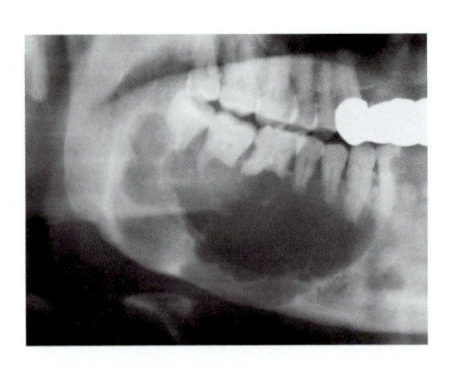

**図1 ● 右側下顎骨の骨体部に発生したエナメル上皮腫**
境界はほぼ明瞭で，円弧状の隔壁と近接歯のナイフエッジ状，ナイフカット状の歯根吸収が典型的な所見．

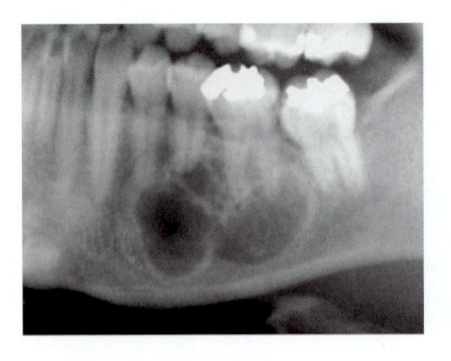

**図2 ● 下顎左側臼歯部の歯槽頂から根尖下方の骨体部に発生したエナメル上皮腫**
石けん泡状（soap bubble型）または蜂巣状（honeycomb型）の所見を示す．

### 骨外型/周辺型

骨外型/周辺型はまれで，歯肉部に発生して接する骨を軽度圧迫吸収しますが，軟組織病変であるため通常のエックス線像では基本的に検出できません．CTやMRIでの検索が必要になり，口腔粘膜下に発生する小唾液腺由来の腫瘍との鑑別を要します．

### 類腺型

類腺型は，やや境界が不明瞭な骨膨隆性のエックス線透過像とエックス線不透過像の混在病変で，内部に砂粒状や蜂巣状の石灰化物や隔壁をもちます（図3）．一見すると線維・骨性病変と類似しており，石灰化上皮性歯原性腫，骨形成線維腫，中心性巨細胞性病変，骨中心性血管腫などの疾患と鑑別が必要になることがあります．

### 単嚢胞型

単嚢胞型は含歯性嚢胞との鑑別が困難なエナメル上皮腫で，下顎智歯の埋伏歯冠を含んだ類円形で境界明瞭なエックス線透過像を示すことが多いのが特徴です（図4）．

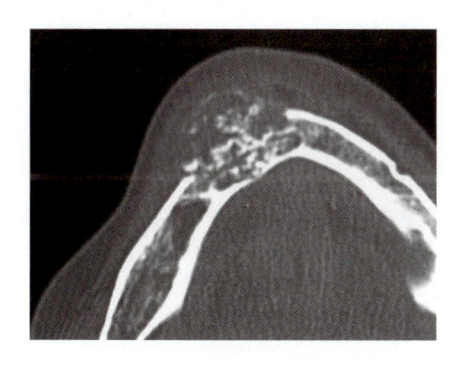

**図3** ● **左側下顎骨の骨体部に発生した類腺型エナメル上皮腫**
境界はやや不明瞭で，内部に砂粒状や蜂巣状の石灰化物や隔壁をもち，線維性骨性病変と類似した所見を示している．

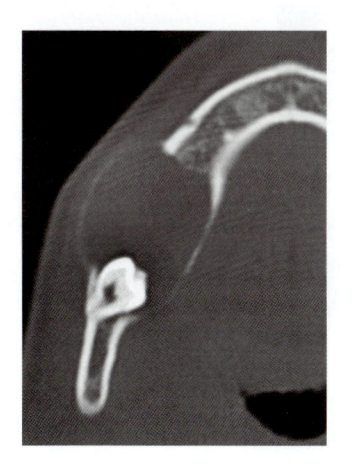

**図4** ● **下顎右側埋伏智歯の歯冠を含む単嚢胞型エナメル上皮腫のCT像**
皮質骨の菲薄化と膨隆が著明であるのが含歯性嚢胞との鑑別点となる．

**参考文献**
1) Barnes L. et al.（eds.）：World Health Organization Classification of Tumours, Pathology and Genetics of Tumours of the head and neck, p.296-300, IARC Press, Lyon, 2005
2) 白砂兼光，古郷幹彦 編：口腔外科学，第3版，p.201-208，医歯薬出版，2010

chap.6　SBOs　角化嚢胞性歯原性腫瘍の画像所見を説明する．

## Q 31 角化嚢胞性歯原性腫瘍ではどのような画像所見がみられますか？

　**角化嚢胞性歯原性腫瘍**は，1992年のWHO分類では，歯原性角化嚢胞として分類されていました．しかし，それらの病変のうち，嚢胞上皮が錯角化した重層扁平上皮を示すものは，上皮細胞の増殖活性が高く，多くの小嚢胞や歯原性上皮小塊を嚢胞壁結合組織に含み，再発傾向を示し，腫瘍性の性格を示すことから，2005年の歯原性腫瘍のWHO分類では，歯原性良性腫瘍に分類することになりました．

　エックス線所見は，エナメル上皮腫と類似することが多く，実際に両者の鑑別はときに困難です．つまり，単胞性から多胞性の境界明瞭なエックス線透過像で，内部に円弧状の隔壁をもつことが多く，著明な骨の内外側的膨隆と菲薄化がしばしばみられます（図1）．近接する歯には，歯の圧排・偏位がみられ，エナメル上皮腫より頻度は低いもののナイフエッジ状，ナイフカット状の歯根吸収もみられることがあります．また，多房性で，石けん泡状（soap bubble型）の所見を示すものもあります（図2）．再発することはまれではなく，その場合も石けん泡状を呈することもエナメル上皮腫に似ています．CT所見として，内部はほぼ均一で水に近いCT値を示します．しかし，剝離した角質変成物を含む場合は，高いCT値を示す内容物を病変中心部に認めることがあり，それが認められればエナメル上皮腫との鑑別は容易です．角化嚢胞性歯原性腫瘍は埋伏歯冠を含む場合があり，含歯性嚢胞との鑑別が必要になることもあります．

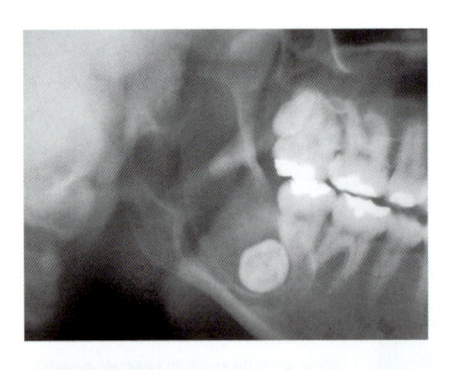

**図1●下顎右側第一大臼歯根尖下方の骨体部から後方の下顎枝にかけて発生した角化嚢胞性歯原性腫瘍**
　境界は明瞭で，周囲に一層のエックス線不透過帯を有し，内部に円弧状の隔壁を認める．埋伏智歯は前下方に圧排され移動しており，CTでの観察により，その歯冠は腫瘍内に含まれているのが確認された．

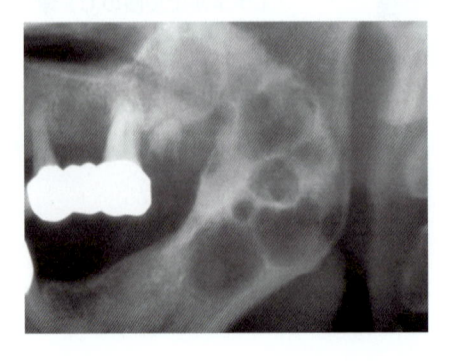

**図2●下顎左側下顎枝に発生した角化嚢胞性歯原性腫瘍**
　石けん泡状（soap bubble型）の所見を示す．

chapter 6　画像診断

　角化嚢胞性歯原性腫瘍は，基底細胞母斑症候群の一症状として顎骨に多発する（多発顎嚢胞）ことがあります（**図3**）．また，嚢胞壁の重層扁平上皮から扁平上皮癌がまれに発生します．

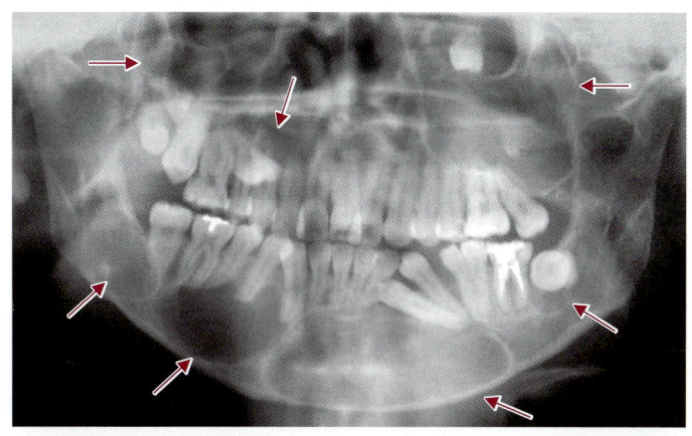

**図3 ● 基底細胞母斑症候群患者の上顎と下顎に認められた多発顎嚢胞**（矢印）
これらの嚢胞は，病理組織像でそれぞれ角化嚢胞性歯原性腫瘍を示す．

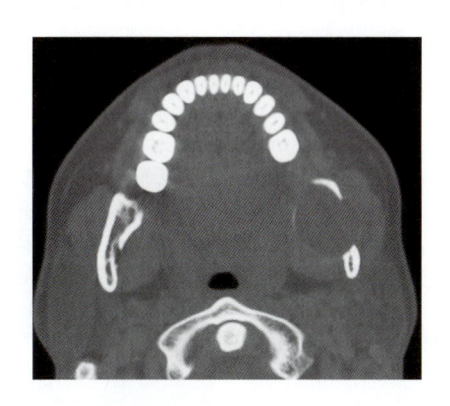

**図4 ● 角化嚢胞の CT 骨表示画像**
左側下顎枝に low density area を認める．

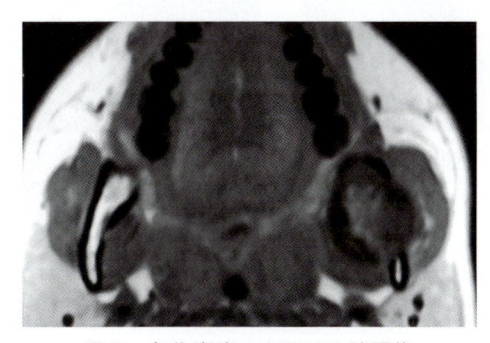

**図5 ● 角化嚢胞の MRI T1 強調像**
左側下顎枝に低信号域を認めるが，病変内部に角化物による中〜高信号領域がみられる．

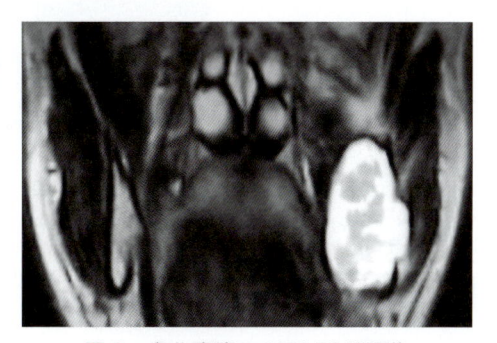

**図6 ● 角化嚢胞の MRI T2 強調像**
病変は著明な高信号を呈すが，病変内部に角化物による低信号領域がみられる．

| 参考文献 | 1）Kramer IRH. et al.：Histological Typing of odontogenic Tumors, p. 35-36, Springer-Verlarg, Berlin, 1992
2）Barnes L. et al.（eds.）：World Health Organization Classification of Tumours, Pathology and Genetics of Tumours of the head and neck, p. 306-307, IARC Press, Lyon, 2005
3）日本歯科放射線学会 編：歯科臨床における画像診断アトラス, p. 69-71, 医歯薬出版, 2008

---

chap.6　SBOs　歯原性粘液腫の画像所見を説明する．

## Q 32　歯原性粘液腫ではどのような画像所見がみられますか？

**歯原性粘液腫**は，顎骨に発生し，豊富な粘液様基質のなかに紡錘形や星芒状の細胞が疎に配列する腫瘍で，場合によっては歯原性上皮様細胞を含むことがあります．下顎の臼歯部が好発部位です．顎骨の膨隆もしばしば認めます．

エックス線所見として，境界が明瞭（場合によっては一部分不明瞭），内部はほぼ均一で，直線的な隔壁をもつエックス線透過像を示し，顎骨の膨隆を伴います（**図A**）．この直線的な隔壁は鋭角にまたは直角に交差したようにみえます．この状態を**テニスラケット状**の隔壁といいます（**図A**）．隔壁は石けん泡状にみえることもあります．CT所見として内部は水に近いCT値を示し，粘液基質の存在と対応した所見です（**図B**）．

鑑別疾患としては，隔壁が直線的でない場合や石けん泡状にみえる場合は，エナメル上皮腫や中心性巨細胞性病変などがあげられます．

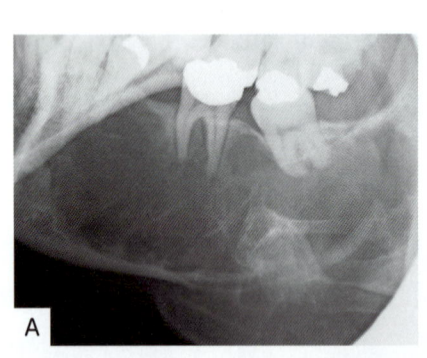

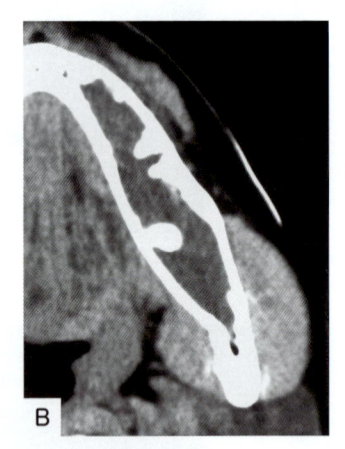

**図●左側下顎骨の骨体部に発生した歯原性粘液腫**
A：境界はほぼ明瞭であるが，下顎下縁部では不明瞭．直線的，直交的隔壁が典型的な所見．
B：Aと同一症例のCT像．病変内部は筋肉より低く，水に近いCT値を示している．粘液基質の存在と対応したCT値である．下顎骨の頰舌的膨隆は軽度に認められる．

| 参考文献 | 1）Barnes L. et al.（eds.）：World Health Organization Classification of Tumours, Pathology and Genetics of Tumours of the head and neck, p. 316-317, IARC Press, Lyon, 2005
2）白砂兼光, 古郷幹彦 編：口腔外科学, 第3版, p. 243-244, 医歯薬出版, 2010
3）古本啓一, 岡野友宏, 小林馨 編：歯科放射線学, 第4版, p. 234-235, 医歯薬出版, 2006

chapter 6　画像診断

chap.6　SBOs　腺腫様歯原性腫瘍の画像所見を説明する

# Q 33　腺腫様歯原性腫瘍ではどのような画像所見がみられますか？

　腺腫様歯原性腫瘍は，「腺様歯原性腫瘍」という日本語対応名が用いられていましたが，2005年の頭頸部腫瘍に関するWHO分類が公表されたのを機に「腺腫様歯原性腫瘍」という日本語名に変えられました．この病変はWHO分類において良性腫瘍に分類されていますが，真の腫瘍ではなくある種の過誤腫と考えられています．

　エックス線所見として，境界が明瞭で単胞性のエックス線透過像のなかに，比較的粒のそろった点状石灰化物または砂粒状石灰化物を散在性に含んでいることが特徴です（図1）．しばしば埋伏歯冠を含みますが，その埋伏歯は犬歯であることが多いのも特徴です．内部の石灰化物がなければ含歯性嚢胞によく似ています．しかし，含歯性嚢胞ではエックス線透過像が埋伏歯のセメント-エナメル境付近から発生しているのに対して，腺腫様歯原性腫瘍ではエックス線透過像が埋伏歯の歯根部分までを含んでいるのが特徴で，両者の鑑別点になります．CTで観察すると，内部の石灰化物は病変内の中央部を中心に存在する傾向です．（図2）．

　鑑別するべき疾患は石灰化嚢胞性歯原性腫瘍ですが，内部の石灰化物が石灰化嚢胞性歯原性腫瘍では病変の辺縁部に存在する傾向があり，その点が鑑別点となります．

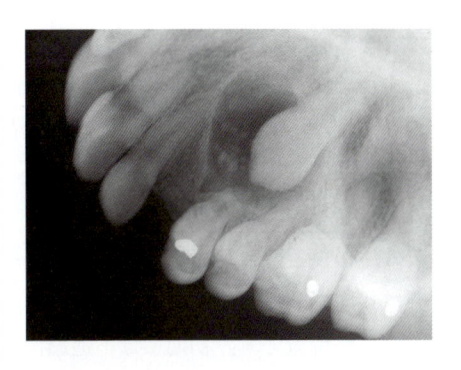

**図1 ● 上顎左側犬歯の埋伏を伴う腺腫様歯原性腫瘍**
　境界明瞭なエックス線透過像のなかに，埋伏歯冠と砂粒状のエックス線不透過物を認める．

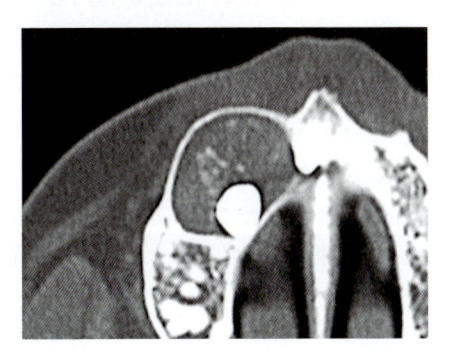

**図2 ● 上顎右側犬歯の歯冠埋伏を含む腺腫様歯原性腫瘍のCT像**
　砂粒状の石灰化物は中央部を中心に散在しているのが確認できる．

**参考文献**

1) Barnes L. et al.（eds.）：World Health Organization Classification of Tumours, Pathology and Genetics of Tumours of the head and neck, p. 304-305, IARC Press, Lyon, 2005
2) 古本啓一，岡野友宏，小林馨 編：歯科放射線学，第4版，p. 232-233, 医歯薬出版，2006

---

chap.6　SBOs　骨性異形成症の画像所見を説明する．

## Q 34　骨性異形成症ではどのような画像所見がみられますか？

　骨性異形成症は，1992年のWHO分類では「セメント質骨異形成症」として分類され，亜分類として，①根尖性セメント質異形成症，②開花性セメント質骨異形成症（巨大型セメント質腫，家族性多発性セメント質腫），③その他のセメント質骨異形成症があげられていました．しかし，2005年の頭頸部腫瘍に関するWHO分類では「セメント質」という語句が削除され「骨性異形成症」という名称に変えられました．顎骨においては組織学的に「骨」成分か「セメント質」成分かの判定が困難なことが多いことを反映した変更と思われますが，実際には明らかに「セメント質」成分と判定できる場合もあります．そのため，2005年のWHO分類においても解説のなかで同義語として旧来の名称も列挙されています．

　現状では，旧分類での3つの亜分類に対応した臨床態度の異なる疾患群が存在することから，①根尖性骨性異形成症，②開花性骨性異形成症，③優性遺伝を示す家族性巨大型セメント質腫に分けて取り扱われています．ただし，いずれにおいても真の腫瘍ではなく，異形成症である点は共通しています．ここでは，根尖性骨性異形成症と開花性骨性異形成症について述べます．

### 根尖性骨性異形成症

　エックス線所見として，健全な複数の歯の根尖部に境界が比較的明瞭かやや不明瞭な類円形のエックス線透過像のなかに，やはり境界が比較的明瞭かやや不明瞭なエックス線不透過像を含みます．この病変は多発するのが特徴です．初期には不透過像がみられず透過像だけですが（図1A），そのうち不透過像がみられるようになり（図1B），さらに経過すると，今度は透過像部分がなくなり，不透過像部分だけになります．不透過像は内部も均一とはいえず境界もくっきりとはせず，いわゆる綿花状 (cotton wool appearance) を示します．病変の大きさは1〜2cm程度が多いですが，それよりかなり大きいものもあります．下顎前歯部や臼歯部が好発部位です．

### 開花性骨性異形成症

　エックス線所見として，健全な複数の歯の根尖部に多発し，境界が比較的明瞭かやや不明瞭な類円形のエックス線透過像を示します．しかし，根尖性骨性異形成症と比べると，その病変の範囲が広い傾向にあり，どちらかというと臼歯部によくみられ，上顎にもみられます．また，エックス線透過像の周囲にさらに広い類楕円形のエックス線透過像を伴うこともしばしばです（図2）．エックス線透過像は病理学的には単純性骨嚢胞の所見を呈し

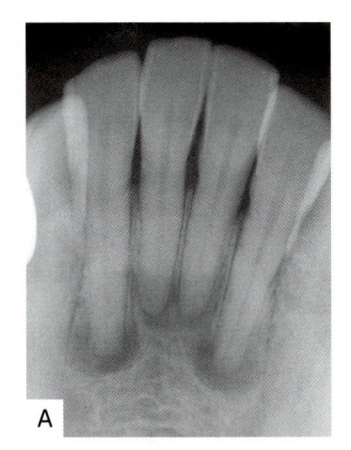

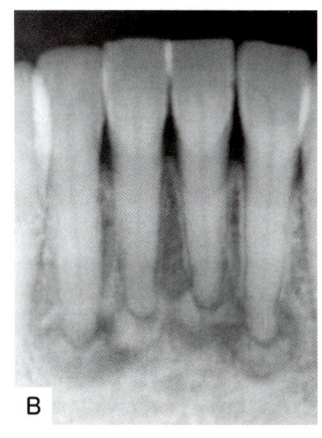

### 図1 ● 下顎切歯および側切歯に多発した根尖性骨性異形成症
A：初期の根尖性骨性異形成症．エックス線透過像の境界が比較的明瞭かやや不明瞭なことと，歯冠部が健全で根尖病巣の原因疾患がないことが，歯根嚢胞と異なる点である．
B：Aと同一症例の中期の根尖性骨性異形成症．エックス線透過像の内部に，境界が必ずしも明瞭とはいえないエックス線不透過像が出現していることに注目．

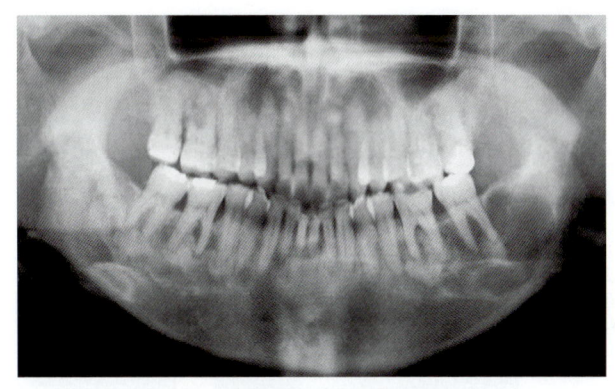

### 図2 ● 開花性骨性異形成症
上下顎の臼歯部に多発するエックス線不透過像がみられる．根尖性骨性異形成症より範囲が広く，また下顎両側臼歯部では範囲の広いエックス線透過像（単純性骨嚢胞部分）を伴っている点に注目．

ています．つまり骨梁が吸収された骨梁欠損を示します．この病変は易感染性で歯の根尖病巣が波及して慢性骨髄炎を起こし，エックス線所見としても臨床所見としても炎症所見を伴うことがしばしば起こります．

**参考文献**
1) Barnes L. et al.（eds.）：World Health Organization Classification of Tumours, Pathology and Genetics of Tumours of the head and neck, p. 323, IARC Press, Lyon, 2005
2) 下野正基，高田隆 編：新口腔病理学，p. 229-230, 医歯薬出版，2008

chap.6　SBOs　骨腫の画像所見を説明する．

# Q 35　骨腫ではどのような画像所見がみられますか？

骨腫は成熟した緻密骨や海綿骨を形成する良性腫瘍性病変で，下顎骨，上顎骨，頭蓋骨内面に好発します．骨表面に有茎性に生じる骨膜性骨腫と顎骨内に生じる内骨性骨腫があります．組織学的には，緻密な層板骨からなる緻密骨腫と，海綿骨からなる海綿様骨腫に区別されます．注意が必要なのは，下顎隆起や口蓋隆起のように皮質骨の非腫瘍性増殖を示す外骨症や，顎骨内で反応性に海綿骨の一部が類円形に緻密骨化する内骨症は，真の腫瘍ではないにもかかわらず，病理組織所見では骨腫と区別できないため，骨腫と病理診断されることがある点です．さらにそれらを除外した骨腫についても，真の腫瘍ではなく過誤腫と考える意見が多くなっています．

骨膜性骨腫は，画像所見として，皮質骨表面から有茎性に突出する骨組織で，海綿骨質を伴う場合（図1）と，海綿骨質を伴わず皮質骨と一体化した緻密骨質を示す場合（図2A）があります．緻密骨質を示す骨膜性骨腫は，下顎隆起や口蓋隆起とは発生部位で区別するしか方法はありません．顎骨内に生じる内骨性骨腫は，皮質骨とは連続せずに海綿骨質が緻密化した画像所見を呈しますが，内骨症との区別は容易ではありません（図2A）．

なお，家族性大腸ポリープ症を発症するGardner（ガードナー）症候群では多発性骨腫が症状としてみられ，とくに顎骨に所見が現れるため，パノラマエックス線検査で多発性骨腫様所見を認めたらこの疾患を疑うべきであり，大腸ポリープはがん化することから早期の対応が必要となります（図2B）．

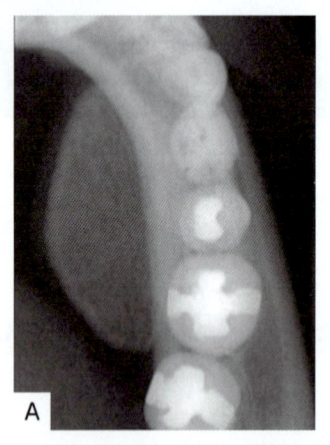

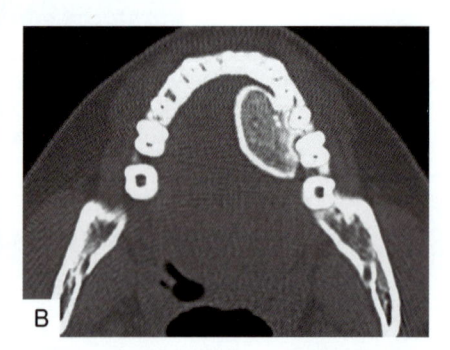

**図1 ● 左側下顎骨の舌側皮質骨表面から有茎性に発生した骨膜性骨腫**
A：内部には海綿骨質が観察される．
B：Aと同一症例のCT像．内部には海綿骨質が観察され，その表面は皮質骨と同様な緻密骨質が覆っている．

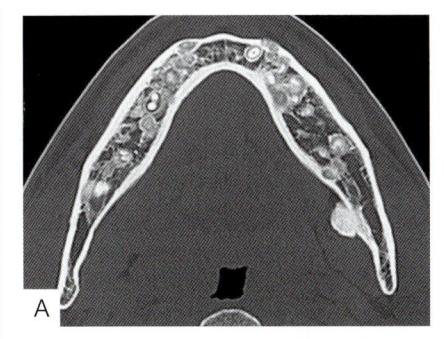

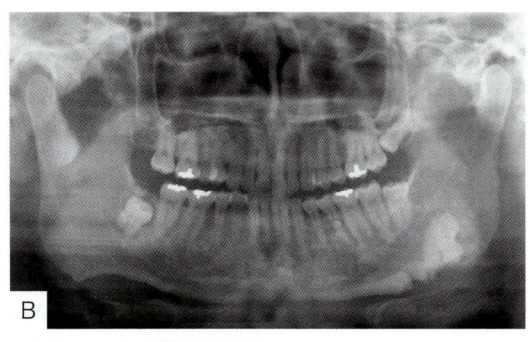

**図2● Gardner 症候群における多発性骨腫**

A：下顎の両側で歯根周囲をはじめとして多発性の海綿様骨腫が内骨性骨腫として認められる．前歯部唇側皮質骨内にも海綿様骨腫と同様な変化がみられる．一方，下顎骨左側で下顎角やや前方舌側皮質骨には，緻密骨質を示す緻密骨腫が骨膜性骨腫として認められる．

B：Aと同一症例のパノラマエックス線像．下顎にはCTでみられた海綿様骨腫がやや不鮮明なエックス線不透過像として多発性に認められる．また，下顎骨左側顎角部下縁部と下顎骨右側関節突起基部に緻密骨腫も認められる．

**参考文献**
1）下野正基，高田隆 編：新口腔病理学，p.232，医歯薬出版，2008
2）東与光，生田裕之：アトラス口腔画像診断の臨床，第2版，p.382，386，医歯薬出版，1992
3）White SC., Pharoah MJ.（eds.）：Oral Radiology, Principles and Interpretation, 6th ed., p. 392-395, Mosby Elsevier, St. Louis, 2009

---

chap.6　SBOs　血管腫の画像所見を説明する．

## Q 36　血管腫ではどのような画像所見がみられますか？

　これまで血管腫と呼ばれていた病変は，現在では血管奇形と血管腫に分けるのが一般的です．血管奇形は動脈，静脈，またはその混合血管の過誤腫ですが，それ以外の血管腫も真の腫瘍ではなく，ほとんどが過誤腫と考えられています．一方，真の腫瘍かどうかは別にして，顎骨内にも血管増生を伴う血管腫（顎骨中心性血管腫）がまれに発生し，おもに下顎にみられます．

　エックス線所見として，顎骨内に，境界は明瞭か不明瞭で，エックス線透過性からエックス線不透過性混在性の病変を示します．内部は細かい隔壁を有することが多く，蜂巣状（honeycomb pattern）を呈する場合があります（図1，2）．また，皮質骨表面からスピクラや旭日像様の針状隔壁を示すこともあります．

　骨内の血管腫がまれであることとエックス線所見が多彩であることより，血管腫以外の病変との鑑別はむずかしいことが多く，歯原性粘液腫，中心性巨細胞性病変などとの区別が困難です．また，スピクラや旭日像様所見がある場合には骨肉腫との鑑別も必要になります．

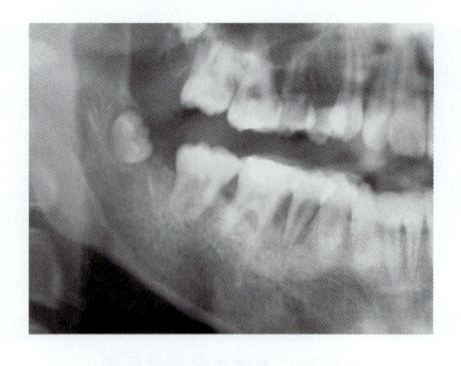

**図1 ● 下顎右側犬歯相当部から下顎枝にかけての顎骨中心性血管腫**
境界はやや不明瞭で，内部性状は細かい蜂巣状パターンを呈している．

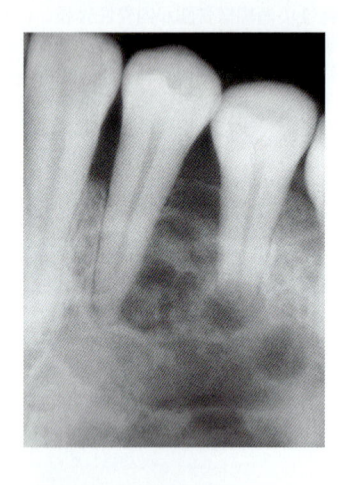

**図2 ● 顎骨中心性血管腫の口内法エックス線像**
（図1とは別症例）
下顎右側小臼歯部歯槽骨に及ぶ血管腫．境界は比較的明瞭なエックス線透過像を認め，内部性状は蜂巣状の隔壁を有している．下顎右側第一大臼歯の歯根吸収がみられる．

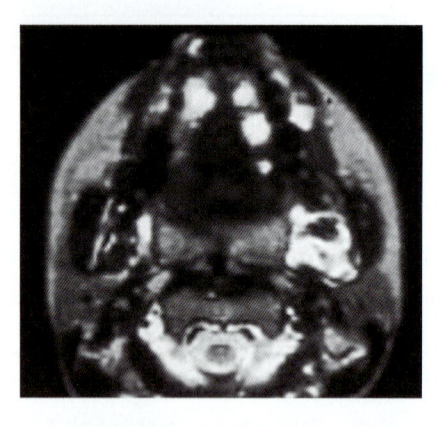

**図3 ● 血管腫の MRI T2 強調像**
舌や頬部および左側顎下部に多発する高信号域を認める．

### 参考文献

1) White SC., Pharoah MJ. (eds.)：Oral Radiology, Principles and Interpretation, 6th ed., p. 395-398, Mosby Elsevier, St. Louis, 2009
2) 東与光，生田裕之：アトラス口腔画像診断の臨床，第2版，p. 184, 医歯薬出版，1992
3) 古本啓一，岡野友宏，小林馨 編：歯科放射線学，第4版，p. 246-247, 医歯薬出版，2006

chapter 6 画像診断

chap.6 | SBOs　線維性異形成症の画像所見を説明する.

# Q 37　線維性異形成症ではどのような画像所見がみられますか？

　線維性異形成症は，未熟な骨形成を伴う線維性結合組織が正常な骨髄を置換する非腫瘍性病変です．顎骨は好発部位です．症状として無痛性の骨の膨隆を示しますが，ときとして痛みを伴うことがあります．

　エックス線所見として，骨形成が弱い初期は，境界はほぼ明瞭か，やや不明瞭なエックス線透過像を示しますが，骨形成量の増加とともに，エックス線不透過性が亢進し，そのうち均質無構造なエックス線不透過像を示します．この均質無構造な所見をすりガラス様所見（ground glass appearance）といいます（図1）．骨の膨隆は弱いものから強いものまでまちまちです．

　なお，病理組織学的に同様な線維・骨性病変（fibro-osseous lesion）を示し，鑑別がむずかしく，画像所見を参照して最終診断する病変に骨形成線維腫があります．一般に線維性異形成症は境界がややあいまいなのに対して，骨形成線維腫は正常骨との境界がはっきりとした傾向があり，鑑別点といえます．

　また，線維性異形成症には，1つの骨に単発性に発症する単骨性線維性異形成症と複数個の骨に発症する多骨性線維性異形成症があります．多骨性線維性異形成症のなかには，皮膚のカフェオレ斑，女児では性的早熟を伴うMcCune-Albright症候群が含まれます（図2）．

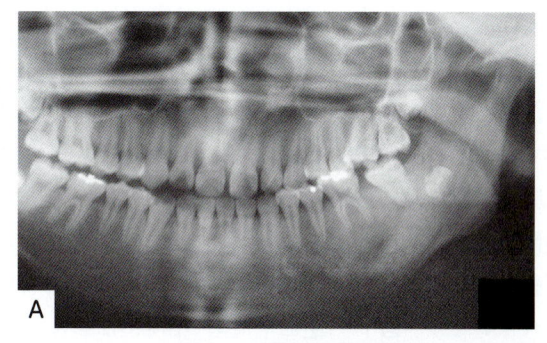

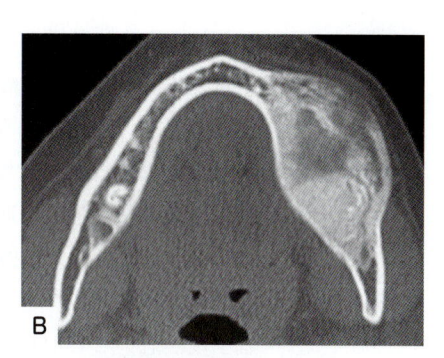

**図1● 下顎左側側切歯遠心から下顎枝にかけての線維性異形成症**
A：境界はやや不明瞭で，内部性状は細かい骨梁パターンを呈している．
B：Aと同一症例のCT像．下顎左側前歯から下顎枝に及ぶ線維性異形成症．病変は皮質骨まで及び，顎骨を頰舌的に著明に膨隆させている．内部性状は一部で骨梁パターンが均質無構造化したすりガラス様所見を呈している．正常骨との境界はほぼわかるものの，移行的である点が特徴．

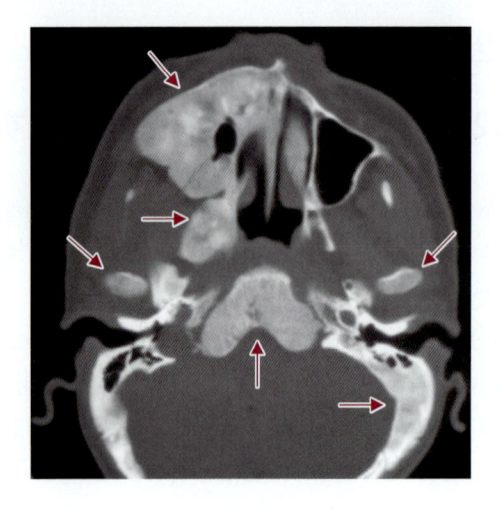

図2 ● McCune-Albright 症候群に生じた多骨性線維性異形成症のCT像
右側上顎骨，下顎骨，蝶形骨，左側の側頭骨に発生しているのが観察される（矢印）．

参考文献
1）White SC., Pharoah MJ.（eds.）：Oral Radiology, Principles and Interpretation, 6th ed., p. 428-432, Mosby Elsevier, St. Louis, 2009
2）古本啓一，岡野友宏，小林馨 編：歯科放射線学，第4版，p. 242-243, 医歯薬出版，2006

---

chap.6

SBOs　口腔扁平上皮癌の画像所見を説明する．

## Q 38　口腔扁平上皮癌ではどのような画像所見がみられますか？

　口腔に発生する悪性腫瘍は上皮性が多く，そのほとんどが口腔粘膜を広く覆う扁平上皮から発生する扁平上皮癌です．扁平上皮癌は粘膜癌であり，口腔内を観察することにより比較的早期に発見されるため初期癌が多く，視診や触診で腫瘍の範囲が判断できます．しかし，顎骨に浸潤した場合や深部に進展した場合はCTやMRIといった3次元的画像情報によらないと腫瘍の進展範囲を正確に把握できません．

　パノラマエックス線画像などの通常のエックス線検査では，おもにがんによる骨破壊の状態を把握します．下顎歯肉癌では，虫喰い型（moth-eaten type）の骨破壊を示すがんは予後が悪いことが知られています（図1）．逆に平滑型（pressure type）の骨吸収を示す場合は予後良好です（図2）．CTやMRIでは骨破壊（図3）とともに周囲軟組織進展も診査します（図4）．上顎はパノラマエックス線画像やWaters法エックス線画像で骨破壊の有無を診査します（図5A）が，立体的な把握のためにはCTやMRIが必須となります（図5B）．

　がんが舌などの軟組織に発生した場合と，頸部リンパ節転移した場合は，通常のエックス線検査では診査できませんので，CT，MRIおよび超音波検査で診査することになります．CTやMRIでは経静脈造影を行って検査します．がん組織は周囲正常組織に比べ血流が豊富なため造影剤が集積し，周囲正常組織より強調されて描出される効果があり，検出力が上がるためです（図4, 5B）．なお，扁平上皮癌は体積が大きくなると中心部は虚血

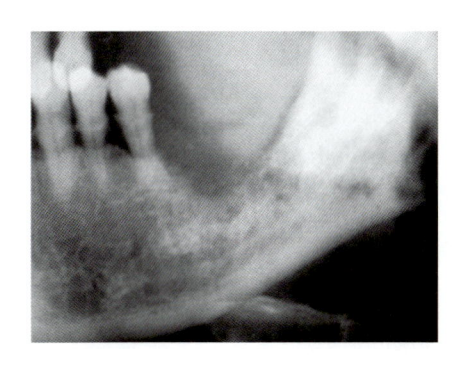

図1 ● 下顎左側臼歯部歯肉扁平上皮癌のパノラマエックス線像
　扁平上皮癌による虫喰い型の骨破壊を示す．境界は不明瞭で，辺縁が不規則で，取り残された浮遊小骨片がみられる．

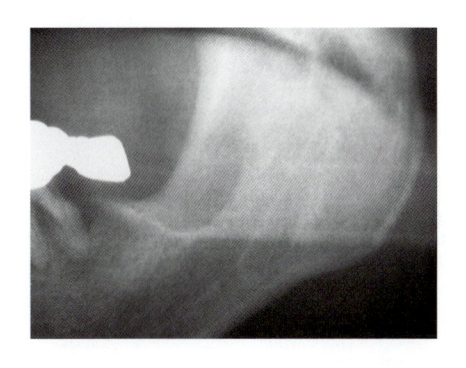

図2 ● 下顎左側臼歯部歯肉扁平上皮癌のパノラマエックス線像
　扁平上皮癌による平滑型の骨吸収を示す．境界は明瞭で，辺縁が平滑な骨吸収がみられる．

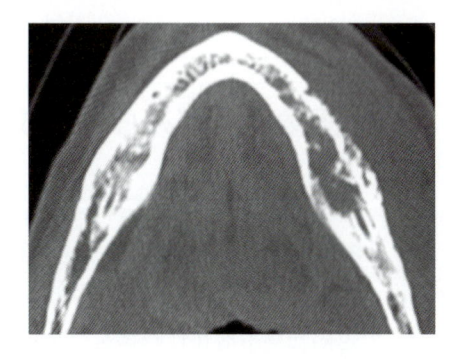

図3 ● 下顎左側臼歯部歯肉扁平上皮癌の骨条件のCT像
　扁平上皮癌による虫喰い型の骨破壊を示す．皮質骨も不規則に破壊され，下顎管への浸潤がみられる．

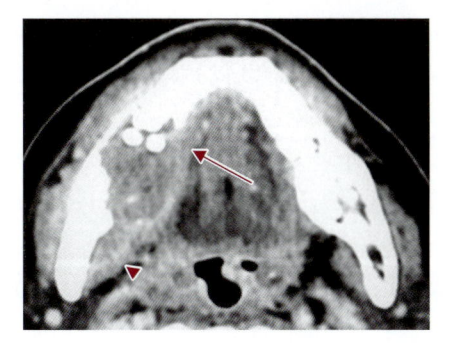

図4 ● 下顎右側臼歯部歯肉扁平上皮癌の軟組織条件の造影CT像
　扁平上皮癌が周囲軟組織に進展し，内側翼突筋（矢頭）や顎舌骨筋（矢印）へ波及している．下顎骨にも浸潤している．なお，この腫瘍は大きいために中心部が虚血を起こし，辺縁部より中心部で造影性が悪い所見が表れている．

を起こしやすくなり，辺縁部より造影性が悪い所見が表れています．この中心部での虚血性変化は扁平上皮癌の特徴の1つで，それが進行すると中心部壊死を起こします（図4）．

209

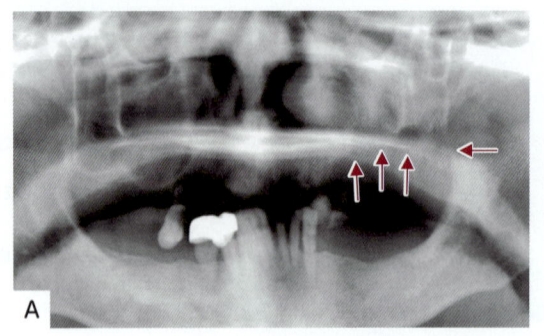

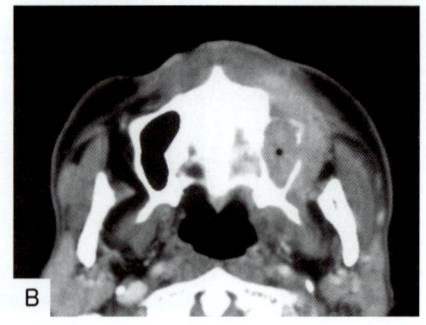

図5 ● 上顎左側臼歯部歯肉扁平上皮癌のパノラマエックス線像
A：扁平上皮癌による上顎骨の骨破壊を示す．矢印に示すように左側上顎骨の破壊がみられるが，立体的な把握は困難．
B：Aと同一症例の軟組織条件の造影CT像．造影剤によって造影されたがん組織が周囲軟組織に進展し，前方では顔面表情筋へ，後方では翼状突起まで波及しているのが観察される．

参考文献
1) 日本口腔腫瘍学会 編：口腔癌取扱い規約，第1版，金原出版，2010．
2) 日本口腔腫瘍学会 口腔癌治療ガイドライン作成ワーキンググループ，日本口腔外科学会 口腔癌診療ガイドライン策定委員会 合同委員会 編：科学的根拠に基づく口腔癌診療ガイドライン 2009年度版，金原出版，2009

chap.6

SBOs リンパ節転移の画像所見を説明する．

## Q39 リンパ節転移ではどのような画像所見がみられますか？

参照
chap.6-Q41
chap.6-Q42

　口腔に発生する扁平上皮癌はリンパ管を通じてしばしば頸部リンパ節に転移を起こします．そこで口腔内にがんを認めたら，頸部のリンパ節転移の有無を触診とともに画像検査で検索します．利用する画像検査はCTと超音波検査で，場合によってはMRIも利用します．さらに最近では肝臓や肺などの遠隔転移や潜在性転移を全身検索するためにPETも利用する場合があります．これらの画像検査の弱点は，リンパ節の炎症性腫大と転移性腫大を鑑別するのがむずかしい場合があることです．しかし，転移性腫大では経時的に増大することから，早期に転移の疑いをもつことで十分な経過観察が可能となり，適切な早期対応につながります．

　非転移リンパ節は，画像では通常，小豆大から空豆大の扁平な形態をとり，辺縁部に接して偏在するリンパ門（hilum）が観察されます（図1）．大きさは部位にもよりますが短径が8mm以下です．

　口腔癌の大多数の扁平上皮癌のリンパ節転移は，初期は非転移リンパ節と区別がつきませんが，だんだん大きくなり，形態も球形に近づきます．内部の血流が増加し，CTやMRIの造影検査ではよく造影されるようになります．さらに増大すると部分的に虚血を起こすようになり，辺縁部より造影性が悪い所見が表れて不規則な内部性状を示すようになります．そして転移リンパ節の中心部の虚血性変化はついに壊死に至ります．原発巣で

も同様のことが起こりますが，リンパ節においても中心部壊死が画像で観察されるようになると転移であることがほぼ確定します．

そこで転移リンパ節の検索には，CTでは必ず造影を行います．まず，リンパ節と管状構造物である脈管を連続断層画像で区別し，リンパ節を同定します．次にリンパ節の大きさを計測します．そして造影性の強さ，造影性の均一さ，不均一さ，および中心部壊死の有無を観察します．短径が1 cmを超える場合，経時的な観察で増大傾向にある場合や，造影性が強い場合，不規則な造影性を示す場合は転移を疑います．そして中心部壊死の所見がある場合は転移と判断します．この中心部壊死の所見のことをとくにrim（またはring）enhancementと呼んでいます（図2）．

超音波検査では，造影CT検査での所見に対応した転移リンパ節の所見がないかを検索します．とくに超音波像でリンパ門が観察される扁平なリンパ節は転移なしと判断しますが（図1B），リンパ門が観察できずに短径が1 cmを超える場合や，類球形の形態を示し内部性状が不規則な場合には転移と判断します（図3A）．血流を画像化できるpower Doppler法では，リンパ門への血流だけでなく血流が増加したり，内部に一部血流を欠く領域が出現したり，内部血流がなくなり，代わりに辺縁部で血流が増加する所見があれば転移と判断します（図3B）．

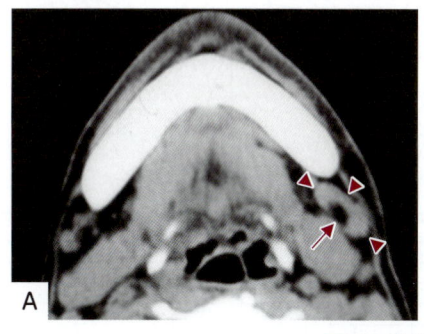

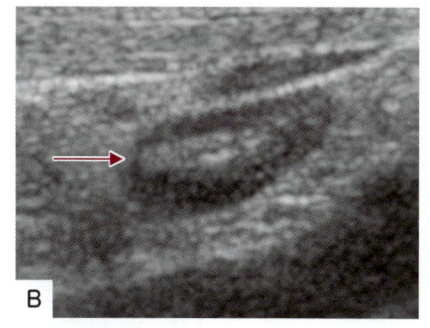

### 図1 ● 非転移リンパ節
A：左側顎下リンパ節（矢頭）は扁平で，脂肪を含むリンパ門（矢印）が観察され，転移ではないと判定できる．
B：超音波でもリンパ節の内部にリンパ門に対応する高エコー部分（矢印）がみられ，転移ではないと判定できる．

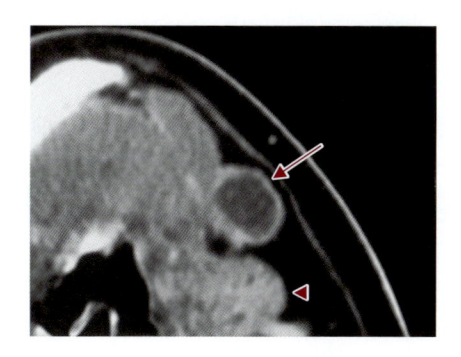

### 図2 ● 転移リンパ節：中心部壊死
左側顎下腺（矢頭）の前方部に顎下リンパ節腫大（矢印）がみられ，造影CTで内部が低CT値を示し辺縁部が造影されるrim enhancementを示し，転移と診断できる．

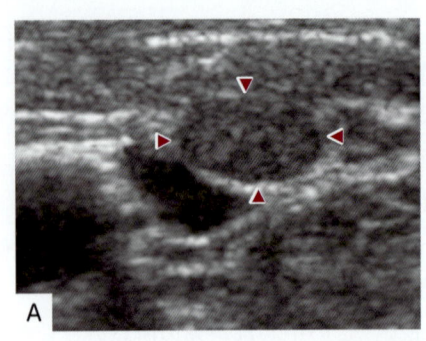

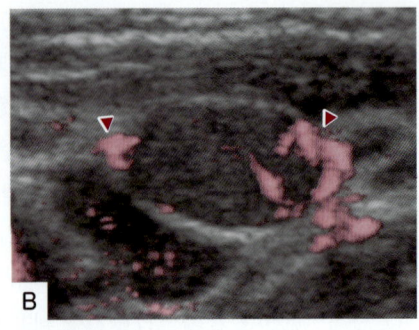

#### 図3 ● 転移リンパ節

A：左側頸部の腫大リンパ節（矢頭）はリンパ門を欠き，不規則な内部エコーがみられ，超音波像の所見から転移と診断できる．
B：Aの転移リンパ節の power Doppler 法超音波像．色のついた部分（矢頭）が血流を示すが，腫大リンパ節はリンパ門を欠き，周囲の血流がみられ，Aの所見とともに転移と診断できる．

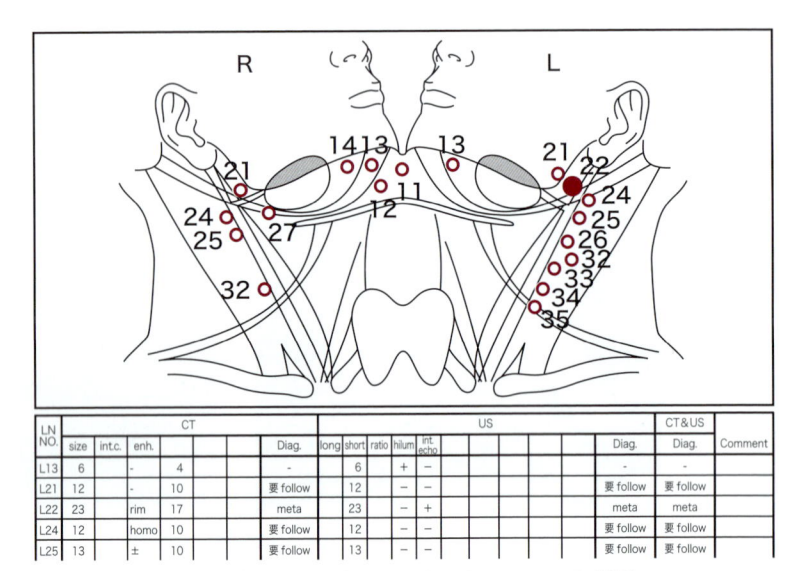

#### 図4 ● 頸部リンパ節の転移判定シートの記載例

造影CT所見と超音波検査所見を総合して，両側の頸部リンパ節の場所を示すとともに，それぞれのリンパ節の転移判定を記載したシートの例．この例では左側上頸部に転移があると判定されている（図中左側頸部22番のリンパ節）．

そして，造影CTと超音波検査の所見を総合して頸部全体のリンパ節転移の有無を総合判定します（図4）．

### 参考文献

1) 日本口腔腫瘍学会 編：口腔癌取扱い規約，第1版，金原出版，2010
2) 日本口腔腫瘍学会 口腔癌治療ガイドライン作成ワーキンググループ，日本口腔外科学会 口腔癌診療ガイドライン策定委員会 合同委員会 編：科学的根拠に基づく口腔癌診療ガイドライン 2009年度版，金原出版，2009
3) Yuasa K., et al.：Computed tomography and ultrasonography of metastatic cervical lymph nodes in oral squamous cell carcinoma, Dentomaxillofacial Radiology 29, p. 238-244, 2000

chapter 6　画像診断

chap.6　SBOs　画像による口腔癌の TNM 分類を説明する．

## Q40　画像による口腔癌の TNM 分類とはどのようなものですか？

　TNM 分類とは，UICC（Union Internationale Contre le Cancer；国際対がん連合）が採用している悪性腫瘍の病期分類です．全身の各部位の悪性腫瘍ごとに，3 つの因子に付記する数字によって，悪性腫瘍の広がりの程度を表示するようになっています．

　・T（tumor）：原発腫瘍の進展度
　・N（nodes）：所属リンパ節転移の有無
　・M（metastasis）：他臓器への遠隔リンパ節転移の有無

また，この分類には次のような約束事があります．

① すべての症例は組織病理診断によって確認されなければなりません．
② 治療前の臨床分類（TNM）と術後の切除物の病理組織学的分類（pTNM）との 2 通りの分類があります．
③ TNM 分類は一度決めたら変更してはいけません．
④ 治療前臨床分類の原発腫瘍，所属リンパ節，遠隔転移をそれぞれ判定するために，最低必要な検索法が示されています．

最新版の第 7 版は 2009 年に発表されています．術前の診断のために利用した診査の方

表●TNM 分類（原案を一部簡素化）

| 分類項目 | 評価レベル | 評価基準 |
| --- | --- | --- |
| T 原発巣 | TX | 評価不能 |
|  | T0 | 原発巣を認めない |
|  | Tis | 上皮内癌 |
|  | T1 | 最大径 2 cm 以下 |
|  | T2 | 最大径が 2 cm より大きいが 4 cm 以下 |
|  | T3 | 最大径が 4 cm より大きい |
|  | N4* | 周囲の筋に浸潤したり，周囲の骨に浸潤する場合（N4a）さらに咀嚼筋間隙，頭蓋底などに浸潤する場合（N4b） |
| N 所属リンパ節 | N0 | 評価不能 |
|  | NX | 所属リンパ節なし |
|  | N1 | 原発巣と同側頸部の 3 cm 以下の単発転移 |
|  | N2 | 患側頸部の 3 cm を超え 6 cm 以下の単発転移（N2a）患側頸部の 6 cm 以下の多発性転移（N2b）両側か対側頸部の 6 cm 以下のリンパ節転移（N2c） |
|  | N3 | 最大径が 6 cm を超える所属リンパ節転移 |
| M 遠隔転移 | MX | 評価不能 |
|  | M0 | 遠隔転移なし |
|  | M1 | 遠隔転移あり |

　＊：下顎歯肉癌や上顎歯肉癌では，初期癌でもすぐに顎骨に浸潤することから UICC 原案でもそれらの初期顎骨浸潤は T4 には分類しないとの但し書きがある．

213

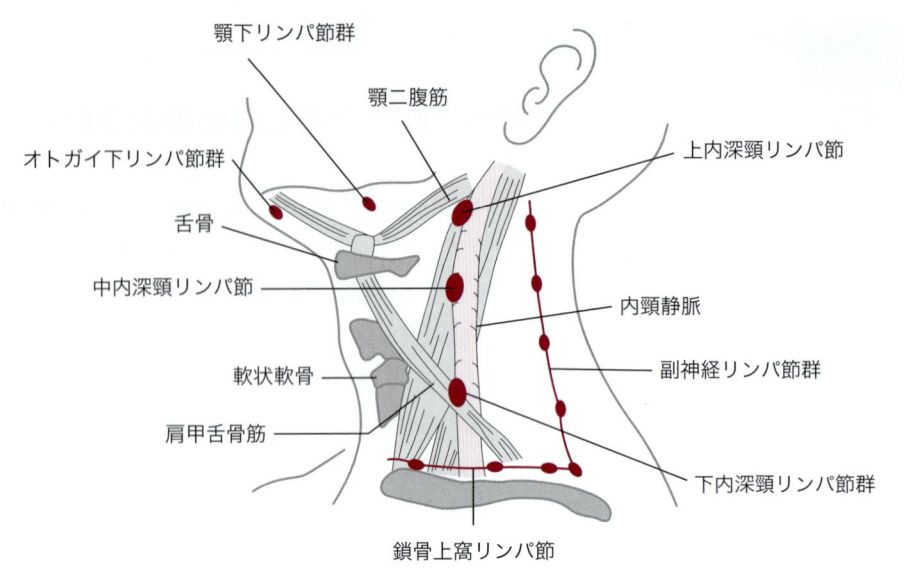

**図1 ● 頸部リンパ節の模式図**
口腔癌のリンパ節転移を評価するために，頸部リンパ節の位置を知ることは重要である．

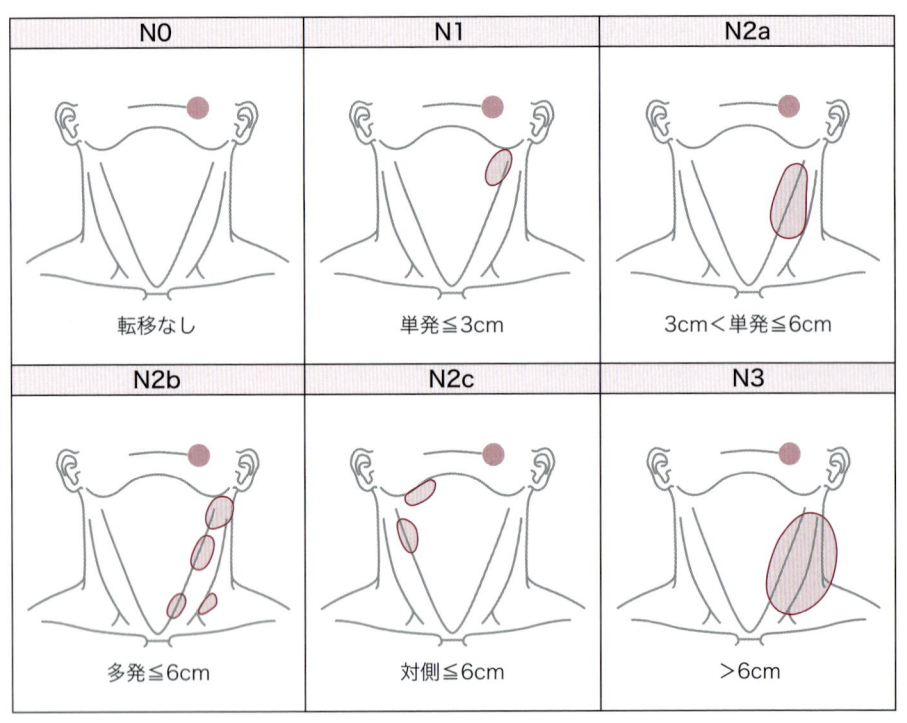

ラベル：顎下リンパ節群、顎二腹筋、オトガイ下リンパ節群、上内深頸リンパ節、舌骨、中内深頸リンパ節、内頸静脈、軟状軟骨、副神経リンパ節群、肩甲舌骨筋、下内深頸リンパ節群、鎖骨上窩リンパ節

| N0 | N1 | N2a |
|---|---|---|
| 転移なし | 単発≦3cm | 3cm<単発≦6cm |

| N2b | N2c | N3 |
|---|---|---|
| 多発≦6cm | 対側≦6cm | >6cm |

**図2 ● N分類**

法で正確さが変わってきますが，それをC-Facterとして規定しています．通常のエックス線検査はC1，CTやMRIを利用した場合はC2とします．通常はC2以上の検査を行って，治療前の臨床分類を行います．

　口腔癌についても，頭頸部癌のなかに，口唇・口腔領域として分類のルールが規定されています（**表**，**図1，2**）．そのなかで口腔の特異性を考慮し，T分類において，下顎歯肉癌や上顎歯肉癌では，初期癌でもすぐに顎骨に浸潤することからUICC原案でもそれらの初期顎骨浸潤はT4には分類しないとの但し書きがあります．しかし，日本口腔腫瘍学会は，さらに検討した結果，下顎骨の骨浸潤については，歯槽骨を越えた浸潤でも下顎管に達しない場合はT4とはしないという分類修正案（T分類の下顎管分類）を提唱しています．

　そこで舌癌の症例を例に，造影CTで実際のTNM分類をどのように行うかを説明します．

① T分類とN分類をするために，舌の腫瘍であっても，頸部全体まで含んだ検査範囲を選択し，必ず造影CTか造影MRI検査を行います（**図3**）．

② 舌原発巣は，造影CTでは描出が十分でないため（**図4A**），造影MRIを追加し（**図4B**），原発巣は最大径が2 cmを超えるけれども4 cmは超えないことが確認されました．そこでT分類はT2ということになります．

③ 次に頸部リンパ節の検索ですが，造影CTで右側顎下リンパ節が2個，中内深頸リンパ節が1個，rim enhancementを認め，転移と診断されました（**図5**）．超音波検査でもこれらは転移の所見を示し，ほかのリンパ節には転移の所見はありませんでした．そこでN分類は，患側多発性で最大径が6 cm以下であるため，N2bということなります．

④ 胸腹部造影CTでは肺と肝臓に転移の所見はなく，臨床的に他臓器にも転移を疑わせる所見がないため，M分類はM0となりました．

⑤ 結果的にC-FacterはC2で，治療前の臨床分類では，TNM分類はT2N2bM0となります．

　**図6**に，頸部のリンパ節領域を分類するのに広く利用されている頸部リンパ節のレベル分類の区分と今回例として説明した舌原発巣と所属リンパ節転移の様子を示します．

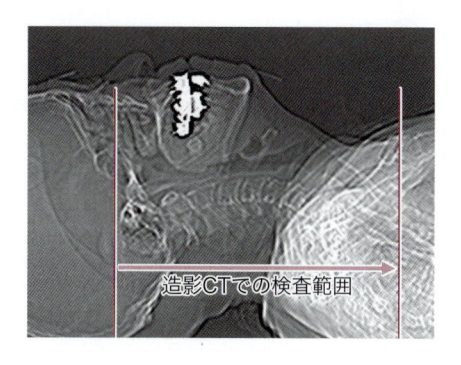

**図3 ● 口腔癌の造影CT**
　原発巣だけでなく，頸部をすべて含む領域を検査範囲とする．

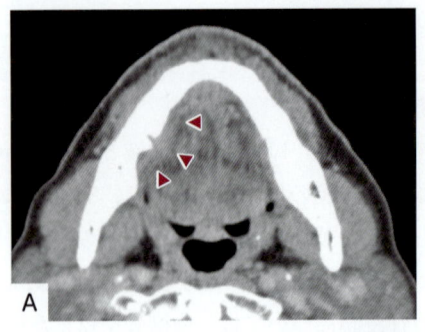

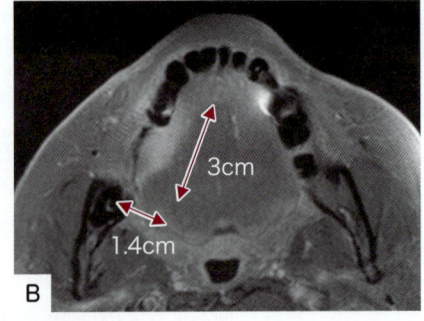

図4 ● 造影CT像，造影MRI
A：造影CTでは舌癌自体は均一に造影された領域として描出されているが，正確な範囲がわからない．
B：脂肪抑制法を併用した造影T1強調MR画像によって舌原発巣の大きさを把握．

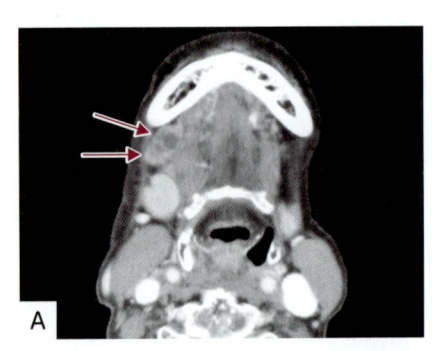

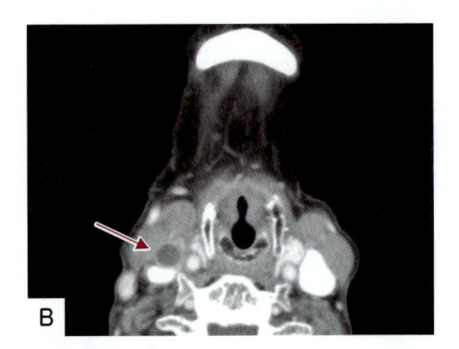

図5 ● 造影CT像
A：造影CTで，右側リンパ節が2個，rim enhancementを示し，転移と診断できる．
B：造影CTで，さらに右側中内深頸リンパ節がrim enhancementを示し，転移と診断できる．

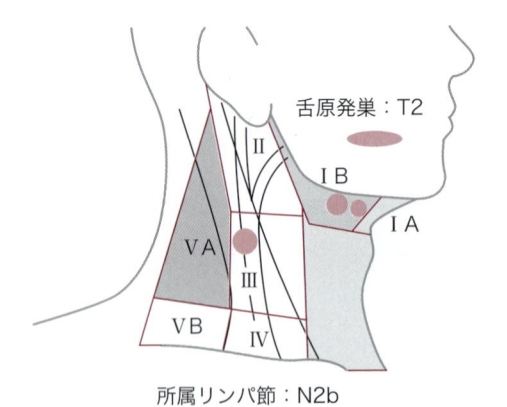

図6 ● 頸部リンパ節のレベル分類区分
造影CT所見，MRI，および超音波検査所見を総合して，T分類と頸部リンパ節転移の場所とN分類を，頸部リンパ節のレベル分類区分とともに示した．

舌原発巣：T2
所属リンパ節：N2b

**参考文献**
1) Sobin LH., et al., eds.：TNM Classification of Malignant Tumours, 7th ed, Wiley-Blackwell, Chichester, 2009
2) 日本口腔腫瘍学会 編：口腔癌取扱い規約，第1版，金原出版，2010
3) 日本口腔腫瘍学会 口腔癌治療ガイドライン作成ワーキンググループ，日本口腔外科学会 口腔癌診療ガイドライン策定委員会 合同委員会 編：科学的根拠に基づく口腔癌診療ガイドライン 2009年度版，金原出版，2009

chapter 6　画像診断

chap.6　SBOs　口腔癌手術後の再発の画像所見を説明する.

# Q 41　口腔癌手術後の再発ではどのような画像所見がみられますか？

　口腔癌は比較的早期に発見されるため初期癌が多く，治療成績は良好ですが，場合によっては再発します．口腔癌の治療の主体は手術による切除です．手術後1〜3か月までは，術後の組織反応が残存するため，造影CTやMRIをその時期に検査しても腫瘍の残存や再発なのか，術後の組織反応なのかわかりません．どちらの場合も，腫大して造影される軟組織を示し区別がつきません．そこで，口腔癌手術後に経過観察と再発の検索のために画像検査をする場合は，術後1〜3か月後をめどに行い，その画像を術後の基準としてその後3〜6か月ごとに再検査を行い，術後初回の基準画像との所見の差に着目して再発の有無を検索することになります．

　原発巣については，3〜6か月の間に手術の際の腫瘍の取り残し部分から再発しますが，かなりあとになっても再発することがあります．腫瘍の取り残しはどこの部位も起きる可能性はありますが，やはり手術中に切除断端の確認がむずかしい口腔内の後方端（図1）や，上顎の後方，上方部分で多く再発します（図2）．その特徴は，造影CTでは，術後のある時期の画像では造影される腫瘍性の軟組織が出現し，それが時間とともに増大する所見です．ある時期までは術後感染により，そのように造影される腫瘍性の軟組織が出現することがありますが，炎症がなくなるとその軟組織は消失します．そこで，臨床所見として炎症所見があるかどうかと，経時変化の見極めが大切になります．なお，再発するとしばしば感染も起きやすくなり，両者が合併することがあるため，臨床所見で炎症所見がある場合も再発の可能性を念頭においての経過観察が重要となります．術後再発は多くは1年以内に起き，5年を経過すると可能性は低くなるのでそれを念頭において定期経過観察をします．

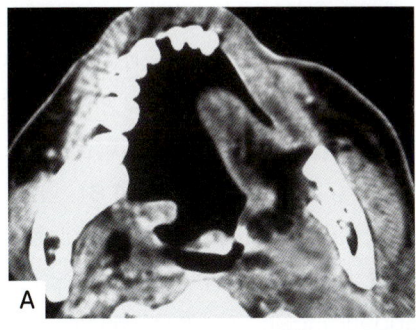

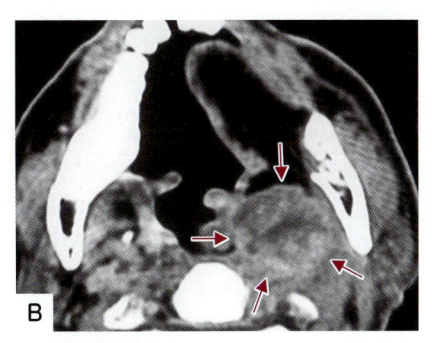

**図1 ● 下顎左側口底癌の再発例**
A：がんの切除と植皮による再建後1か月経過時の造影CT像．植皮後方端に植皮の脂肪組織とは異なる領域が観察されるが，術後の組織反応の可能性が高い所見．
B：その部位に注意して行った術後3か月時の造影CT像．その部位に不規則に造影される明らかな腫瘍性組織の増殖を認め，再発がみられた．

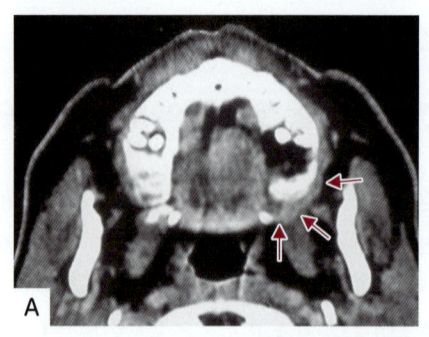

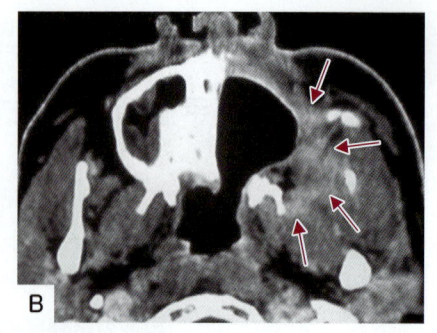

**図2● 上顎左側臼歯部歯肉癌の再発例**
A：術前の造影 CT 像．上顎左側臼歯部から上顎結節部と蝶形骨翼状突起基部にかけて造影される軟組織（矢印）が観察される．
B：術後7か月時の造影 CT 像．腫瘍とともに切除された上顎骨の欠損部分の後方で，頬骨部分からその後方の蝶形骨翼状突起外側部にわずかに造影される軟組織（矢印）を認め，生検の結果，再発が確認された．

**参考文献**
1）日本口腔腫瘍学会 口腔癌治療ガイドライン作成ワーキンググループ，日本口腔外科学会 口腔癌診療ガイドライン策定委員会 合同委員会 編：科学的根拠に基づく口腔癌診療ガイドライン 2009 年度版，p.131-137，金原出版，2009

chap.6　SBOs　顎骨の骨肉腫の画像所見を説明する．

## Q42　骨肉腫ではどのような画像所見がみられますか？

　顎骨骨肉腫はまれではありますが，顎骨の非上皮性悪性腫瘍のなかでは頻度の高い疾患です．

　臨床所見として上下顎骨の膨隆を示し，炎症がないにもかかわらず疼痛を自覚することが特徴です．他の長管骨の骨肉腫は若年者に多く予後は不良ですが，顎骨に発生する骨肉腫は，それよりやや高齢者に多く，予後も他の長管骨の骨肉腫より良好です．顎骨骨肉腫は上顎骨にも下顎骨にも発生しますが，両者には画像所見と予後に差があります．下顎骨の骨肉腫は，骨破壊性（エックス線透過性）で予後が悪い場合が多く，下顎骨の皮質骨を破壊して周囲軟組織に進展することもあります（図1A，1B）．上顎骨の骨肉腫は造骨性（エックス線不透過性）で，予後もよい傾向にあり，一見すると良性の線維・骨性病変に類似の画像所見を呈することがあります（図1C，2A）．骨破壊性を示す顎骨骨肉腫は他の長管骨と同様に旭日像（sun ray appearance），スピクラ（spicula），Codman 三角などの所見を呈することもあります（図1A，1B）．しかし，その頻度は 25％ 程度であり，そのような所見がないからといって骨肉腫を否定できません．CT では溶骨性（骨破壊性）の骨肉腫は皮質骨を破壊し，周囲軟組織に進展します（図1B）が，造骨性の骨肉腫は比較的境界が明瞭な膨隆性腫瘤として描出されます（図2A）．MRI では他の肉腫同様，T1 強調画像で筋肉と同程度，T2 強調画像で高信号を呈します．顎骨骨肉腫が歯に近接して発生した場合，接する歯において不自然な歯根膜腔の拡大が特徴的にみられるので診断に有用です

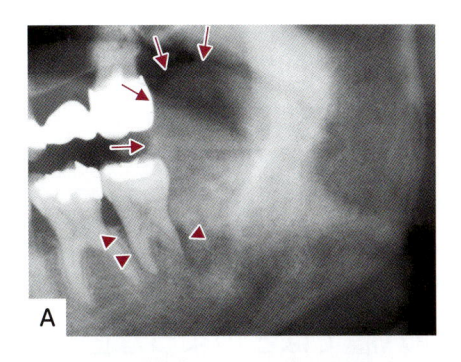

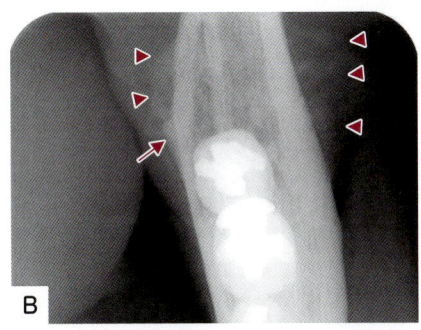

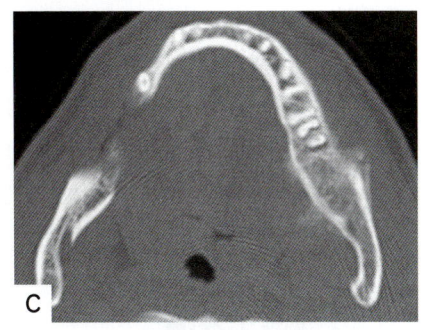

**図1 ● 下顎左側第二大臼歯近心から下顎枝にかけての顎骨中心性骨肉腫**
A：矢印に示すように軟組織の腫脹がみられ，それに接する下顎骨は骨破壊性変化を示している．下顎左側第二大臼歯の歯根膜腔は不自然に拡大している（矢頭）．
B：Aと同一症例の咬合法エックス線像．舌側皮質骨にはCodman三角がみられ（矢印），その後方の舌側皮質骨と頬側皮質骨に旭日像やスピクラがみられる（矢頭）．
C：Aと同一症例のCT像．舌側皮質骨と頬側皮質骨に旭日像やスピクラがよく観察される．

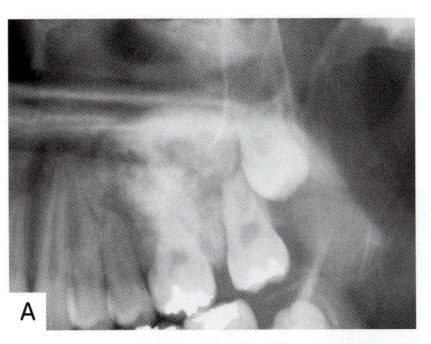

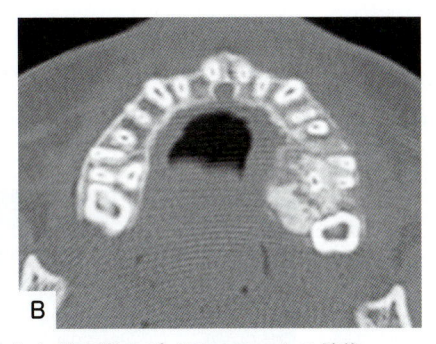

**図2 ● 上顎左側臼歯部の上顎骨に発生した骨肉腫のパノラマエックス線像**
A：境界は比較的明瞭なエックス線不透過像を認め，一見すると良性の線維・骨性病変のような所見を呈しているが，実は骨肉腫である．ただし，このようなエックス線不透過性（造骨性）の顎骨骨肉腫は予後は良好である．
B：Aと同一症例のCT像．CTでも良性の線維・骨性病変との鑑別がむずかしい症例であるが，このようなタイプの顎骨骨肉腫があることを知っておくことも大切である．

（図1A）．ただし，そのような不自然な歯根膜腔の拡大所見は，軟骨肉腫，悪性リンパ腫などの非上皮性悪性腫瘍にみられる共通所見で，骨肉腫だけに認められるわけではありません．

**参考文献**

1) 日本整形外科学会 骨・軟部腫瘍委員会 編:悪性骨腫瘍取扱い規約, 第3版, p.102, 金原出版, 2000
2) White SC., Pharoah MJ. (eds.):Oral Radiology, Principles and Interpretation, 6th ed., p.414-416, Mosby Elsevier, St. Louis, 2009
3) 東与光, 生田裕之:アトラス口腔画像診断の臨床, 第2版, p.210-213, 医歯薬出版, 1992

---

chap.6　SBOs　顎顔面の悪性リンパ腫の画像所見を説明する.

## Q 43 悪性リンパ腫ではどのような画像所見がみられますか？

　悪性リンパ腫には，ホジキンリンパ腫と非ホジキンリンパ腫があり，そのどちらにも病理組織学的に多様な分類があり複雑です．しかし，共通することはリンパ組織に存在するリンパ球，単球，組織球などが悪性腫瘍化する疾患であるということです．顎顔面口腔領域にも悪性リンパ腫は発生します．悪性リンパ腫には，リンパ節に発生する節性リンパ腫とリンパ節外に発生する節外性リンパ腫があります．顎顔面口腔領域でも両方とも発生し，顎骨にも節外性リンパ腫が発生します．

### 節性リンパ腫

　頸部リンパ節は悪性リンパ腫の好発部位です．しかし一方で，細菌性やウイルス性のリンパ節炎の頻度も多く，頸部のリンパ節腫大が出現したときに，画像所見から両者を鑑別するのはしばしば困難です．そこで両方の可能性を考慮して，さらに血液検査で精査しつつ，経過観察を十分することが重要です．節性リンパ腫は孤在性に1個だけ腫大する場合（図1）も多発性に腫大する場合（図2）もあります．一般に短径が2.5 cm以上のリンパ節腫大は悪性リンパ腫としてとらえるのが無難です．CTでは均一な軟組織腫瘤として描出され，造影すると均一に造影されたり，rim enhancement を示したりします（図2）．超音波所見としては，内部が均一で血流は繊細な樹枝状を呈する傾向があります（図3）．しかし，画像所見は多様です．

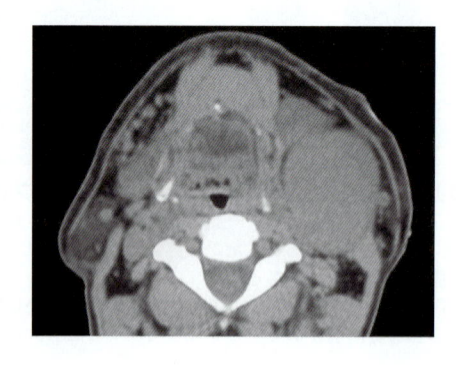

**図1 ● 左側顎下腺後方の顎下リンパ節に発生した節性孤在性悪性リンパ腫**
短径は2 cmを超え，そのことからも悪性リンパ腫を疑うべきである．

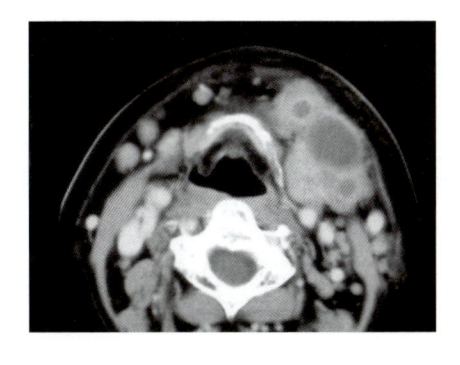

**図2** ● 左側顎下腺外側の顎下リンパ節に多発した孤在性悪性リンパ腫
造影CTでrim enhancementを示している.

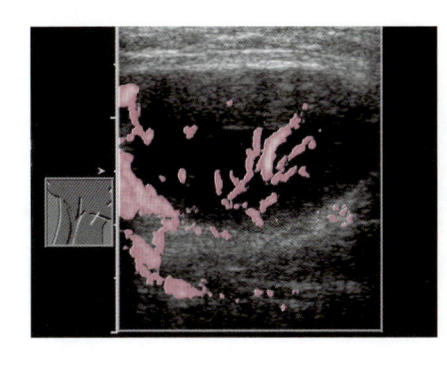

**図3** ● 右側顎下リンパ節に多発した節性悪性リンパ腫
power Doppler超音波像で，繊細な樹枝状の血流パターンを呈している.

## 節外性リンパ腫

　頭頸部はワルダイエル扁桃輪などのリンパ組織があり，節外性リンパ腫もよく発生します．リンパ組織以外の口腔粘膜下の軟組織や顎骨にも発生します．軟組織に発生する悪性リンパ腫はCTやMRIで均一に造影される軟組織腫瘤として描出される傾向にあります．近接する骨を破壊する場合も，他の悪性腫瘍が骨を圧迫しながら破壊するパターンを呈するのに対して，悪性リンパ腫は骨にしみ込むように破壊するか，骨を通り抜けるように浸潤していく傾向があります（図4）．また骨の破壊も繊細です（図5）．MRIでは他の肉腫同様，T1強調画像で筋肉と同程度，T2強調画像で高信号を呈します．

　一部の節外性リンパ腫はEVウイルス感染や炎症性変化との関連性が考えられています．実際に，節外性リンパ腫が発生した部位では慢性炎症性変化が観察されることが多く，臨床所見も炎症類似のパターンを呈することがあります．そこでこのことを十分に念頭において，炎症様であっても炎症では説明がつきにくい場合（たとえばCRPの上昇がないなど）は悪性リンパ腫の可能性を考えることが重要です．

　顎骨に発生した悪性リンパ腫が歯に近接する場合，接する歯において不自然な歯根膜腔の拡大が特徴的にみられます（図6）．ただし，そのような不自然な歯根膜腔の拡大所見は，軟骨肉腫や骨肉腫などの非上皮性悪性腫瘍にみられる共通所見で，悪性リンパ腫だけに認められるわけではありません．

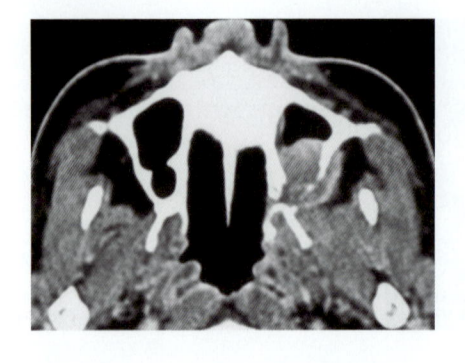

図4 ● 左側上顎骨の上顎結節部に発生した節外性悪性リンパ腫のCT像
　境界は明瞭な軟組織腫瘤が上顎洞後外側壁をはさんで上顎洞の内外に存在するが，その間の骨壁は一部破壊されてはいるものの一部は残存し，あたかも腫瘍が骨を通り抜けたかのような進展を示している．

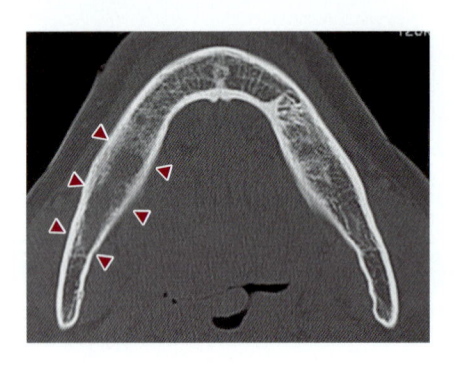

図5 ● 下顎骨右側臼歯部の骨破壊を伴う顎骨中心性の節外性悪性リンパ腫のCT像
　悪性リンパ腫による骨破壊は，他の悪性腫瘍による骨破壊に比べて非常に繊細な破壊パターンを示す傾向がある．

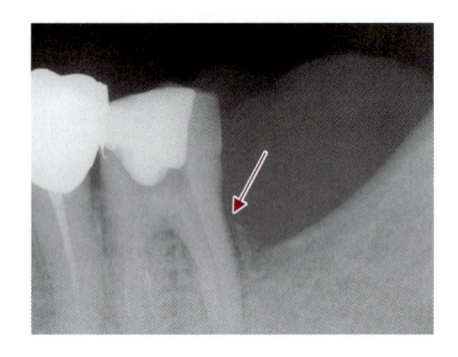

図6 ● 下顎左側第一大臼歯遠心部の歯肉粘膜下に発生した節外性悪性リンパ腫
　矢印に示すように，近接した歯の歯根膜腔を不自然に拡大させている．非上皮性悪性腫瘍にみられる特徴的な所見である．

参考文献
1) 日本歯科放射線学会 編：歯科臨床における画像診断アトラス，p.111, 221, 医歯薬出版，2008
2) White SC., Pharoah MJ. (eds.)：Oral Radiology：Principles and Interpretation, 6th ed., p.421-423, Mosby Elsevier, St. Louis, 2009

chapter 6 画像診断

chap.6　SBOs　顎顔面の系統疾患の画像所見を述べる．

## Q 44　系統疾患ではどのような画像所見がみられますか？

　系統疾患には，ホルモンや血液など全身に作用する因子により身体各所にさまざまな症状が発現する疾患と，遺伝子要因などにより身体に複数の症状が特徴的に発現する症候群などが含まれます．そのなかで，顎骨や中顔面に症状を呈する系統疾患について，画像所見という視点からおもな変化を解説します．

### 骨梁の変化：脱灰性変化

　全身骨の骨梁が疎になり，顎骨では歯槽硬線の不明瞭化や消失，骨梁パターンの消失，下顎下縁皮質骨の不明瞭化が起こることがあります（図1）．これは，骨の量が減少し，骨梁の枠組みは変化しない状態です．たとえば，家のなかにある柱の本数は変わらないまま，柱の太さが細くなってしまうといった状態です．一般に骨粗鬆症と表現されます．高齢者，とくに閉経後の女性では女性ホルモンの影響で骨粗鬆症を発症すると，顎骨も骨梁が疎になります（原発性骨粗鬆症）．副甲状腺腫瘍などにより一次的に，または，慢性腎不全やビタミンD欠乏の影響で二次的に副甲状腺機能亢進症が発症すると，全身骨の吸収が進行し，顎骨にも影響があります（図1）．この場合は骨梁が不明瞭化し，歯槽硬線が消失します（続発性骨粗鬆症）．

### 骨梁の変化：骨硬化性変化

　骨髄腔に骨質が増加した結果，骨が緻密化し，骨皮質は肥厚します．これは骨形成の亢進，骨吸収の低下があることを示し，骨硬化症が全身骨に起こります．代表例が大理石骨病です（図2）．

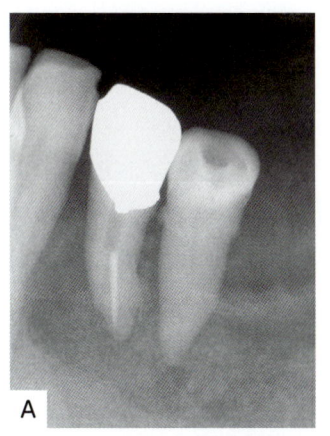

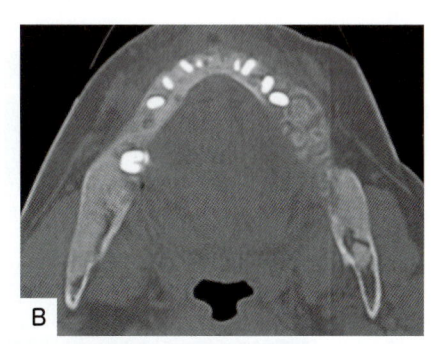

**図1 ● 慢性腎不全による二次的副甲状腺機能亢進症**
A：慢性腎不全により，二次的副甲状腺機能亢進症が発症し，骨梁の不明瞭化と歯槽硬線の消失が認められる．
B：Aと同一症例の下顎骨のCT像．皮質骨が薄くなり，骨梁パターンの消失も確認できる．

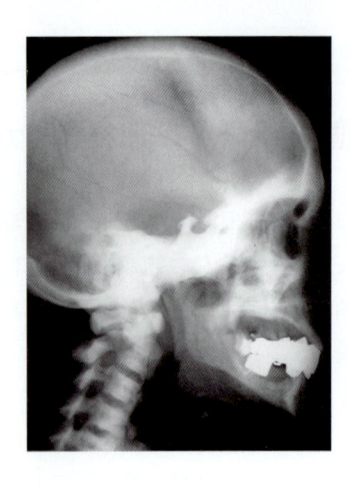

**図2 ● 大理石骨病の頭部側方エックス線像**
頭蓋骨と頸椎の硬化性変化を認める.

### 顎骨の過成長
　脳下垂体腫瘍などで成長ホルモンが過剰に分泌されると，先端巨大症が発症し，四肢末端肥大を起こします．顎骨では下顎骨の過成長がみられ，下顎前突になります．頭部エックス線規格写真の側面像でよく観察できます．骨端線の閉鎖前に発症すると体全体が大きくなる巨人症になります．

### 顎骨の劣成長
　優性遺伝を示し，鎖骨の欠損を伴う鎖骨頭蓋異骨症（図3）や，21番目の染色体が3本となるDown（ダウン）症候群では上顎の劣成長がみられます．末端指節骨形成不全を起こすピクノディスオストーシスでは，骨の硬化と下顎角の扁平化がみられます（図4）．第一・第二鰓弓の発達障害を示すTreacher-Collins（トリーチャー・コリンズ）症候群でも小顎症がみられます．

### 大泉門の閉鎖遅延
　鎖骨頭蓋異骨症やピクノディスオストーシスでは，大泉門の閉鎖遅延もみられます（図3，4）．

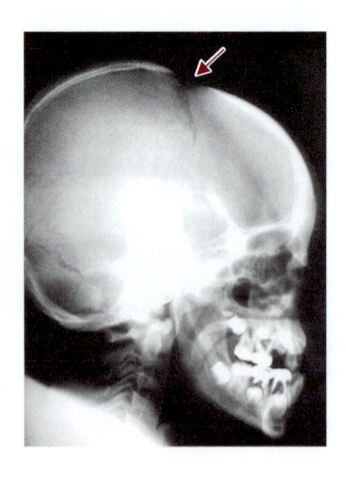

**図3 ● 鎖骨頭蓋異骨症の頭部側方エックス線像**
大泉門の閉鎖遅延（矢印）と上顎骨の劣成長を認める.

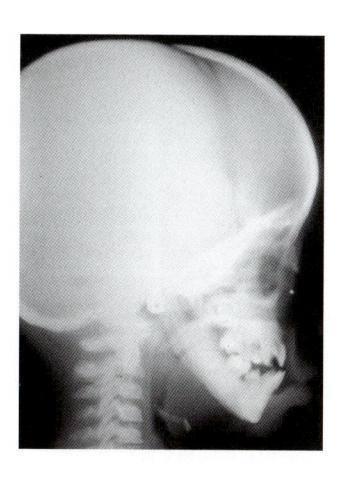

**図4 ● ピクノディスオストーシスの頭部側方エックス線像**
大泉門の閉鎖遅延，骨の硬化と下顎角の扁平化を認める．

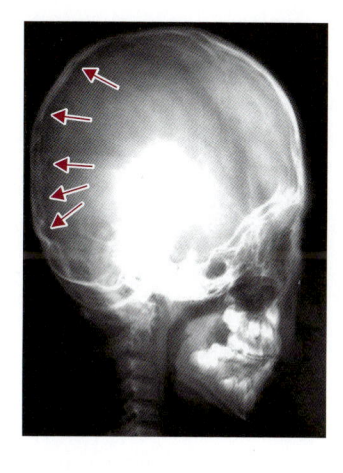

**図5 ● Crouzon症候群の頭部側方エックス線像**
大泉門の早期閉鎖のため，頭蓋骨が上下方向に大きく，指圧痕（矢印）がみられる．

### 大泉門の早期閉鎖

　優性遺伝を示すCrouzon（クルゾン）症候群やApert（アペルト）症候群では，大泉門の早期閉鎖が起こり，その結果，脳圧亢進のため頭蓋骨に指で押したような圧痕状変化（指圧痕）がみられます（図5）．泉門の閉鎖状態は頭部エックス線側方像で確認できます．

### 歯の数の異常や多数歯埋伏，萌出異常

　鎖骨頭蓋異骨症では，多数歯埋伏や過剰歯がみられます．Down症候群では，歯の萌出遅延，先天欠如がみられます．

### 歯の形成異常

　先天性疾患の外胚葉性異形成症では，歯の形成に外胚葉がかかわるため，部分的無歯症や完全無歯症がみられます．骨形成不全症では骨の形成不全とともに，象牙質の形成不全のため，歯髄腔が狭く，根管が閉鎖し，歯根がときに短小になります（図6）．

　これらの系統疾患は，頭蓋骨や顎骨の変化については頭部側方エックス線検査での診査が有効ですし，顎骨や歯についてはパノラマエックス線検査や口内法エックス線検査が有効です．

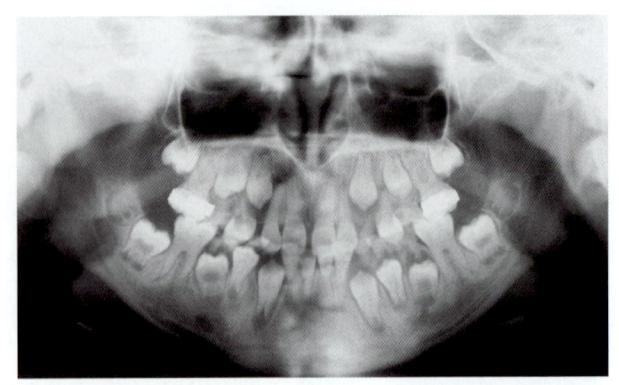

図6 ● 骨形成不全症のパノラマエックス線像
一部の歯で歯髄腔が狭く，根管の閉鎖を認める．

参考文献
1）古本啓一，岡野友宏，小林馨 編：歯科放射線学，第4版，p.284-285，医歯薬出版，2006
2）白砂兼光，古郷幹彦 編：口腔外科学，第3版，p.39-84，医歯薬出版，2010

chap.6
SBOs　唾石症の画像所見を述べる．

## Q 45　唾石ではどのような画像所見がみられますか？

　唾石は，唾液腺の導管内や腺管移行部，まれには腺内に発生するリン酸カルシウムを主体とした結石です．ミネラル量により，通常のエックス線写真に描出されるものから，描出されないものまであります．唾石の存在により，食事時などの唾液産生時に唾液腺部の腫脹や疼痛症状が起きる疾患は唾石症と呼ばれます．疼痛は軽度の違和感レベルから激痛（唾疝痛）までさまざまです．唾石が唾液の排泄を妨害するために，逆行性感染を起こし急性唾液腺炎を併発することがあります．それを繰り返していると慢性唾液腺炎に移行し，場合によっては，唾液腺がついに唾液産生能を失い，線維化してしまうこともあります．そこで唾石の存在を検出した場合，同時に唾液腺の状態も検索することになります．唾石は顎下腺に多く発生し，Wharton管内と腺管移行部が好発部位です．耳下腺にはまれで，舌下腺や口唇腺などの小唾液腺にはさらにまれです．
　エックス線検査としては，顎下腺では，咬合法で前歯部歯軸撮影（図1）と，後方前方斜位撮影（図2）の2方向撮影で口底部の唾石を診査するのが有効です．耳下腺では，耳下腺部に照射野を絞り込んだ頭部後前方向撮影（図3A）と，乳様突起がみえるように正中矢状面を反対側にやや振った頭部後前方向斜位撮影の2方向接線撮影が唾石の描出に有効です（図3B）．
　超音波検査は，唾石をエコー反射の強い線状物として描出し，唾液腺体の器質的変化の程度を把握するのに有効です（図3）．しかし，小さな唾石は描出できないことがよくあります．

chapter 6　画像診断

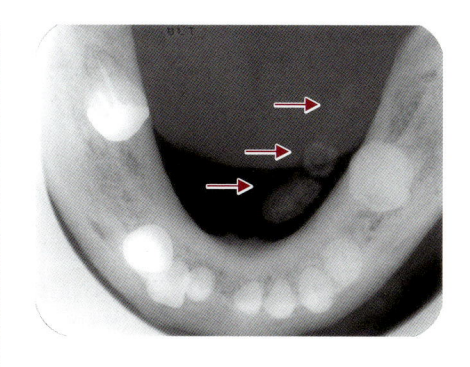

**図1 ● 前歯部歯軸投影の咬合法写真による唾石の検査**
矢印のように，さまざまなエックス線不透過性を示す複数個の唾石を左側口底部に認める．

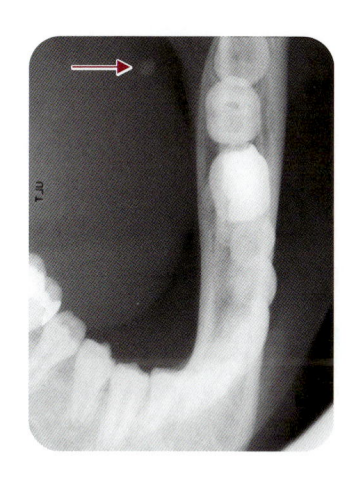

**図2 ● 後方前方斜位撮影の咬合法写真による唾石の検査**
（図1とは別症例）
左側口底部後方に唾石を認める（矢印）．通常は1つの症例で図1と図2の両方の咬合法撮影をして顎下腺唾石を診査する．

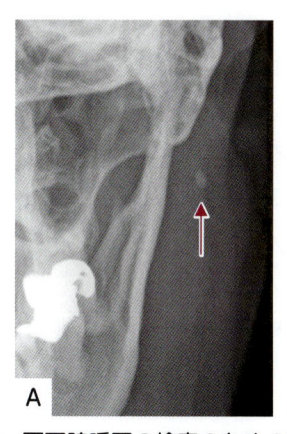

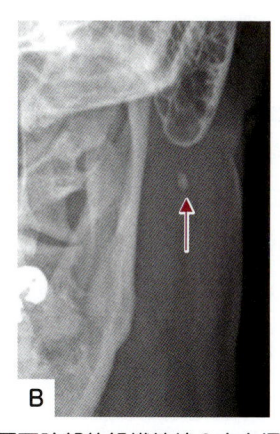

**図3 ● 耳下腺唾石の検査のための耳下腺部軟組織接線2方向撮影像**
耳下腺部に照射野を絞り込んだ頭部後前方向撮影(A)と，乳様突起がみえるように正中矢状面を反対側にやや振った頭部後前方向斜位撮影(B)の2方向接線撮影を行い，唾石を描出する（矢印）．

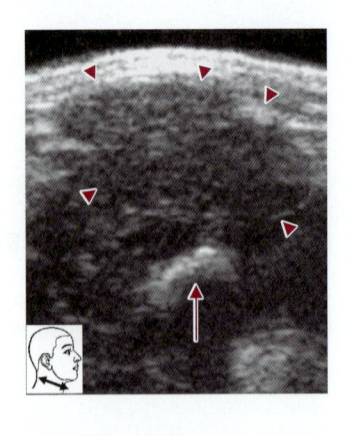

**図4 ● 右側顎下腺の腺管移行部の唾石の超音波像**
唾石はエコー反射の強い線状物（矢印）として描出されている．唾液腺体（矢頭）の内部エコーレベルが低下し，慢性炎により顎下腺が器質的変化を起こしている．

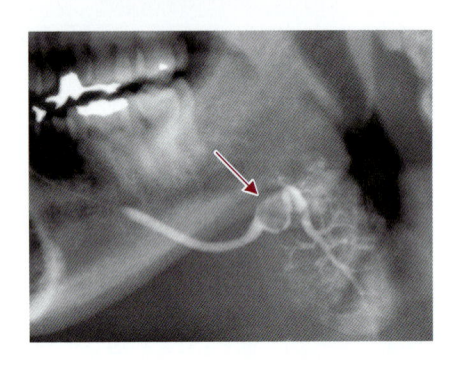

**図5 ● 左側顎下腺造影像**
左側顎下腺の腺管移行部に，唾石が造影剤の陰影欠損として描出されている（矢印）．また，顎下腺は腺内の導管がやや拡張し，腺系の造影性もやや不規則で軽度の慢性顎下腺炎の所見を呈している．

　唾石と唾液管や腺体との関係を把握するには唾液腺造影が必要です．唾石はエックス線不透過性ですが，造影剤よりも透過性が高いため，造影像では唾石は造影剤の陰影欠損としてエックス線透過性に描出されます（**図4**）．唾液腺造影では，唾石の径と導管の径の大小関係が把握できるだけでなく，腺体の管の拡張所見や腺体の造影性から唾液腺炎の状態評価も同時に行うことができるので有効です（**図5**）．
　CTは唾石の検出には有効ですが，唾液腺炎の併発など唾液腺体の評価は超音波検査やMRIに比べ有効ではありません．

**参考文献**
1）古本啓一，岡野友宏，小林馨 編：歯科放射線学，第4版，p.262-263，医歯薬出版，2006
2）白砂兼光，古郷幹彦 編：口腔外科学，第3版，p.384-387，医歯薬出版，2010

chapter 6 画像診断

| chap.6 | SBOs | 唾液腺炎の画像所見を説明する. |

## Q 46 唾液腺炎ではどのような画像所見がみられますか？

参照
▼
chap.6-Q45

　唾液腺炎には急性と慢性がありますが，どちらの場合も画像検査として超音波検査が有効です．閉塞性唾液腺炎では，閉塞物か導管の狭窄が疑われる場合，その部位を明らかにすることができる唾液腺造影が有効です．ただし，急性症状がある時期は唾液腺造影を避けるようにします．MRIも有効ですが，CTは有効ではありません．

**耳下腺炎**

　急性耳下腺炎では，Stensen管が一部狭窄したことによる唾液分泌障害が起き，そのために逆行性感染を起こす閉塞性耳下腺炎を多く認めます．これは導管の狭窄により慢性的に存在する炎症が急性転化して症状を発現するのが普通です．臨床所見として唾液腺開口部から排膿を認めることもあります．耳下腺造影所見としては，多くはStensen管が頬筋を貫く部位で狭窄を示し，それより後方の導管が拡張し，腺体の造影性も不規則で不良な像を呈します（図1）．

　小児の再発性耳下腺炎は小児期に繰り返す耳下腺腫脹があり，成人になると発症しなくなります．耳下腺造影所見としては，腺の末端部での造影剤の貯留を示し，Sjögren症候群に一見似通った多数の点状陰影がみられる独特の耳下腺造影像を示します（図2）．

　mumpus virusによる流行性耳下腺炎も小児を中心に発症しますが，その場合は両側性に腫大するのが普通です．

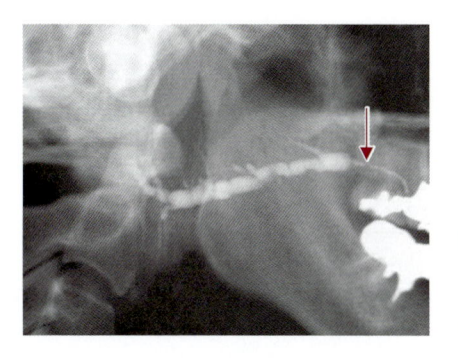

**図1 ● 右側の閉塞性耳下腺炎の唾液腺造影像**
Stensen管が，頬筋を通過する部分（矢印）で著明に狭窄し，それ以降の導管が著明に拡張した慢性耳下腺炎の所見を示している．

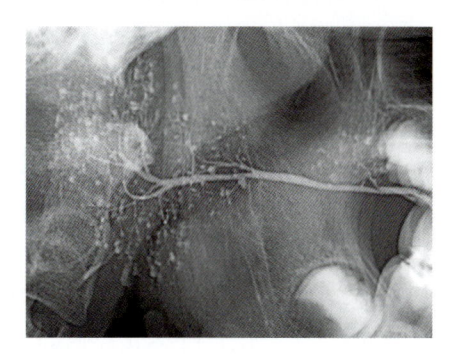

**図2 ● 小児の再発性耳下腺炎の唾液腺造影像**
導管の末端が拡張した部分で，造影剤の貯留像が多数の点状陰影として描出された独特な所見を示している．

**顎下腺炎**

　顎下腺炎は，唾石による慢性顎下腺炎とその急性転化した急性顎下腺炎が圧倒的に多数を占めます．

　慢性硬化性顎下腺炎（Küttner腫瘍）は，顎下腺が慢性的に線維化し，硬化する病変です．唾石などの閉塞性慢性炎と病理組織学的所見は類似していますが，唾石を伴わず明らかな炎症性所見もない症例があり，通常の唾液腺炎とは異なる発症機序が考えられます．最近ではMikulicz症候群と同様なIgG4関連疾患と考える研究者もいます．超音波検査で，顎下腺は全体的に低エコーを示し，線維化した変化を示す像を呈します（図3）．慢性硬化性顎下腺炎は，臨床的には顎下腺悪性腫瘍との鑑別が必要になる場合もあります．慢性硬化性顎下腺炎では病的所見のある領域と正常組織との境界が移行的ですが，顎下腺悪性腫瘍では比較的はっきりとした腫瘤を形成しており，両者の鑑別点になります．

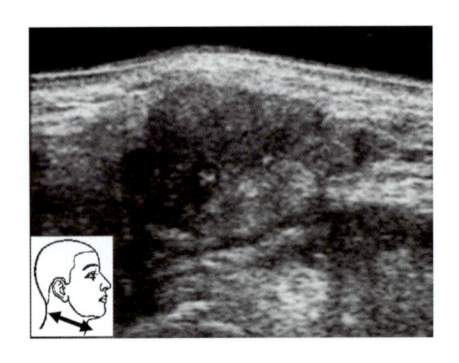

**図3 ● 右側顎下腺の慢性硬化性顎下腺炎の超音波像**
　顎下腺体はやや腫大し，び漫性に低エコー領域を認め，不規則な内部性状を示している．腺組織の線維化に対応した所見である．

**参考文献**
1) 下野正基，高田隆 編：新口腔病理学，p.292-297，医歯薬出版，2008
2) 白砂兼光，古郷幹彦 編：口腔外科学，第3版，p.384-397，医歯薬出版，2010

---

chap.6　SBOs　Sjögren症候群の画像所見を述べる．

## Q 47　Sjögren症候群ではどのような画像所見がみられますか？

　Sjögren（シェーグレン）症候群は，外分泌腺が系統的に炎症性に障害される自己免疫疾患です．唾液腺の障害により唾液分泌量低下が起こり，そのために口腔乾燥症を引き起こします．口腔乾燥感や涙腺の障害による目の乾きにより発見されるのが一般的です．顎下腺も同様に障害されます．40歳以降の中年女性に多い疾患ですが，関節リウマチなど，そのほかの自己免疫性疾患も併発している場合があります．診断の確定は，唾液分泌量低下とともに，抗SS-A抗体や抗SS-B抗体などの血清学的検査や口唇腺の生検による病理組織学的検査などを総合して行います．

　画像検査としては，唾液腺組織の変化を診査するために超音波検査が有効です．正常唾液腺組織と比較して，内部が不均一な性状を示し，エコーレベルも全体的に低下します（図

1)．この変化は疾患の重篤度が増すにつれて著明になります．唾液腺造影検査も有効です．おもに耳下腺造影を行い，多数の点状陰影を認める（cherry blossom appearance）と，唾液腺造影上は Sjögren 症候群であると判断されます（**図2**）．最近では MRI 検査による診断も行われています（**図3**）．また，唾液分泌能低下を画像で定量化する方法としては，$^{99m}TcO_4^-$ という放射性同位元素を使った唾液腺シンチグラフィが利用されています．

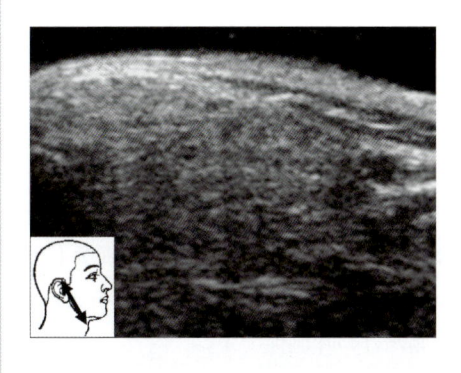

**図1** ● Sjögren 症候群の超音波検査像
　耳下腺の内部性状が不規則で，多数の円形の低エコー領域が出現し，Sjögren 症候群の典型的所見を示している．

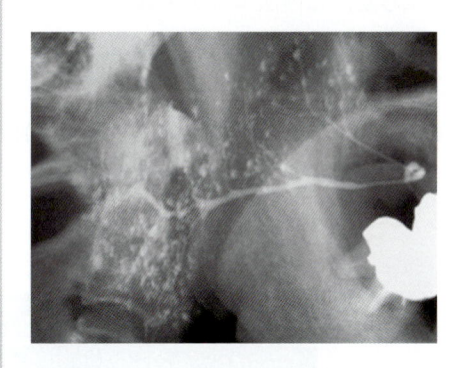

**図2** ● Sjögren 症候群の耳下腺造影像
　耳下腺内に多数の点状陰影が出現し，cherry blossom appearance を示している．口腔乾燥症のある症例でこの所見があれば，ほぼ Sjögren 症候群と診断できる．

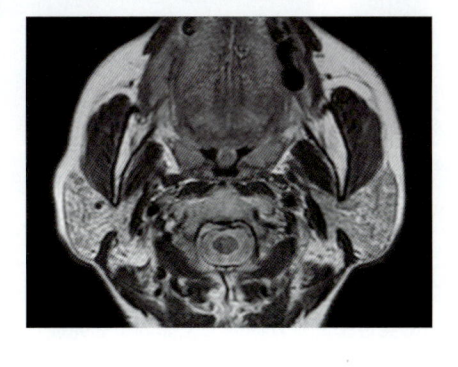

**図3** ● Sjögren 症候群の MR 画像
　T2 強調画像で，本来脂肪組織に富み，均一な比較的高信号の領域として描出される耳下腺が，Sjögren 症候群のために不規則で正常より信号強度が低下した所見を呈している．組織変化を反映した像で，超音波所見とも対応する変化が観察できる．

**参考文献**
1）白砂兼光, 古郷幹彦 編：口腔外科学, 第3版, p.390-395, 医歯薬出版, 2010
2）東与光, 生田裕之：アトラス口腔画像診断の臨床, 第2版, p.277-279, 医歯薬出版, 1992

chap.6 SBOs 上顎洞炎と真菌症の上顎洞炎の画像所見の違いを述べる．

# Q 48 上顎洞炎と真菌症による上顎洞炎の画像所見の違いは何ですか？

　上顎洞炎は，歯からの感染（歯性上顎洞炎），鼻腔からの感染（鼻性上顎洞炎）およびアレルギーによるものなどが知られています．炎症が長期化して上顎洞粘膜の肥厚が常態化して高度になると，自然孔が閉鎖し，炎症が消退せずに慢性化します．上顎洞全体に波及した炎症と骨を破壊する前の上顎洞癌は，画像での区別がむずかしい場合があり，注意が必要です．

## 歯性上顎洞炎

　歯性上顎洞炎は，片側性で上顎洞下半分に粘膜肥厚がみられやすい特徴があります．慢性辺縁性歯周炎や根尖性歯周炎では原因歯が存在し，臨床上でも画像上でも歯や歯周組織の炎症所見を認めるため，診断は比較的容易です．原因歯が上顎の両側にあれば両側の上顎洞炎を呈しますが，普通は原因歯側だけの片側性です．

　その診断には，パノラマエックス線写真，口内法エックス線写真（図1A）およびWaters法エックス線検査（図1B）が，CTとともに有用です（図2）．

## 鼻性上顎洞炎

　鼻性上顎洞炎の場合は必ずしも歯とは関連せず，上顎洞全体やその他の前頭洞や篩骨洞，蝶形骨洞にも炎症が及ぶ場合があります．また鼻中隔の彎曲や鼻腔粘膜の肥厚も伴うことがあります．その診断には，Waters法エックス線検査とCTが有用です．

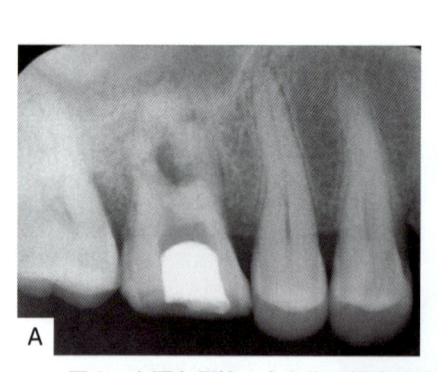

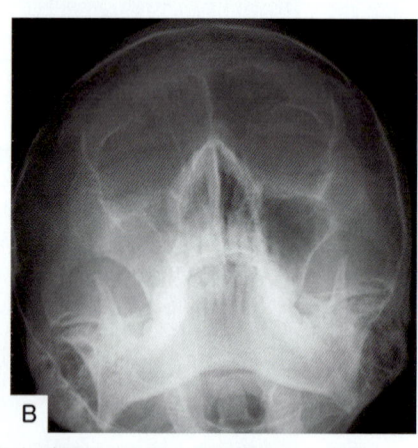

図1 ● 上顎右側第一大臼歯の根尖性歯周炎が原因で上顎洞炎を発症した症例
A：歯性上顎洞炎は，原因歯の症状発現に続発する場合がほとんどで，臨床所見を参考にすれば診断は一般に容易で，原因歯の診査には口内法エックス線写真が有用である．
B：Aと同一症例のWaters法エックス線写真．Waters法エックス線写真では，上顎洞全体の様子と他の副鼻腔の様子が把握できるため，鼻性と歯性とを問わず，上顎洞炎の診査に有用である．この症例では右側上顎洞のエックス線不透過性が亢進している．Waters法エックス線写真だけでは歯の状態がほとんどわからないため，歯性であることの判断ができないが，Aの口内法エックス線写真と臨床所見を総合的に判断することにより，歯性上顎洞炎であることは容易に診断できる．

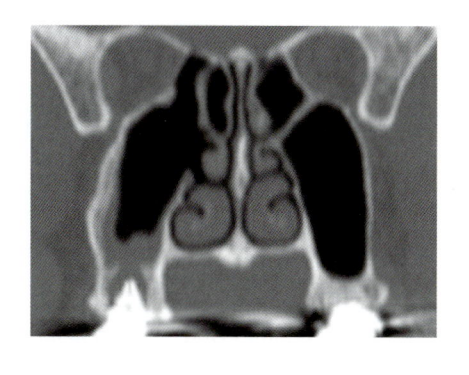

**図2● 上顎右側第一大臼歯が原因歯である歯性上顎洞炎のCT像**
CTの冠状断再構成画像で歯根の周囲の歯槽骨が吸収され，上顎洞と連続しているのが観察される．歯と上顎洞粘膜肥厚が関連していることがよくわかる．

**真菌による上顎洞炎**

上顎洞炎の原因菌がアスペルギルスなどの真菌である場合は，通常の上顎洞炎とは異なる画像所見を示します．通常の上顎洞炎では粘膜肥厚や膿の産生が主体で周囲骨の破壊はみられませんが，アスペルギルスによる上顎洞炎では骨の破壊がしばしばみられます．また，上顎洞壁の全周に及ぶ硬化や骨壁の肥厚がみられます（図3）．アスペルギルスによる上顎洞炎ではCTで肥厚粘膜中に菌塊を示す高CT値領域が観察されることがあります（図4）．感染が長期化すると肥厚粘膜部にさまざまな程度の石灰化が起きます（図3）．このような所見は，一般的な炎症に，アスペルギルスなどの真菌の混合感染が起きたことを示唆します．

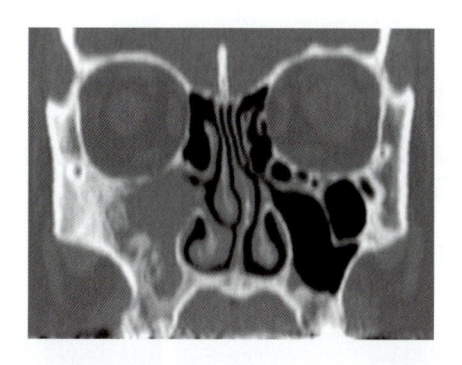

**図3● 右側の慢性上顎洞炎のCT像**
細菌学的検査でアスペルギルスの関与が示唆された．右側上顎骨は硬化と肥厚を示し，眼窩壁の一部破壊もみられる．また，上顎洞粘膜肥厚内に石灰化もみられる．

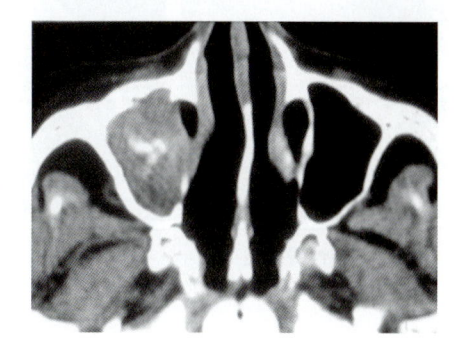

**図4● アスペルギルスが関与した右側上顎洞炎のCT像**
右側上顎洞の粘膜肥厚内にアスペルギルスの菌塊に対応する高CT値領域を認める．右側上顎洞壁も肥厚している．アスペルギルス上顎洞炎によくみられる所見である．

**参考文献**
1) 日本歯科放射線学会 編：歯科臨床における画像診断アトラス，p.142-146，医歯薬出版，2008

chap.6 | SBOs | 顎骨骨髄炎の画像所見を述べる．

## Q 49 顎骨骨髄炎ではどのような画像所見がみられますか？

　顎骨骨髄炎は基本的に非特異的な化膿性炎です．歯牙感染症を原因とするものが多いのですが，放射線照射の影響で生じる放射線性骨髄炎やビスホスホネート製剤を長期に服用することで難治性の骨髄炎が生じることも報告されています．しかしながら，画像上の特徴に焦点を絞れば原因による差異は少なく，変化の度合いおよび範囲に差がある程度です．ただし，画像的特徴は病変発症から検査が行われるまでに経過した時間によって大きく変化します．初期の骨髄炎の特徴は臨床的に強い疼痛と腫脹があるにもかかわらず，画像上では原因歯の歯根膜腔拡大以外の所見はほとんど認めません．しかし，MRIでは初期の段階からT1強調画像において，骨髄の脂肪信号の低下が認められます（図1）．亜急性期に入ってくると，原因歯の歯根膜腔の拡大に加え，同部のエックス線透過性が亢進します．慢性骨髄炎では，エックス線透過像の周囲にび漫性に広がる不透過性の亢進を認めるようになります（図2）．

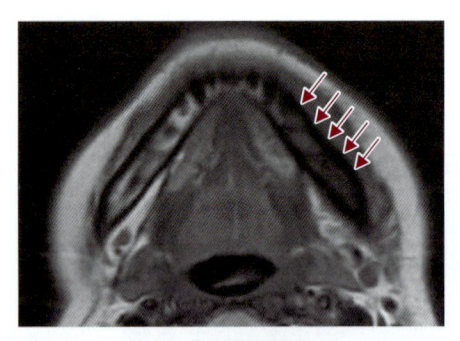

**図1 ● MR画像**
T1強調画像上で信号の低下を示す．

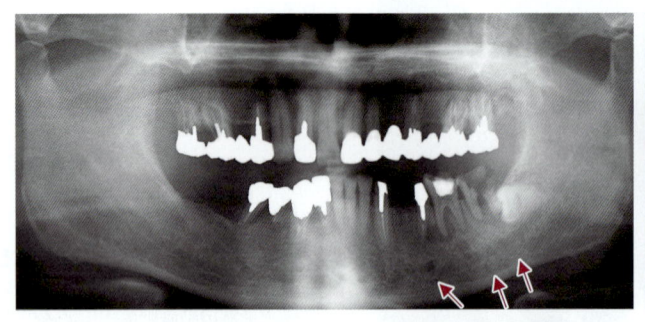

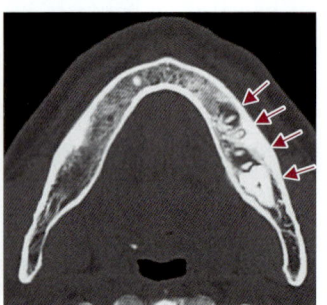

**図2 ● 慢性骨髄炎**
慢性骨髄炎はエックス線透過像と不透過像の混在したエックス線像である．

**参考文献**　1）古本啓一，岡野友宏，小林馨 編：歯科放射線学，第4版，医歯薬出版，2006

| chap.6 | SBOs | 硬化性骨髄炎の画像所見を説明する． |

## Q 50 硬化性骨髄炎ではどのような画像所見がみられますか？

　硬化性骨髄炎と呼ばれる状態は慢性期において骨増生が強まった結果です．そのため，その所見では炎症性変化を示す領域にび漫性のエックス線不透過性変化が認められます（図1）．び漫性のエックス線不透過性の亢進に伴い，下顎管が明瞭化します（図1）．また，場合によっては腐骨分離像として一層の透過帯を隔てて塊状のエックス線不透過物が認められます（図2）．CT画像では，病変部骨梁のび漫性に広がるdensityの上昇領域を認めます（図1）．病変が皮質骨を穿孔し，骨膜に及んだ場合には骨膜反応を示すことがあります．若年者にみられる慢性骨髄炎の特殊なタイプにGarré骨髄炎と呼ばれるものがあります．混合歯列期もしくは歯牙交換早期の小児の場合，下顎大臼歯部慢性骨髄炎により骨膜が刺激を受け，骨形成（骨膜反応）を生じる場合があります．この状態をタマネギの皮状（onion peel appearance）と呼びます（図3）．

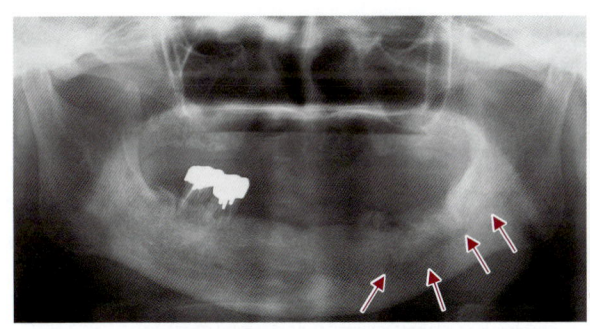

マッハ効果による下顎管の明瞭化　　　　び漫性の骨硬化像

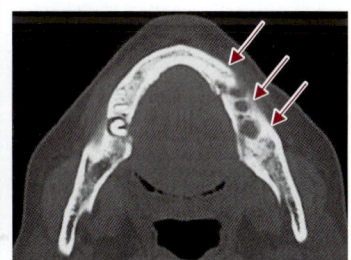

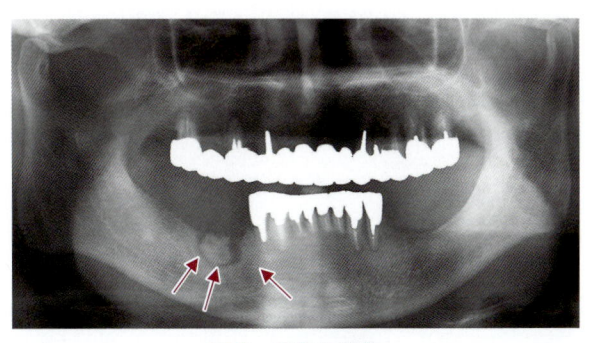

**図1 ● 硬化性骨髄炎**

**図2 ● 腐骨分離像**

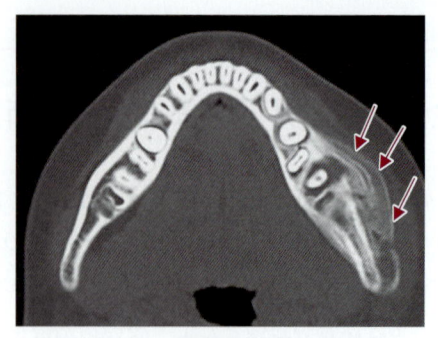

図3 ● Garréの骨髄炎による皮質骨に沿った層板状の骨膜反応

　顎骨骨髄炎に関連する自己免疫疾患として SAPHO 症候群があげられます．SAPHO 症候群とは synovitis，acne, pustulosis, hyperostosis, osteitis syndrome（滑膜炎，痤瘡，膿疱症，過骨症，骨炎症候群）の頭文字をとって俗称化したものです．1987 年に Chamot らにより原因不明の疾患として命名されました．現在では自己免疫疾患の1つとして考えられるようになっています．

　診断基準では，骨髄炎，関節炎，および皮膚病変（痤瘡，掌蹠膿疱症，乾癬）の発症を特徴としています．治療法としては，抗炎症剤と鎮痛剤を使用した対症療法が推奨されています．しかし，実際には抗菌剤の長期投与や外科的手術が行われていることが多く，難治性疾患となることが問題です．というのも画像上，び漫性硬化性骨髄炎と SAPHO 症候群による顎骨骨髄炎の鑑別は困難だからです．そのため，非化膿性で難治性，骨硬化性病変の中に骨融解像が散在する混在型のエックス線像を示す場合は，つねに SAPHO 症候群の可能性を念頭において慎重に診断を行うことが大切です．

**参考文献**

1）金田隆，倉林亨：歯科放射線診断 teaching file，第2版，砂書房，2007
2）代居敬，山田英彦，河合泰輔：歯科放射線学サイドリーダー，第4版，学建書院，2007
3）末井良和，山田信一，田口明，谷本啓二：Synovitis, Acne, Pustulosis, Hyperostosis and Osteitis syndrome（SAPHO 症候群）と下顎骨骨髄炎，歯科放射線，42（1）：p.33-45，2002

chapter 6　画像診断

chap.6　SBOs　放射線性骨髄炎の画像所見を説明する．

## Q 51　放射線性骨髄炎ではどのような画像所見がみられますか？

　骨髄炎の原因が放射線照射による場合，放射線性骨髄炎と呼ばれます．下顎骨に生じることがほとんどで，60 Gy 以上の放射線が顎骨に照射された場合に惹起されることがあります．照射完了後数週間で発症するものもありますが，10 年以上経ったのちに発症するものもみられます．障害が著明な場合，粘膜面に腐骨が露出することがあります．放射線性骨髄炎に関して，特徴的な画像所見というものはありません．ただし，骨髄炎の状態が著しいために骨の破壊と消失が著しく，骨壊死を伴うことが多くなります．そのため腐骨も認められることが多いようです．また，骨破壊が著しいために残存骨梁もエックス線透過像が強く無構造化することが多いようです（図1）．腫瘤様構造が認められれば，悪性腫瘍の浸潤や再発による骨吸収との見分けが困難となります．したがって，CT や MRI 撮影を行って腫瘍の有無を除外する必要があります．MRI では T1 強調画像において，骨髄の脂肪信号の低下が認められます（図2）．また，脂肪抑制 T2 強調画像や STIR 画像にて，高信号を示します（図2）．

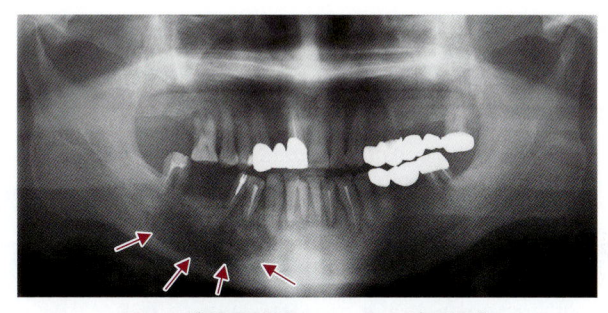

**図1●境界不明瞭なエックス線透過像**

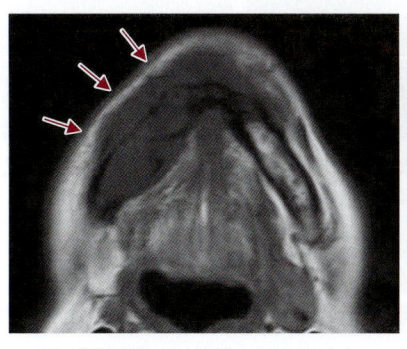

T1 強調画像上で信号の低下を示す． 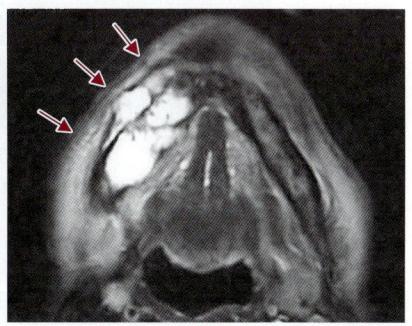　　T2 強調画像上で高信号を示す．
**図2●MR 画像**

参考文献　1）山本美朗，島原政司 編：MRI — 顎口腔領域の診断 —，第1版，学建書院，2001

chap.6　SBO₈　ビスホスホネート製剤による顎骨異常の画像所見を説明する．

## Q 52 ビスホスホネート製剤による顎骨異常ではどのような画像所見がみられますか？

　2003年，口腔外科医のMarxが，がん治療に用いられるビスホスホネート（BP）注射剤によって顎骨の無血管性骨壊死が起こることを報告して以降，多くの報告がなされるようになりました．その定義は，①BP製剤の使用，②8週間以上の骨露出，③顎骨への放射線照射の既往なしとなっています．Marxは無血管性骨壊死と名づけましたが，現在は顎骨骨髄炎として認知されています．BP製剤はがん治療の注射薬以外にも，骨粗鬆症治療などの経口薬としても使われていましたので，経口薬由来の顎骨骨髄炎も報告されていますが，真の関連性については明らかにはなっていません．

　注射剤BP関連の場合，画像の予兆所見として，歯槽硬線の肥大，歯根膜腔の拡大，抜歯窩の残存（図1），歯槽骨辺縁の骨硬化やび漫性の骨硬化があげられます．骨膜反応は著明であるとの報告があります（図2）．

　CTでは骨吸収と骨硬化の混在した像がみられますが，通常の骨髄炎との明らかな違いはみられません．

　MRIではT1強調画像で低信号，脂肪抑制T2強調画像で高信号と報告されており，骨髄炎の像を呈します．

　骨シンチグラフィやPETでは早期に集積するといわれていますが，通常の骨髄炎と比べ特徴的な所見は報告されていません．

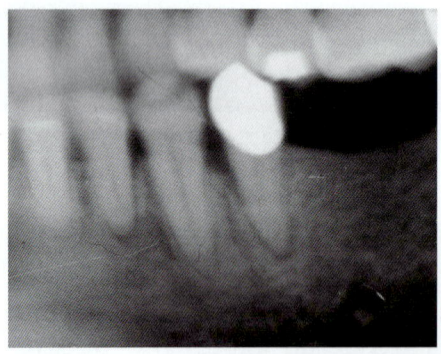

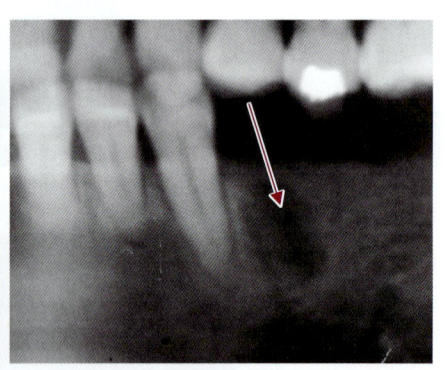

**図1 ● 注射剤BP製剤使用患者の抜歯窩の長期残存症例**
右側は抜歯1年後だが骨形成が進んでいない（矢印）．

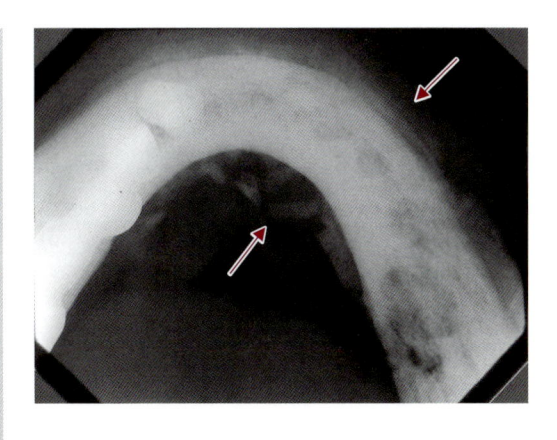

**図2 ● 注射剤 BP 製剤関連の下顎骨骨髄炎の骨膜反応像**
頬舌側に不整な骨形成がみられる（矢印）.

参考文献　1）ビスフォスフォネート関連顎骨壊死検討委員会：ビスフォスフォネートの有用性と顎骨壊死，大阪大学出版会，2010

chap.6　SBOs　蜂窩織炎の画像所見を述べる.

## Q 53　蜂窩織炎ではどのような画像所見がみられますか？

　蜂窩織炎は軟組織にみられる炎症性変化です．歯牙および歯槽骨が感染源として疑われた場合には単純エックス線写真が必要なこともありますが，一般的にはCT，MRI，超音波および場合によっては核医学検査が行われます．

　CTでは，炎症を示す軟組織は腫脹し，形態が不明瞭化します（図1）．さらに，炎症を示す組織は一般的にエックス線の吸収値（density）が低下します（図1）．とくに，膿瘍形成を示す領域はwater densityを示します（図2）．ただし，炎症を示す脂肪組織ではdensityが上昇（脂肪の混濁化）します（図1）．

　造影検査を行った場合，炎症を示す組織では造影効果を示します．ただし，膿瘍形成を示す領域では造影効果は認められません．

　MRIでは炎症性変化を示す軟組織はCTと同様に腫脹し，形態が不明瞭化します．炎症を示す組織ではMR信号も変化し，T2強調画像にて，高信号を示します（図3）．とくに，膿瘍形成を示す領域は全体にわたり強い高信号を示します（図3）．高信号の程度は急性期の場合は高く，慢性期に移行すると中等度の高信号に変化してきます．

　超音波検査でも，炎症を示す組織は腫脹し，形態が不明瞭になります．さらに，echo信号も低下してきます．とくに，膿瘍形成部は限局性にecho信号はなくなるか，きわめて低下します．

　核医学検査では，おもに$^{67}$Ga-クエン酸が保険適応されており，炎症性変化を示す領域に集積します．

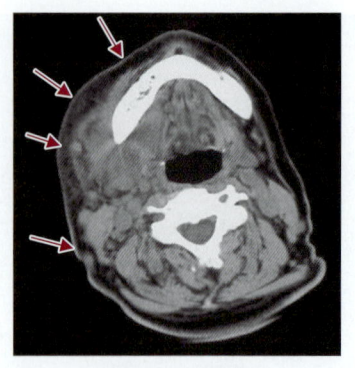

**図1 ● CT画像**
軟組織の腫脹と不明瞭化を示す．

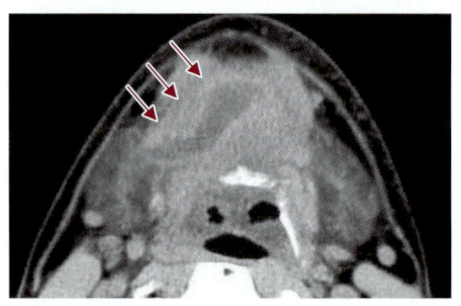

**図2 ● CT画像**
膿瘍形成部は water density を示す．

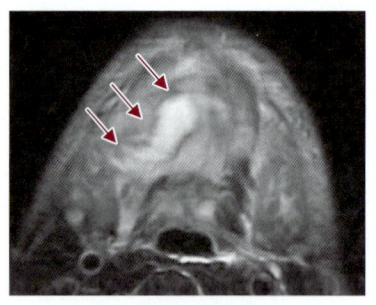

**図3 ● T2強調画像**
膿瘍形成部は高信号を示す．

参考文献　1）多田信平，黒崎喜久 編：頭頸部のCT・MRI，第1版，メディカル・サイエンス・インターナショナル，2002

chapter 6　画像診断

chap.6　SBOs　インプラント術前CT検査の読影ポイントを説明する.

## Q 54　歯科用インプラントの術前CT検査において注意しなければならないポイントは何ですか？

　CTが歯科用エックス線写真やパノラマエックス線写真より有利な点は，顎骨の3次元的形態とCT値が把握できることの2つです．

　顎骨形態の3次元的把握をするためには，cross sectional像（歯列に直交した断面画像）（図1）と3次元像（図2）を描画することが大切です．埋入部位が上顎の場合は切歯管，鼻腔および上顎洞との位置関係を3次元的に評価します．下顎の場合はオトガイ孔や下顎管との位置関係を評価します（図2）．同時に，埋入方向を決定づける歯槽骨の形態を確認します．パノラマエックス線写真では歯槽骨があるようにみえても，CTのcross sectional像では歯槽骨の頬舌幅径がほとんどなく埋入できない症例もみられます．

　もう1つのCT検査の有利な点はCT値を測定できることです（図2）．過去の文献からはCT値が直接骨質を示すものではないようです．ただし，CT値と骨密度には正の相関があるといわれています．また，硬化性骨髄炎でCT値が上昇していることは臨床上よく経験することです．そのため，歯科用インプラントを埋入する予定部位の骨密度や状態を数値として判断することができます．パノラマエックス線写真では，不透過性の程度が低くない場合でも，CT撮影してみるとCT値がきわめて低い（骨密度がきわめて低い）症例も認められます．また，歯科用インプラントを埋入する予定の部位を画像上に表現するためにステントを入れた状態で撮影します（図3，4）．ステントと一緒に撮影することで，上記内容を評価する際に非常に重要な指標になります．現在，すべてのCTシミュレーションソフトのボリュームレタリングによる3次元画像は，CT値により再構成されています．したがって，正確なCT値換算が困難なCT検査によるインプラントシミュレーションの術前診断は，本来の歯槽骨の高径や幅径を誤診する可能性があるため注意が必要です．

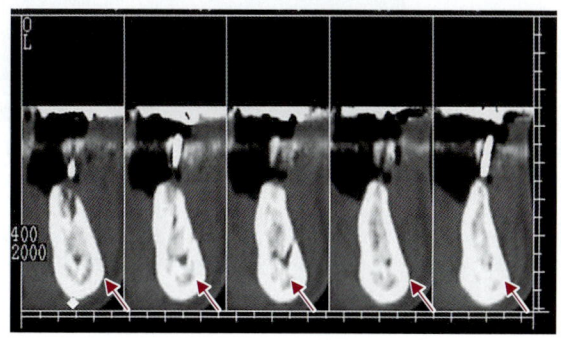

**図1● cross sectional像**
矢印は下顎管のオトガイ孔に至る走行を示す．

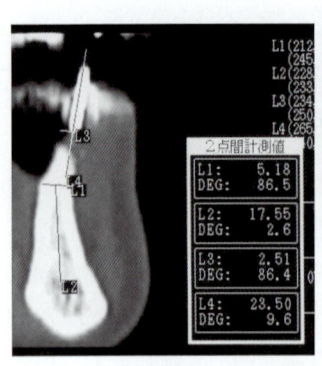

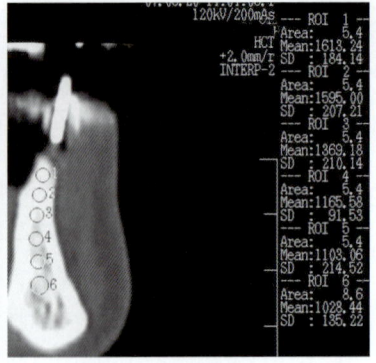

**図2 ● 3次元像**
歯槽頂部の骨幅や歯槽頂部から下顎管までの距離を計測する．
また，顎骨のCT値を計測する．

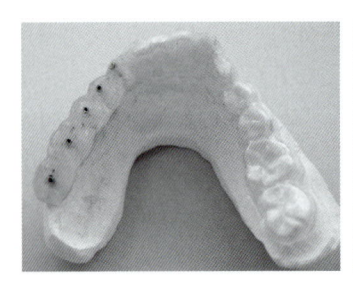

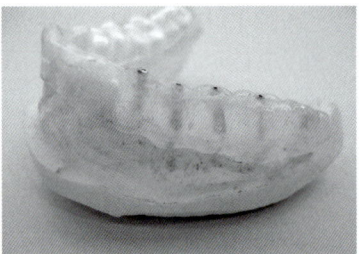

**図3 ● ステント**

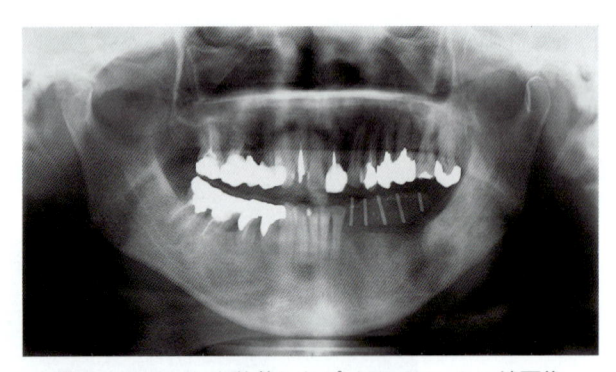

**図4 ● ステントを装着したパノラマエックス線画像**

参考文献
1) 歯科放射線診療ガイドライン委員会：インプラントの画像診断ガイドライン，第2版，NPO法人日本歯科放射線学会，2008
2) 金田隆 編：基本から学ぶインプラントの画像診断，第1版，砂書房，2008

# 放射線の生物学的影響

## chap.7 Q1

**SBOs** 放射線の人体に対する影響発現過程を説明する．

### 放射線の人体への影響が発現するまでにはどのようなことが起こるのですか？

人体に放射線が照射されると時間の経過とともに，物理的過程，化学的過程，生化学的過程，生物学的過程の4段階の過程を経てさまざまな影響が発現します．

#### 物理的過程

放射線照射直後の $10^{-15}$〜$10^{-13}$ 秒間に起こる過程です．生体内の分子や生体中の水分子に作用し，電離や励起される過程です．

#### 化学的過程

$10^{-13}$〜$10^{-3}$ 秒間に起こる過程です．生体内の水分子からフリーラジカルが発生し，このラジカルにより化学反応が起こります．

#### 生化学的過程

数秒〜数時間で起こる過程です．化学的過程で発生したフリーラジカルが，細胞内のDNAや酵素などの生体高分子に作用して生化学的損傷を生じる過程です．形態学的変化

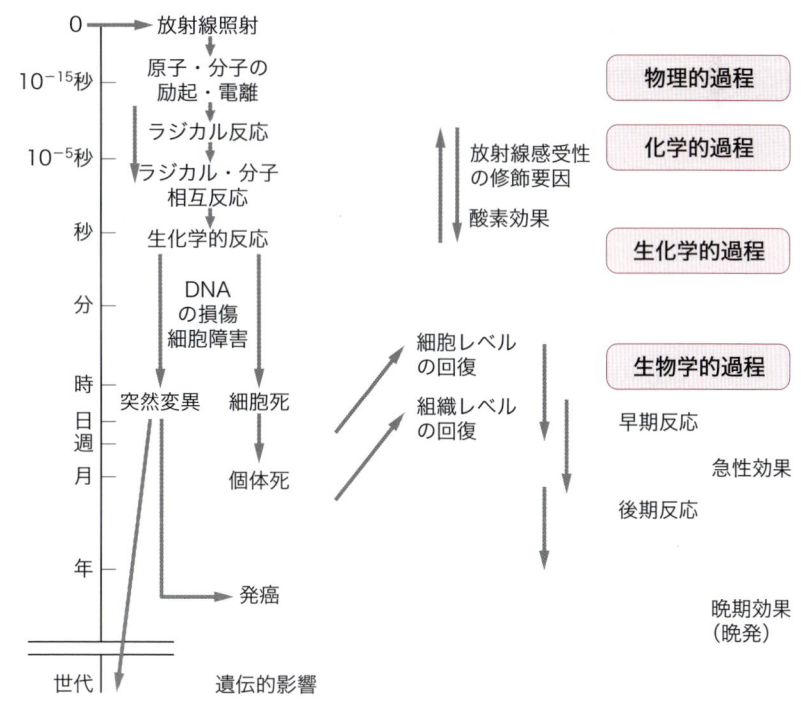

**図● 放射線障害の発現段階**〔Tubiana らによるを改変，参考文献：1）より〕

や酵素活性の異常から代謝過程に変化をきたします．

**生物学的過程**

　数時間から数十年，数世代に起こる過程です．代謝過程の変化はやがて細胞レベルの変化となり細胞分裂の異常，突然変異，細胞死をもたらし，組織や臓器にも影響して発がんや寿命の短縮，遺伝的障害をきたします．数十年の潜伏期のあとに現れたり，遺伝的影響では数世代にわたる場合もあります．

**参考文献**
1）増田康治：診療放射線技術選書放射線生物学，第4版，p.7，南山堂，2002

---

chap.7
**Q2**

SBOs　放射線の細胞への影響を説明する．

## 放射線により細胞にはどのような影響が生じますか？

参　照
▼
chap.7-Q5

　細胞が放射線照射を受けると，分裂遅延，細胞死，突然変異などが起こります．

**分裂遅延**

　細胞は，分裂期（M期）からDNA合成準備期（$G_1$期），DNA合成期（S期），分裂準備期（$G_2$期）を経て，また分裂期に入る周期を繰り返しています．放射線を照射された細胞は$G_2$期が延長され，分裂の遅延が起こります．分裂遅延の長さは照射時の細胞周期に依存します．

**細胞死**

　増殖死（分裂死ともいう）と間期死があります．

▶ **間期死**

　照射された細胞が間期に代謝を停止し，次の分裂に入ることなく細胞死が起こるものをいいます．放射線間期死はアポトーシス（遺伝子にプログラムされた細胞死）と考えられています．間期死の生じる線量はリンパ球で0.5 Gy，耳下腺漿液細胞では9.0 Gy，神経細胞，筋細胞では100 Gyと，細胞の種類により差があります．

▶ **増殖死**

　照射してから数回の細胞分裂のあとに分裂能力を失って，細胞が巨大化して死に至るものをいいます．分裂の盛んな骨髄細胞，小腸上皮の陰窩細胞，精原細胞などで数Gyの照射で起こります．

**遺伝子の変化（突然変異）**

　染色体異常と遺伝子突然変異によるものがあります．

▶ **染色体異常**

　染色体の数や構造に異常が起こることで，染色体の一部が放射線の通過で切断されて起こります．S期前の照射で生じる染色体型異常とS期以降の照射による染色分体型異常があります．切断の数は一般に線量とともに増加します．染色体異常は，がんや胎児の先天性異常を引き起こす可能性があり，生殖細胞に生じた場合は子孫に遺伝する可能

chapter 7 　放射線の生物学的影響

性があります．

▶ 遺伝子突然変異

　放射線の作用により DNA の塩基配列が変化することで，生殖細胞に起こると子孫へ伝えられ，遺伝的障害を起こす可能性があります．

参考文献　1）坂本澄彦：放射線取扱主任者試験合格シリーズ1 放射線生物学，第1版，秀潤社，1998

chap.7

SBOs　放射線の直接作用と間接作用について説明する．

## Q3　放射線による DNA の損傷はどのように起こるのですか？

参照
▼
chap.9-Q1

　電離放射線が引き起こす DNA の損傷には，塩基損傷，DNA 一本鎖切断（ssb；single strand breaks）と二本鎖切断（dsb；double-strand brakes），DNA-タンパククロスリンク，DNA-DNA クロスリンクなどがあります．

　細胞の設計図であり，細胞機能の中枢，そして遺伝情報の詰まった場所である DNA が損傷を受けると細胞の機能が正常に働かなくなったり，悪性化あるいは死を迎えてしまいます．このような異常を引き起こす脅威は DNA 鎖切断，なかでも二本鎖切断によって生じます．放射線が恐れられるのは放射線が二本鎖切断を引き起こすからなのです．大きなエネルギーで同時に二本鎖が切断される二本鎖切断と，一本鎖切断がそれぞれの鎖で近位に生じた結果，二本鎖切断が起こる場合があります．

　図1右側に電子とα粒子が水中において左方向から右方向に進む飛跡を示しました（大きな黒丸はイオン化，小さな色丸は励起）．水中で大きなエネルギーが吸収された部分，つまりイオン化と，励起が生じた部分の距離的関係がわかります．同じ縮尺の DNA 二重らせん（図1左側）の大きさと比べてみてください．細胞内でも同様の現象が起こっていると考えられます．この損傷のされ方には直接作用と間接作用の2種類があります．

　細胞内の DNA らせんに近い状態で放射線の飛跡が通過した場合のシミュレーション画像を図2Aに示します．ソレノイド構造をとった DNA を放射線が貫いています．図2Bは拡大図です．その内部を突き抜けている線は放射線の飛跡を表しています．図2Cではその飛跡のみを示しています．その線上にある円形はダメージを受けた塩基や糖です．このシミュレーションの損傷結果は DNA の立体構造の違いで異なります．実際の細胞内で DNA は複雑に折りたたまれているため，この図よりも多くの損傷が発生すると考えられます．

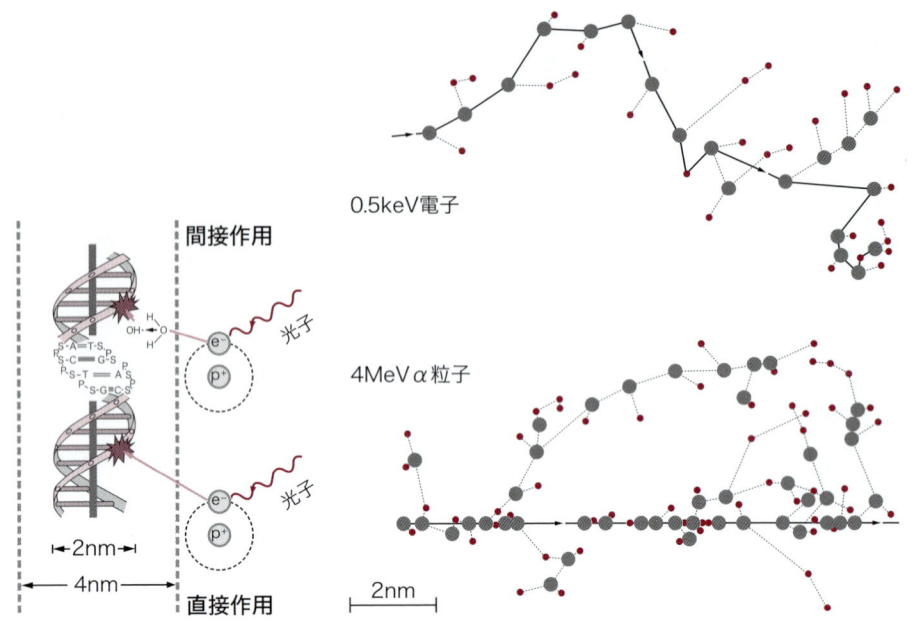

図1 ● 水中での電子および α 粒子の飛跡と DNA 二重らせんの関係

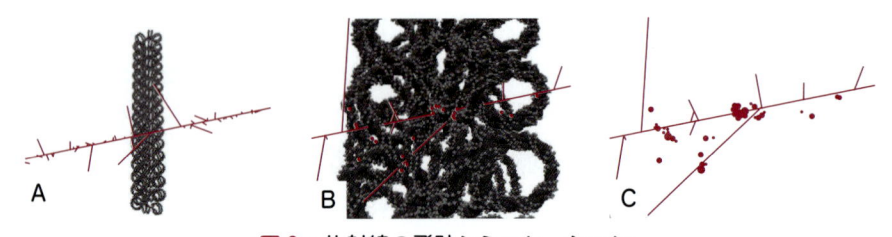

図2 ● 放射線の飛跡シミュレーション

参考文献
1) 古本啓一, 岡野友宏, 小林馨 編：歯科放射線学, 第4版, p.345, 医歯薬出版, 2008
2) Eric J. Hall：放射線科医のための放射線生物学（浦野宗保 訳）, 第4版, p.11, 篠原出版, 1995
3) Ernest Orlando Lawrence Berkeley National Laboratory
http://vis.lbl.gov/Vignettes/DNA/,（参照 2010-10-1）

## Q4 放射線の直接作用と間接作用はどのようにして起こるのですか？

SBOs 放射線の直接作用と間接作用について説明する．

参照 ▼ chap.7-Q3

　放射線による生体への傷害は生体組織内での電離や励起によりますが，細胞レベルでみるとDNAの損傷は直接的に生じる場合と間接的に生じる場合があります．

　生体の70〜80％は水であるため，放射線によるDNAの損傷はおもに間接作用で生じます．

### 直接作用
　直接作用では，放射線が直接DNAに命中して電離や励起を引き起こすことでDNAに損傷を与えます．

### 間接作用
　間接作用では電離や励起が細胞の主要構成成分である水と反応し，その結果，生成された水の分解産物（フリーラジカル）がターゲットのDNAを攻撃します．

　水分子は励起と電離により $H_2O^*$，$H_2O \cdot ^+$，そして $e^-$ を介して H・（水素ラジカル）と・OH（ヒドロキシラジカル）のフリーラジカルを生成します．このフリーラジカルは化学的に不安定で非常に反応しやすく，高分子，DNAに損傷を与えます．DNAから半径2 nm以内のフリーラジカルはDNAを損傷します．

$$\text{励起} \quad H_2O \rightarrow H_2O^* \rightarrow H\cdot + \cdot OH$$
$$\text{イオン化} \quad H_2O \rightarrow H_2O\cdot^+ + e^-$$
$$H_2O\cdot^+ + H_2O \rightarrow H_3O^+ + \cdot OH$$
$$e^- + nH_2O \rightarrow e_{aq}^- \text{（水和電子）}$$
$$e_{aq}^- + H^+ \rightarrow H\cdot$$

図 ● フリーラジカルの生成

chap.7　SBOs　細胞周期と放射線感受性について説明する.

## Q5　最も放射線感受性の高い細胞周期は何ですか？

　最も放射線感受性が高いのは $G_2$ 期，M 期です．細胞は細胞周期の時期によって放射線感受性が異なります．つまり，放射線によって相対的にダメージを受けやすい時期と受けにくい時期があるのです．$G_1$ 期は $G_2$ 期，M 期よりも感受性は低くなります．最も低い，つまり抵抗性があるのは S 期です（**図1**）．

　がん治療における放射線治療や化学療法で，細胞周期の時期を最も感受性の高い時期に同調すると，より治療効果が高まると考えられています．そのため細胞周期を理解することは重要です．

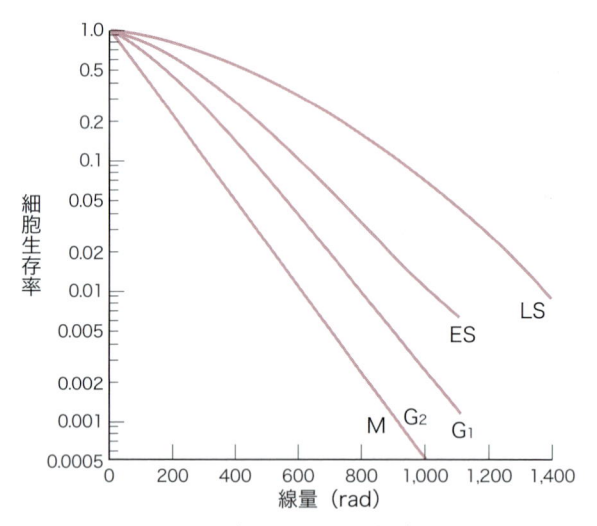

**図1 ● チャイニーズ・ハムスター細胞のいろいろな
細胞周期に放射線を照射したときの生存率**
ES：S 期初期，LS：S 期末期

### 細胞周期（図2, 3）

　真核細胞は一連の時期を経て分裂，増殖しています．このサイクルを細胞周期といい，このサイクルを経ることで細胞の複製が起こり，身体の恒常性が保たれています．

　細胞周期には4つの時期があります．M 期は細胞内の染色体が分裂する時期で，顕微鏡で観察することができます．S 期には DNA が合成されます．これらの時期の間にあるのが $G_1$ 期と $G_2$ 期です．これらの時期は一方向にだけ進み，後戻りはしません（→$G_1$→S→$G_2$→M→）．それぞれ，mitosis（有糸分裂）の M，synthesis（合成）の S，これらの間にある時期は gap の G の頭文字で表されています．そして，もう1つ，このサイクルからはずれている $G_0$ 期があります．身体の大部分の細胞は $G_0$ 期に属しています．

　ヒトの平均的な細胞では，$G_1$ 期：10 時間，S 期：7 時間，$G_2$ 期：6 時間，M 期：1 時間程度になります．S 期において DNA が合成されて染色体数は2倍体から4倍体になり，M

期で細胞は分裂して2つとなって2倍体に戻ります．

　細胞の複製は正確に行わなければなりません．そこで細胞周期の $G_1$ 期，$G_2$ 期および M 期にはチェックポイントがあり，正しく進行しているか絶えず監視するシステムが備わっています．

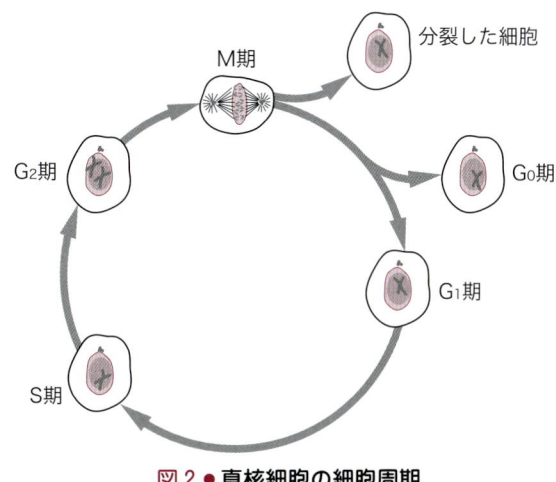

**図2 ● 真核細胞の細胞周期**

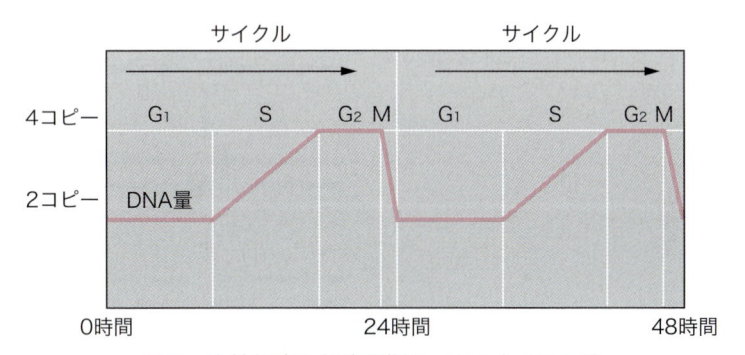

**図3 ● 真核細胞の細胞周期サイクルと DNA 量**

参考文献

1) Sinclair WK：Cyclic x-ray responses in mammalian cells in vitro, Radiat Res., 33 (3)：620-643, 1968

chap.7　SBOs　損傷したDNAの修復について説明する．

# Q6　放射線で損傷したDNAの修復はどのように行われるのですか？

　電離放射線による直接作用と間接作用によってDNA分子は損傷を受けます．電離放射線によるDNAの損傷には，塩基の傷害，DNA一本鎖切断（ssb；single strand breaks）と二本鎖切断（dsb；double-strand brakes），DNA-タンパククロスリンク，DNA-DNAクロスリンクなどがあり，他の要因による損傷とは異なりかなり複雑です．そのなかで細胞に致死的な影響を与えるのはDNA二本鎖切断です．ヒトの細胞では1 Gyで細胞当たり約3,000塩基の損傷から約30〜40の二本鎖切断が起こります．これらの損傷がすべて細胞死や突然変異につながると大変なことになりますが，生物にはこれらの損傷を修復する機構が存在します．塩基損傷や一本鎖切断の大部分は比較的短時間のうちに除去修復によって修復されます．DNA二本鎖切断が生じた場合に働く修復のタイプには，相同組み換え修復と非相同末端結合があります．

**相同組み換え修復**（HR；homologous recombinational repair，図1）
　相同組み換え修復では，二本鎖切断ができると切断端を修復しやすいように加工してから，相同の誤りのないDNA鎖（ヒトは2倍体，2nなので，誤りのないもう片方のnの相

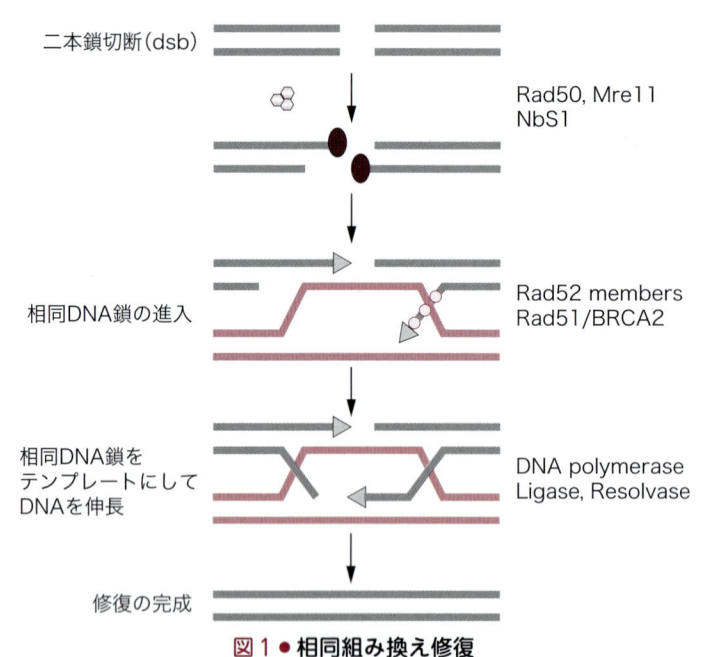

**図1● 相同組み換え修復**
　相同組み換え修復では，相同のDNA鎖をテンプレートにして修復するため誤りのない修復が可能となる．
　DNA-end-binding proteinのRad52が断裂部のDNA鎖に結合→Rad51がDNA鎖に侵入しやすいよう非損傷DNA鎖に沿って細い突起をつくるように作用→切断された3断端が相同のDNA鎖に侵入してDNAポリメラーゼにより伸長→余分な部分が切り取られ修復完成．

## chapter 7 放射線の生物学的影響

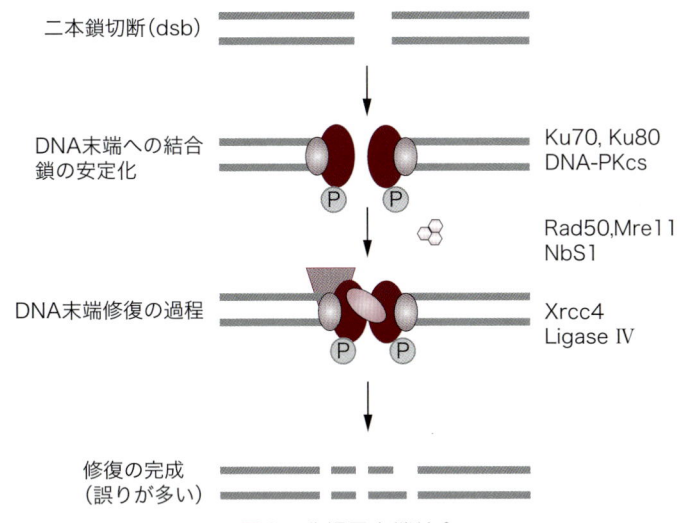

**図2 ● 非相同末端結合**

非相同末端結合では2つの切断断端が直接再結合する．通常このときに小さなDNA deletionが起こる．この修復ではDNA遊離断端に結合してDNA-PKcsを呼び込むDNA-end-binding protein Kuが必要で，Xrcc4がDNA ligase IVとともに呼び寄せられる．ヘリカーゼ，エキソヌクレアーゼ活性をもつRad50-Mre11-Nbs1複合体もこの修復に働いていると考えられる．

同染色体の同じ部位）の情報を鋳型として正しい配列のDNAを合成します．そのため正確な修復が可能です．S期と$G_2$期に修復が行われます．

**非相同末端結合**（NHEJ；non-homologous end joining，図2）

非相同末端結合は切断部位を直接つなぎ合わせる修復法です．切断端に結合するタンパク質Ku70，Ku80などの作用で切断端を直接再結合させます．相同なDNAは必要ありませんが，修復の誤りも多くなります．ヒトなどの哺乳動物において放射線で生じたDNA二本鎖切断の多くは非相同末端結合で修復されます．

**除去修復**（excision repair）

除去修復ではDNAの複製がはじまる前にダメージを修復します．DNAの二本鎖のうち片方だけに損傷が生じた場合にもう片方の正常DNA鎖を利用して修復を行います．DNA切断酵素はDNA損傷部位をみつけて，損傷部位のまわりまで大きく切り取り，正常DNA鎖を鋳型にして相補的に正しい塩基配列に修復します．

**参考文献**

1) Burdak-Rothkamm S., et al.：New molecular targets in radiotherapy, DNA damage signalling and repair in targeted and non-targeted cells, Eur J Pharmacol, 625(1-3)：p.151-155, 2009

chap.7 SBOs LETの生物学的意義を説明する.

# Q7 LETの生物学的意義とは何ですか？

参照
▼
chap.9-Q11

　LET（linear energy transfer：線エネルギー付与）とは，電離放射線が飛跡に沿って単位長さ当たりに失うエネルギーの量です．電離放射線は物質に照射されるとその原子や分子に電離と励起を起こします．この場合それらの分布は電離放射線の種類によって異なります．

　電離放射線は物質中を進みながら電離と励起を起こして，当初もっていたエネルギーを失っていきます．そして，その電離は粗であったり，密であったりします．この電離の起こる空間的分布は重要です．なぜなら，生体の中で放射線がエネルギーを失うということは生体に影響を与えるということであり，生物学的重要分子，たとえばDNAの大きさと電離の起こる密度の関係は放射線の生物学的作用を左右するからです．おもな電離放射線の電離の分布を模式図に示します．分布の違いがわかります．

　この電離の起こる空間的分布を表すのがLETであり，電離放射線がその飛跡によってどのような密度で電離を起こすのかを示すもので，生体への影響の強さを示すといえます．

　LETの単位は1 μm当たりに失うエネルギー量でkeV/μmとなります．

　電離放射線は，低LET放射線（エックス線，γ線，β線など）と高LET放射線（α線，重イオン線，速中性子線など）に分類されます．LETの大きな放射線は低LET放射線よりも1つの飛跡が細胞に及ぼす影響の確率が高いといえます．

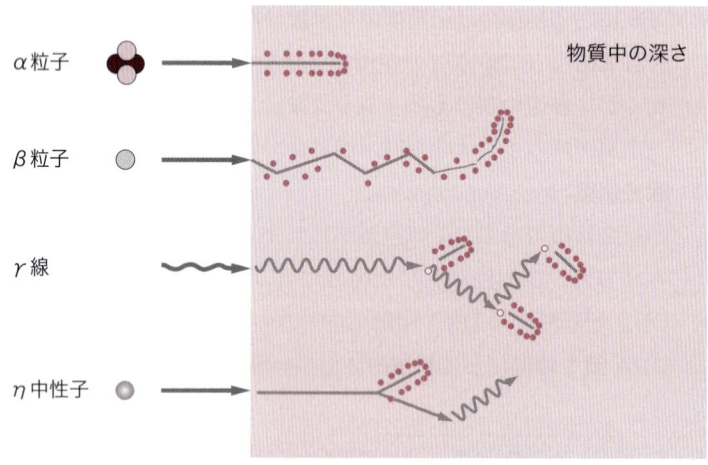

図● おもな電離放射線の電離の空間分布
・は電離を示す．

chap.7 Q8 SBOs RBE ついて説明する.

## RBE とは何ですか？

参照
chap.7-Q7
chap.9-Q11

　RBE とは relative biological effectiveness の略で，生物学的効果比といわれるものです．放射線の吸収線量が同じでも，放射線の種類によって生体に及ぼされる効果は異なります．これはそれぞれの放射線の LET が同じではないからです．そこで，放射線の生体に与える影響を表すためにつくられたのが RBE です．

　RBE の基準となる放射線には通常 250 kV の放射線が用いられ，次の式で表されます．

$$RBE = \frac{250\,kV のエックス線によってある一定の生物学的効果を得るのに必要な線量}{対象のエックス線で 250\,kV と同じ生物学的効果を得るのに必要な線量}$$

　同じ生物学的効果を得るのに，対象のエックス線のほうが基準の 250 kV のエックス線より少ない線量の場合，分母が小さく分子が大きくなるので RBE は大きい値になります．「RBE が大きい」というのは，基準のエックス線よりも少ない線量で同じ効果が得られる，つまり，同じエックス線量では基準のエックス線より効果が高いということになります．

　逆に，同じ生物学的効果を得るのに，対象のエックス線のほうが基準の 250 kV のエックス線より多くの線量を必要とする場合，分母が大きく分子が小さくなるので，RBE は小さい値になります．「RBE が小さい」というのは，基準のエックス線よりも多くの線量を吸収しなければ同じ効果が得られない，つまり，同じエックス線量では基準のエックス線より効果が低いということがわかるのです．

### RBE と LET の関係

　通常，LET が大きいほど RBE も大きくなりますが，LET がおよそ 100keV/μm より大きくなると，エネルギーを付与する効率が悪くなるため，LET をいくら大きくしても RBE は減っていくという現象が起こります．

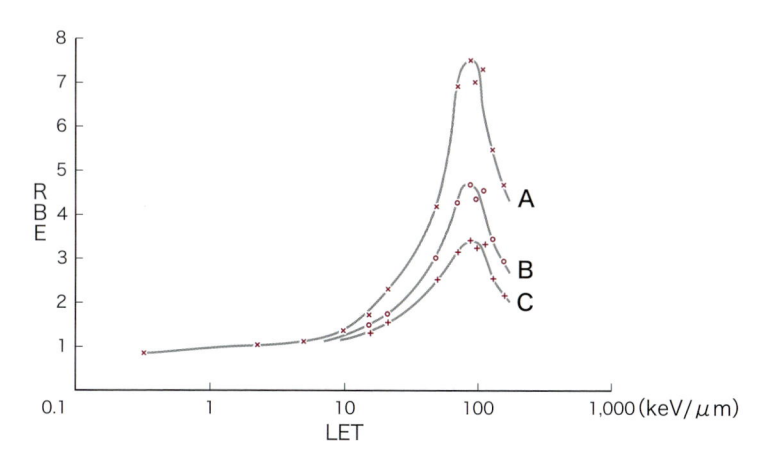

**図 ● ヒト由来培養細胞における RBE と LET の関係**
LET が 100keV/μm 付近で RBE は最高となり，それ以降は LET が増加しても RBE は低下する．曲線 A, B, C は生存率がそれぞれ 0.8, 0.1, 0.01 のときの関係であり，同様の傾向がみられるが，生存率が高い場合に差が大きくなる．

**参考文献**　1）Barendsen GW：Response of cultured cells, tumors and normal tissues to radiation of different linear energy transfer, Curr. Top. Radiat. Res. Q., 4：p. 293-356, 1968

---

chap.7

**Q 9**

SBOs　LD50 について説明する．

## LD50 とは何ですか？

　LD50 とは lethal dose 50 の略で，半数致死量ともいい，放射線や化学物質の急性障害に用いられる指標です．放射線の例では，被曝した動物が 30 日以内に 50％死亡する線量を表しています．たとえば，100 匹のラットが同じ線量の放射線を浴び，このうちの 50 匹が 30 日以内で死亡した場合，この線量が LD50 ということになります．

　この指標はヒトにも用いられています．ヒトでの LD50 の値は 3〜4 Sv です．

---

chap.7

**Q 10**

SBOs　Bergonié-Tribondeau の法則を説明する．

## Bergonié-Tribondeau の法則とは何ですか？

　Bergonié-Tribondeau の法則とは，細胞や組織の放射線感受性についての法則です．
　1906 年にフランスの医師である Jean Alban Bergonié と Louis Tribondeau が放射線の作用の謎を明らかにしようとして，ラットの雄の生殖細胞にラジウムの γ 線を照射して放射線効果の研究をしました．この研究によって生殖細胞では，精原細胞，精母細胞，精細胞，精子と分化が進むにつれて，放射線の影響が少なくなっていくことがわかりました．このことから Bergonié と Tribondeau は次の法則を提唱しました．
　　① 増殖が活発なほど放射線感受性が高くなります．
　　② 分裂過程の長いものほど放射線感受性が高くなります．
　　③ 形態的にも機能的にも未分化なものほど放射線感受性が高くなります．
　これが，Bergonié-Tribondeau の法則です．
　実際，細胞分裂の多い幹細胞や生殖細胞は放射線感受性が高く，細胞分裂しない神経細胞は感受性が低いといえます．しかし例外もあり，リンパ球や卵母細胞はほとんど細胞分裂しませんが，放射線感受性は高いのです．
　このように，生体すべての細胞にこの法則が当てはまるわけではありませんが，放射線感受性の一般的な傾向をよく表しているため，現在でも有名な法則です．

| chap.7 | SBOs | 組織の放射線感受性について説明する. |

# Q 11 組織によって放射線感受性はどのように異なるのですか？

　Bergonié-Tribondeau の法則は細胞の放射線感受性の違いについての法則ですが，それは，いわば1つの組織の細胞系，ラットの雄の生殖細胞の放射線感受性から導き出された結果でした．身体にはさまざまな細胞から構成される組織があります．細胞はそれぞれ特徴をもっているため，放射線に対する感受性は組織ごとに異なります．

- 静止細胞系（static cell population）：静止細胞系では，組織が完成すると構成細胞の分裂が起こりません．神経や筋肉の細胞がこの群に属し，放射線感受性が最も低くなります．
- 拡大細胞系（expanding cell population）：拡大細胞系では，ある時期まで細胞数がゆっくりと増加します．肝臓や腎臓の細胞がこの群に属します．放射線の感受性は静止細胞系よりもやや高いですが，抵抗性の大きい細胞群です．
- 再生細胞系（renewing cell population）：再生細胞系に属するのは，造血組織，小腸，皮膚，口腔粘膜，水晶体上皮などを構成する細胞です．これらの組織には組織幹細胞が存在しており，喪失する細胞を幹細胞が分裂して絶えず補い，組織の恒常性を保っています．そのため，この群の細胞は高い放射線感受性を有しています．

**表 ● 正常組織の放射線感受性の違い**

| 放射線感受性 | 分　裂 | 組　織 |
|---|---|---|
| 高い ↑ | 幹細胞の分裂頻度が高い | 造血組織（骨髄，脾臓，リンパ節），生殖腺，胃腸上皮 |
| ↕ | 幹細胞の分裂頻度が普通 | 皮膚上皮，眼，血管，唾液腺 |
| ↕ | 規則的に分裂しない | 腎臓，脾臓 |
| ↓ 低い | 分裂せず，高度に分化 | 筋肉，関節組織，骨，脳，脂肪組織，神経組織 |

**参考文献**
1）鹿島勇，土持眞，金田隆：放射線感受性，新歯科放射線学（鹿島勇 編），第1版，p.341-342，医学情報社，2008

chap.7 SBOs 線量-効果関係としきい値を説明する.

## Q 12 放射線の影響と線量にはどのような関係がありますか？

参照
▼
chap.7-Q13
chap.7-Q14

放射線の影響の発生率と線量の関係を線量-反応関係と呼びます．線量-反応関係によって放射線の影響は確定的影響と確率的影響との2つに大別できます．

確定的影響とはしきい線量のある放射線の影響です．しきい線量は臨床的に影響が認められる最小の線量ですが，個人によってその線量は異なります．そこでICRPでは被曝者の1〜5%に影響が認められる線量をしきい線量と定義しています．このタイプでは影響の発生率は線量の増加とともにS字状のシグモイド曲線的に増加します．

確率的影響はしきい線量のない放射線の影響です．このタイプでは影響の発生率は線量の増加とともに直線的に増加していきます．

また，放射線の影響の重篤度と線量との関係を線量-効果（影響）関係と呼び，確定的影響では重篤度は線量の増加とともに増加しますが，確率的影響では重篤度は線量に関係していません．

放射線の被曝線量が多い場合には確定的影響が，少ない場合には確率的影響が問題となります．高線量では臓器・組織を構成する細胞の多くが破壊され，その数が一定の限度を超えると臨床上に有害な症状として現れます．また，低線量では細胞が大量に死ぬことはありませんが，DNAの損傷が生じて長い潜伏期間を経て発がんあるいは遺伝的影響を引き起こす可能性が生じます．

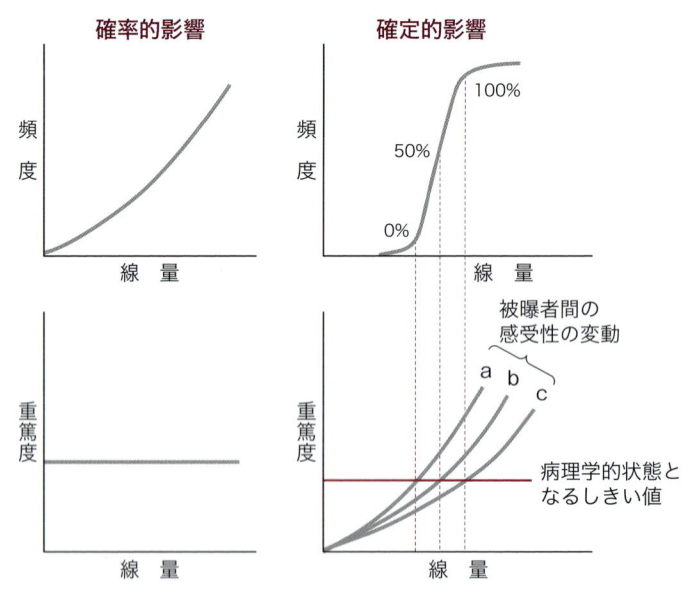

図●確率的影響と確定的影響の線量-反応関係および線量-効果（影響）関係
〔参考文献：3）p.4より〕

## 参考文献

1) 鹿島勇, 土持眞, 金田隆：人体に対する放射線の影響, 新歯科放射線学（鹿島勇 編）, 第1版, p.363-372, 医学情報社, 2008
2) 佐々木武仁：人体に対する放射線の影響, 歯科放射線学（古本啓一, 岡野友宏, 小林馨 編）, 第4版, p.354-358, 医歯薬出版, 2008
3) 日本アイソトープ協会 編：ICRP Publ. 41, 電離放射線の非確率的影響, p.1-61, 日本アイソトープ協会, 1987
4) 日本アイソトープ協会 編：ICRP Publ. 60, 国際放射線防護委員会の1990年勧告, p.1-231, 日本アイソトープ協会, 1991

---

**chap.7**  **SBOs** 確定的影響について説明する.

## Q 13 確定的影響とは何ですか？

　放射線の人体に及ぼす影響を線量-反応関係で分類すると, しきい線量のある放射線の影響は**確定的影響**, しきい線量がない放射線の影響は確率的影響に分けられます.

　**確定的影響**にしきい線量があるのはなぜでしょうか. 細胞死を起こす放射線によるDNAの損傷はランダムに起こり, 線量の増加とともに損傷を受けた細胞が増えていきます. 線量が少なく, 損傷を受けた細胞が少ないと臨床的には障害が認められません. しかし, 線量が増して臓器・組織を構成している細胞の多くが細胞死を起こすと臨床的に認められる異常として影響が現れます.

　障害の発生は臓器・組織の組織学的構造や機能などに大きくかかわり, さらに臓器・組織を構成する細胞の放射線感受性が異なるため, しきい線量や発症の時期はそれぞれの臓器・組織によって異なります. 多量の放射線を浴びると皮膚・粘膜の損傷, 骨髄抑制（造血細胞が減少して白血球や赤血球が減少すること）, 白内障, 受胎能力の減退が必発します. また, 線量が上がるごとに症状の重篤度も上がります.

　しかし, 歯科エックス線撮影での被曝はしきい線量よりはるかに少なく, 確定的影響が生じることはありません.

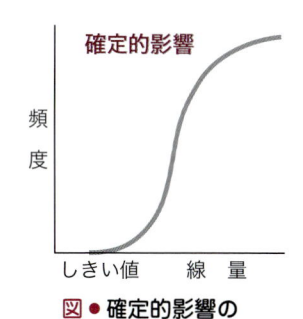

**図● 確定的影響の線量-反応関係**
〔参考文献：3）p.4 より一部改変〕

**表● 各臓器・組織の確定的影響のしきい線量（低 LET 放射線）**

| 臓器/組織 | 影響 | 急性被曝 (Gy) | 慢性被曝 (Gy/y) |
|---|---|---|---|
| 精巣 | 一時的不妊 | 0.15 | 0.4 |
| | 永久不妊 | 3.5〜6 | 2.0 |
| 卵巣 | 永久不妊 | 2.5〜6 | >0.2 |
| 水晶体 | 白内障 | 5 | 0.15 |
| | 水晶体混濁 | 0.5〜2 | >0.1 |
| 造血臓器 | 機能低下 | 0.5 | >0.4 |

〔参考文献：4）p.122 より一部改変〕

## 参考文献

1) 鹿島勇, 土持眞, 金田隆：人体に対する放射線の影響, 新歯科放射線学（鹿島勇 編）, 第1版, p.363-372, 医学情報社, 2008
2) 佐々木武仁：人体に対する放射線の影響, 歯科放射線学（古本啓一, 岡野友宏, 小林馨 編）, 第4版, p.354-358, 医歯薬出版, 2008
3) 日本アイソトープ協会 編：ICRP Publ. 41, 電離放射線の非確率的影響, p.1-61, 日本アイソトープ協会, 1987
4) 日本アイソトープ協会 編：ICRP Publ. 60, 国際放射線防護委員会の1990年勧告, p.1-231, 日本アイソトープ協会, 1991

chap.7　SBOs　確率的影響について説明する．

# Q 14　確率的影響とは何ですか？

　線量-反応関係で分類した放射線の人体に及ぼす影響のうち，しきい線量がないものを**確率的影響**と呼びます．

　ICRPでは，確率的影響は1つの細胞に突然変異が発生すれば臨床的に観察できる影響として現れる可能性があると考えています．突然変異は確率的に発生して，線量の増加とともに発生率が増加していきます．たとえば，がんは体細胞に突然変異を起こした1個の細胞が潜伏期間の間に変化し，異常な細胞増殖を繰り返すことで臨床的に検出可能な腫瘍となって現れます．また，遺伝的影響は突然変異を起こした生殖細胞が受精に関係することによって現れます．このように，臓器・組織を構成している細胞の1個に損傷が起これば，臨床的な症状として現れる可能性があると考えています．

　**確率的影響**は被曝した人のすべてに障害が起こるというものではなく，わずかな被曝でも障害の起こる可能性があるというものです．そして，被曝線量が増加すると影響の発生率が増していくという特徴があります．したがって，同じ線量を被曝した人たちのなかでどのくらいの人が影響を受けるかを推定することはできますが，被曝したある特定の個人について影響が現れるか否かを確実に予想することはできません．

　確率的影響の危険性については影響の発生する確率（発生率）で表します．ただし，臓器・組織によって放射線感受性が異なるため，個人のリスクは被曝したすべての臓器・組織の放射線感受性・線量を考慮し，被曝を受けた臓器・組織ごとの線量にそれぞれの名目確率係数を掛けた値を合計します．名目確率係数とは，全身または各臓器・組織が放射線を1Sv被曝したとき，それぞれに生じる致死的ながんの発生率（名目致死確率係数）に，非致死がんおよび重篤な遺伝障害などの確率的影響の発生率を加えたものです．また，リスクは全身の確率係数と実効線量とを掛けても求められます．

　集団（たとえば日本全体）のリスクは，その集団のなかで影響が発生する確率で表しますが，影響が発生する人数で表すこともあります．

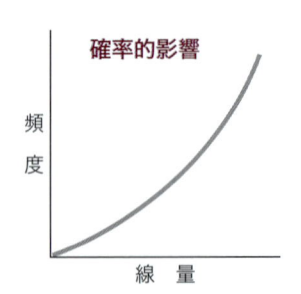

図●確率的影響の線量-反応関係
〔参考文献：3）p.4より一部抜粋〕

**表 ● 放射線誘発致死がんの発生確率**

| 臓器・組織 | 致死がんの発生率（10⁻²/Sv） ||
|---|---|---|
|  | 一般人 | 職業人 |
| 胃 | 1.10 | 0.88 |
| 肺 | 0.85 | 0.68 |
| 結腸 | 0.85 | 0.68 |
| 赤色骨髄 | 0.50 | 0.40 |
| 膀胱 | 0.30 | 0.24 |
| 食道 | 0.30 | 0.24 |
| 乳房 | 0.20 | 0.16 |
| 肝臓 | 0.15 | 0.12 |
| 卵巣 | 0.10 | 0.08 |
| 甲状腺 | 0.08 | 0.06 |
| 骨表面 | 0.05 | 0.04 |
| 皮膚 | 0.02 | 0.02 |
| その他* | 0.50 | 0.04 |

＊その他：残りの臓器・組織．

〔参考文献：4）p.29 より一部改変〕

**表 ● 放射線被曝による重篤な遺伝性障害の発生確率**

| 対象 | 発生率（10⁻²/Sv） |
|---|---|
| 一般人 | 1.0 |
| 職業人 | 0.6 |

〔参考文献：4）p.29 より一部改変〕

### 参考文献

1) 鹿島勇，土持眞，金田隆：人体に対する放射線の影響，新歯科放射線学（鹿島勇 編），第1版，p.363-372，医学情報社，2008
2) 佐々木武仁：人体に対する放射線の影響，歯科放射線学（古本啓一，岡野友宏，小林馨 編），第4版，p.354-358，医歯薬出版，2008
3) 日本アイソトープ協会 編：ICRP Publ. 41，電離放射線の非確率的影響，p.1-61，日本アイソトープ協会，1987
4) 日本アイソトープ協会 編：ICRP Publ. 60，国際放射線防護委員会の1990年勧告，p.1-231，日本アイソトープ協会，1991

chap.7　SBOs　放射線の身体的影響を全身と局所に分けて説明する．

# Q 15　放射線の身体的影響とはどのようなものですか？

参　照
▼
chap.9-Q12

　放射線の影響が誰に出現するかに着目して分類すると，放射線を被曝した本人に現れる身体的影響と被曝した人の子孫に現れる遺伝的影響とに分けられます．
　放射線の身体的影響は体細胞の細胞死や突然変異によって生じるもので，その人の死によって消滅します．
　身体的影響は被曝した放射線量によって実際に障害が現れるまでの時間が異なります．多量の放射線を一度に被曝してその直後から数週間以内に現れる障害を早期影響と呼び，早期影響が消失したあと，または微量の放射線量を長期間にわたって被曝することで現れる障害を晩発影響と呼びます．

## 早期影響

　早期影響はいずれもしきい線量がある確定的影響で，線量の増加に伴い，現れる症状の程度（重篤度）も重くなります．障害の発生は臓器・組織の組織学的構造や機能などに大きくかかわり，さらに臓器・組織を構成する細胞の放射線感受性が異なるため，しきい線量や発症の時期はそれぞれの臓器・組織によって異なります．

### ▶ 全身症状

　全身あるいは身体の広い範囲に短時間に多量の放射線を被曝すると数週間以内に急性放射線症候群が発症します．
　3～5 Gyでは症状が時間経過とともに推移していくため，4期（初期，潜伏期，増悪期，回復期）に分けて考えます．初期は被曝後数時間から2日以内で嘔吐，吐気，悪心，食欲不振など放射線宿酔が発症します．潜伏期は2日～2週間で一時的に軽快して自覚症状のない時期です．増悪期は2～4週まで続き，発熱，食欲不振，下痢，出血，無力症などさまざまな症状が出現し，感受性の高い人は30～60日で死亡します．
　4 Gyでは60日以内に50％が死亡します（半数致死線量）．回復期は死をまぬがれる人にみられる回復で数か月以上の長期間にわたります．
　5～15 Gyでは被曝後数時間から下痢など胃腸症状が発症し，一度軽快したあと10～20日で腸管系の障害によってほとんどが死亡します．
7 Gy以上ではすべての人が死亡します（致死線量）．
15 Gy以上の線量を被曝するとその直後から痙攣，麻痺などの神経障害が現れ，5日以内に死亡します（中枢神経死）．

### ▶ 局所症状

　身体の局所に短時間に多量の放射線を被曝すると皮膚障害，骨髄障害，血液障害，受胎能障害が発生し，現れる影響は放射線量によって症状が違ってきます．
　皮膚では3 Gy以上の被曝をすると一過性の脱毛や発赤が，7 Gyで永久脱毛が，10 Gyで真皮の萎縮や紅斑がみられ，18 Gyで壊死を起こします．
　造血臓器では血球の基となる幹細胞が減少します．0.5 Gy以上の被曝をすると機能

が低下してリンパ球が減少しはじめ，1.5 Gy 以上の被曝をすると致死的な形成不全が起こります．

水晶体では水晶体上皮が損傷を受け，0.5 Gy 以上の被曝をすると水晶体の混濁がはじまり，5 Gy 以上で放射線白内障が起こります．

生殖腺に対する放射線の影響には生殖能力の低下が考えられます．精巣が 0.15 Gy 以上の被曝をすると，被曝後数週間を経て精子数が減少しますが，この程度の線量であれば生き残った幹細胞が増殖して生殖能力は回復します．しかし，3.5～6 Gy では永久不妊となります．卵巣では 0.65 Gy 以上で一時的不妊，2.5～6 Gy で永久不妊となります．

### 晩発影響

**晩発影響**は，職業上の被曝などによって比較的少ない線量を長期にわたって被曝した場合や大量の被曝をしたあとで，数年から数十年の潜伏期間を経過して発現する影響です．

晩発影響には確定的影響の白内障や確率的影響と考えられている悪性腫瘍の誘発などがありますが，自然にまたは化学物質など他の原因でも発生するので放射線障害に特有なものがありません．また，放射線は五感によって感じることができないので被曝に気づかないこともあります．このため，ほとんどの場合において放射線被曝と障害の発生との関連性をはっきりさせることは困難とされています．

**表 ● 全身均等被曝の場合の死亡**（ICRP Pub. 60 1990）

| 全身急性被曝<br>（Gy） | 死亡に関係する影響 | 死亡までの期間<br>（日） |
|---|---|---|
| 3～5* | 骨髄障害 | 30～60 |
| 5～15 | 消化管および肺障害 | 10～20 |
| 15 以上 | 神経系障害 | 1～5 |

＊：被曝後 60 日以内に半数が死亡する線量．

〔参考文献：4）p.124 より一部改変〕

### 参考文献

1) 鹿島勇，土持眞，金田隆：人体に対する放射線の影響，新歯科放射線学（鹿島勇 編），第1版，p.363-372，医学情報社，2008
2) 佐々木武仁：人体に対する放射線の影響，歯科放射線学（古本啓一，岡野友宏，小林馨 編），第4版，p.354-358，医歯薬出版，2008
3) 日本アイソトープ協会 編：ICRP Publ. 41，電離放射線の非確率的影響，p.1-61，日本アイソトープ協会，1987
4) 日本アイソトープ協会 編：ICRP Publ. 60，国際放射線防護委員会の1990年勧告，p.1-231，日本アイソトープ協会，1991

chap.7　SBOs　放射線の遺伝的影響を説明する．

## Q 16　放射線の遺伝的影響とはどのようなものですか？

　放射線の影響のうち，放射線を被曝した人の子孫に現れるものを遺伝的影響と呼びます．
　遺伝的影響は動・植物実験によって，生殖細胞に起こった変化が原因とされています．生殖腺が放射線を浴びると生殖細胞内で染色体異常が遺伝子突然変異が生じます．
　染色体異常とは染色体の構造や数に異常が起こることです．放射線によって染色体は切断されますが，通常は修復されます．修復されないとさまざまな構造変化が生じ，その細胞の遺伝情報は不完全なものとなります．
　突然変異は遺伝情報が含まれているDNAの塩基配列が変化することです．染色体異常によってDNAの塩基の配列が変化することを染色体突然変異，染色体の構造は変わらずにDNAの塩基の配列だけが変化することを遺伝子突然変異と呼びます．これが子孫に伝えられて，優性遺伝であれば子どもに身体の異常（奇形など）や疾病が現れ，劣性遺伝であればほとんど影響は現れないものの数世代後の子孫にまでも遺伝的な損傷として広がっていくことになります．ヒトでは確かめられていませんが，遺伝子を構成しているDNAはヒトも動物も同じであり，ヒトにも放射線被曝による遺伝的影響が発生すると仮定されています．
　遺伝的影響は発生確率が線量に比例する確率的影響と考えられています．重篤度はさまざまありますが，線量の大小と重篤度は関係がありません．
　ある一定量の放射線を親の生殖細胞が被曝したときに，その後に生まれてくるその子孫に，重篤な遺伝病がどの程度発現するかを見積ったものが放射線による遺伝的影響のリスクです．人類集団での遺伝的影響が確認されていないため，遺伝的影響のリスクはマウスやサルなどの実験動物を用いた実験研究に基づいて推定され，自然発生率が倍になる線量（倍加線量）を1 Gyと見積っています．たとえば，片方の親が1 Gy被曝する場合の重篤な遺伝的疾患の発生率は子（第1世代）では1万人当たり18人，それ以降の平衡状態においては1万人当たり115人となります．

参考文献
1）鹿島勇，土持眞，金田隆：人体に対する放射線の影響，新歯科放射線学（鹿島勇 編），第1版，p.363-372，医学情報社，2008
2）佐々木武仁：人体に対する放射線の影響，歯科放射線学（古本啓一，岡野友宏，小林馨 編），第4版，p.354-358，医歯薬出版，2008
3）日本アイソトープ協会 編：ICRP Publ. 41，電離放射線の非確率的影響，p.1-61，日本アイソトープ協会，1987
4）日本アイソトープ協会 編：ICRP Publ. 60，国際放射線防護委員会の1990年勧告，p.1-231，日本アイソトープ協会，1991

## chap.7 Q17 胎児に対する放射線の影響とはどのようなものですか？

SBOs 胎児の放射線影響について説明する．

参照 chap.8-Q17

　妊娠中の女性が被曝すると母体内の胎児も被曝することがあります．この場合には被曝した女性に対する身体的影響とその子孫に対する遺伝的影響に加えて，胎児に対する影響も問題となります．

　胎児に対する影響は着床前期（受精卵が子宮壁に付着する前の時期），器官形成期，胎児期といった胎児の発生時期によってその現れ方が異なります．

　受胎後9日以内の胚の被曝であれば，胚死亡の危険性はあるもののそれ以外の影響はほとんどみられません．

　受胎後2～8週間の主要臓器の形成時期に被曝すると，発達途中である臓器に応じていろいろな奇形が発生し，新生児の死亡が高くなります．

　受胎後8週間以降では，発育遅延や重度の精神発育遅延の可能性が高くなります．

**表● 胎児の確定的影響のしきい線量と確率的影響の発生率**

| 影響の種類 | | しきい線量と発生率 | 問題となる被曝時期 |
|---|---|---|---|
| 確定的影響 | 胚（胎芽）死亡 | しきい線量：約0.1 Gy以下 | 着床前～着床直後 |
| | 奇形・発育異常 | しきい線量：約0.1 Gy | 奇形：受精後2～8週<br>発育異常：受精後3週以降 |
| | 精神発育遅延 | しきい線量：約0.12～0.2 Gy以上<br>発生率：1Sv当たり10人に1～4人 | 受精後8～25週 |
| 確率的影響 | 小児がんの誘発 | 発生率：1Sv当たり20人に1人×(2～3) | 受精後3週以降 |
| | 遺伝的影響 | 小児と同程度 | 受精後3週以降 |

〔参考文献：6) p.178 より〕

### 参考文献
1) 鹿島勇, 土持眞, 金田隆：人体に対する放射線の影響, 新歯科放射線学（鹿島勇 編）, 第1版, p.363-372, 医学情報社, 2008
2) 佐々木武仁：人体に対する放射線の影響, 歯科放射線学（古本啓一, 岡野友宏, 小林馨 編）, 第4版, p.354-358, 医歯薬出版, 2008
3) 日本アイソトープ協会 編：ICRP Publ. 41, 電離放射線の非確率的影響, p.1-61, 日本アイソトープ協会, 2006
4) 日本アイソトープ協会 編：ICRP Publ. 60, 国際放射線防護委員会の1990年勧告, p.1-231, 日本アイソトープ協会, 1991
5) 鈴木陽典：放射線の影響と健康, エッセンス歯科放射線（塩島勝 編）, 第1版, p.202-229, 学建書院, 2002
6) 草間朋子 編：ICRP 1990年勧告 その要点と考え方, p.178, 日刊工業新聞社, 1991

chap.7　SBOs　小児ができるだけ放射線を被曝しないほうがよい理由を説明する．

## Q 18　小児ができるだけ放射線を被曝しないほうがよいのはなぜですか？

　小児の放射線被曝をできるだけ少なくしなければならない理由としては，次の事項があげられます．

　① 小児は成長しているので，成人と比べ放射線感受性が高いため．
　② 成人と比べ余命が長いので被曝する機会が多く，しかも被曝後の生存期間が長いので，放射線障害の潜伏期間が長い確率的影響が発生する可能性も高くなるため．
　③ 成人と比べ白血病の発生に関与する赤色骨髄の占める割合が高く，白血病の発生に関与しない黄色骨髄の割合が低いので，白血病の発生する可能性が高くなるため．
　④ 成人と比べ子ども期待数が大きく，遺伝的影響が高いため．

　さらに，体が小さいため口腔と生殖腺など重要臓器との距離が近く，被曝の可能性が高いので，被曝を少なくするよう照射方向や照射野の大きさにも配慮が望まれます．また，成人と比べると動きが活発で，情緒的に不安定であり，身体のコントロールも十分には行えないので一定の姿勢を維持することがむずかしく，動きによる撮影の失敗が起こりやすくなることも注意が必要です．

　子どもは人類の未来を担っていく存在であり，放射線の影響を少なくする配慮が必要です．

**参考文献**
1) 鹿島勇, 土持眞, 金田隆：人体に対する放射線の影響, 新歯科放射線学（鹿島勇 編）, 第1版, p.363-372, 医学情報社, 2008
2) 佐々木武仁：人体に対する放射線の影響, 歯科放射線学（古本啓一, 岡野友宏, 小林馨 編）, 第4版, p.354-358, 医歯薬出版, 2008
3) 日本アイソトープ協会 編：ICRP Publ. 41, 電離放射線の非確率的影響, p.1-61, 日本アイソトープ協会, 1987
4) 日本アイソトープ協会 編：ICRP Publ. 60, 国際放射線防護委員会の1990年勧告, p.1-231, 日本アイソトープ協会, 1991
5) 鈴木陽典：放射線の影響と健康, エッセンス歯科放射線（塩島勝 編）, 第1版, p.202-229, 学建書院, 2002

chap.7　SBOs　平均年間実効線量について説明する．

## Q 19　平均年間実効線量とは何ですか？

　**平均年間実効線量**とは，被曝したグループまたは集団の1年間の1人当たりの実効線量で，単位はSv/年（シーベルト毎年）などが用いられています．

　平均年間実効線量は次式により表されます．

$$S = \sum (E(i) \cdot N(i))/N$$

　　　　N(i)：人　数
　　　　E(i)：1年間の平均の実効線量
　　　　$\sum$：全人数N分の総和
　　　　N：全人数

平均年間実効線量は放射線防護に用いられる線量の1つで，被曝したグループまたは集団の構成員1人当たりに発生する確率的影響の程度を表す1年間の線量です．国や地域，あるいは職業人や公衆の構成員のような特定のグループについても，この方法が広く行われるようになってきています．

世界全体の自然放射線被曝2.4 mSv/年は，平均年間実効線量の標準値と考えられています．また，実効線量限度が1年当たりで示されているため，歯科医師，歯科衛生士などの職業被曝を平均年間実効線量で求めて比較しています．

また，被曝したグループまたは集団全体としての被曝に伴う確率的影響の程度を表すため，集団実効線量がICRPの1990年勧告で導入されています．グループを対象にした線量評価のために，評価対象とする集団における一人ひとりの個人被曝線量をすべて加算したものであり，単位は人・Svです．

集団実効線量は次式により表されます．

$$S = \sum E(i) \cdot N(i)$$

$N(i)$：人　数
$E(i)$：平均線量
$\sum$：総　和

たとえば，原子力発電所周辺の10万人が1人当たり0.05 mSv被曝したときの集団線量は5人・Svとなります．集団を国民全体としたものをとくに国民線量と呼びます．

**参考文献**

1) 鹿島勇, 土持眞, 金田隆：人体に対する放射線の影響, 新歯科放射線学（鹿島勇 編），第1版, p.363-372, 医学情報社, 2008

*chapter*
# 8

# 放射線防護

---

**chap.8 Q1**

SBOs 自然放射線を説明する．

## 自然放射線とは何ですか？

参照
▼
chap.1-Q3

　自然放射線とは自然界にある放射線のことをいいます．ヒトが1人1年間に自然放射線を受けている量は，世界平均で2.4 mSvといわれています．

　自然放射線の量は場所や高度によっても異なります．

　日本で最も高い岐阜県は1.19 mSvで，神奈川県の0.81 mSvと，1.5倍ほどの差があります．また，ブラジルのガスパリは10 mSvと，日本の10倍近い値です．高度では，航空機で東京とニューヨークを往復すると，0.2 mSvの放射線を受けることになります．地上から高いところほど，宇宙からくる放射線（宇宙線）の量は多くなります．

表 ● 自然放射線の内訳

|  | 放射線量 |
|---|---|
| 宇宙から | 0.39 mSv |
| 大地から | 0.48 mSv |
| 食物から | 0.29 mSv |
| 大気中のラドンから | 1.26 mSv |

**参考文献**
1）西連寺永康 監修，渕端孟，野井倉武憲，岸幹二 編：標準歯科放射線学，第2版，医学書院，2000
2）電気事業連合会ホームページ：でんきの情報広場
　http://www.fepc.or.jp/，（参照 2010-8-17）

---

**chap.8 Q2**

SBOs 人工放射線を説明する．

## 人工放射線とは何ですか？

参照
▼
chap.1-Q3

　宇宙線や天然の放射性物質からの放射線以外に，人間がつくり出した放射線物質などからの放射線を人工放射線といいます．

　人工放射線の被曝線源には，医療行為，核兵器実験などの人工放射性降下物質，原子力発電と核燃料サイクル，流通商品（夜行時計，煙感知器など）があります．

　医療によって受ける人工放射線の量は，胸部のレントゲン撮影は約0.05 mSv，胃のレントゲン撮影は約0.6 mSv，歯科用のデンタルエックス線撮影（口内法）の被曝は約0.01 mSvです．CTスキャンは6.9 mSvと高い値になります．

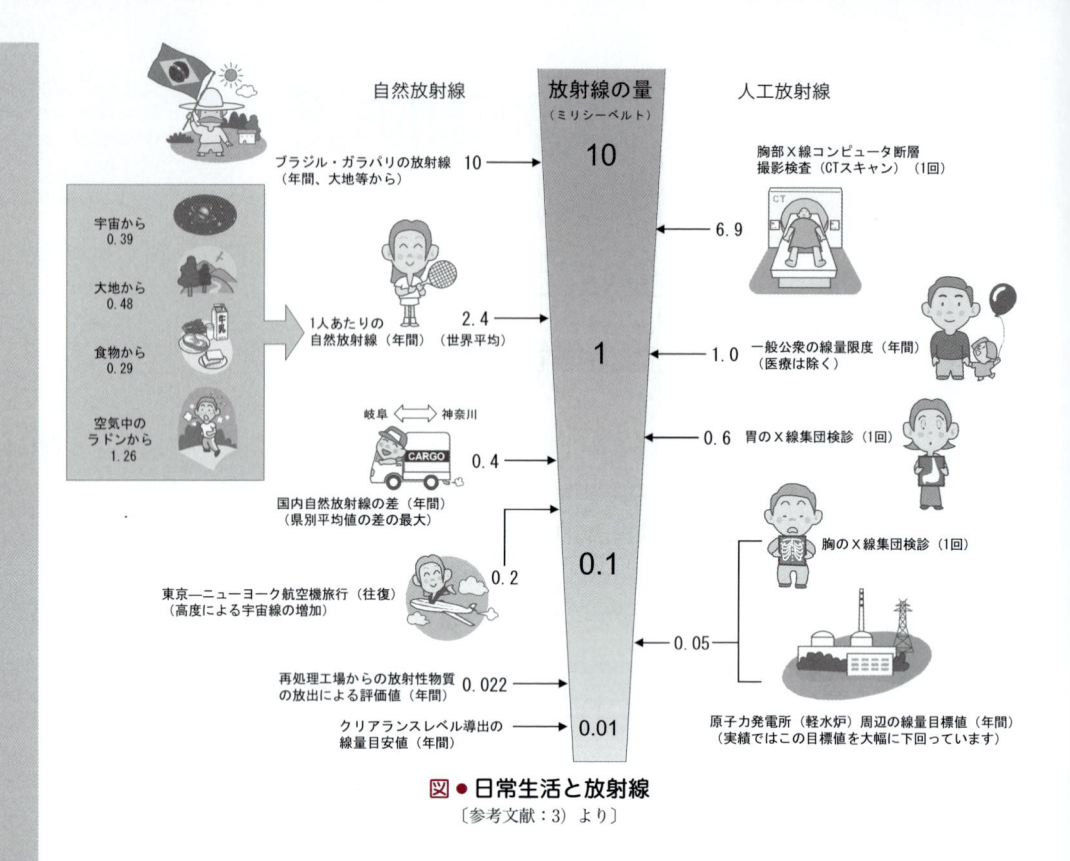

図 ● 日常生活と放射線
〔参考文献：3）より〕

**参考文献**
1) 西連寺永康 監修，渕端孟，野井倉武憲，岸幹二 編：標準歯科放射線学，第2版，医学書院，2000
2) 電気事業連合会ホームページ：でんきの情報広場
　http://www.fepc.or.jp/，（参照 2010-8-17）
3) 電気事業連合会ホームページ：でんきの情報広場，原子力・エネルギー図面集 2011
　http://www.fepc.or.jp/library/publication/pamphlet/nuclear/zumenshu/index.html，（参照 2011-2-15）

chap.8　SBOs　ICRPを説明する．

## Q3　ICRPとは何ですか？

　国際放射線防護委員会（ICRP；International Commission on Radiological Protection）は，放射線の人体・生物などに対する影響とその防護に関する勧告・報告を目的として，世界の医学・保健・衛生などの権威者を集めて構成されている非営利，非政府の国際学術組織です．日本を含め，多くの国の放射線防護関連法令は，この勧告を基礎にしています．
　その前身は1928年，国際X線およびラジウム防護委員会として設置されました．1950年に現称に変更・独立し，対象とする放射線の範囲をエックス線とラジウムだけでなく，すべての電離放射線にまで拡大しました．事務局はストックホルムにあります．

**参考文献**
1) 西連寺永康 監修，渕端孟，野井倉武憲，岸幹二 編：標準歯科放射線学，第2版，医学書院，2000
2) 佐々木武仁，島野達也 編：新版 歯科診療における放射線の管理と防護 人体への影響の正しい知識と理解，医歯薬出版，2009

---

chap.8 **Q4**

SBOs　放射線防護の目的を説明する．

## 放射線防護の目的は何ですか？

　人間とその環境を，放射線被曝や放射性物質による汚染から防護し，放射線障害の発生を防止することが目的です．

　ICRPにおける放射線防護の目的は，確定的で有害な影響についてはこれを防止し，確率的影響についてはこれを容認できると思われるレベルにまで制限することで被曝を伴う行為が確実に正当化できるようにするとされています．

　ICRPはこれらの目的を達成するために，放射線防護体系に，正当化，最適化，線量限度という3原則を導入することを勧告しています．

**参考文献**
1) 西連寺永康 監修，渕端孟，野井倉武憲，岸幹二 編：標準歯科放射線学，第2版，医学書院，2000
2) 佐々木武仁，島野達也 編：新版 歯科診療における放射線の管理と防護 人体への影響の正しい知識と理解，医歯薬出版，2009

---

chap.8 **Q5**

SBOs　放射線防護の3原則を説明する．

## 放射線被曝軽減のための3原則とは何ですか？

　時間（time），遮蔽（shield），距離（distance）の3つが放射線防護の3原則です．

**時　間**
　時間の原則は，放射線作業従事者（以下作業者）が放射線に曝されている時間を短縮することにより被曝線量を低減することです．検査や処置は事前によく調べ，準備して合理的に行うことが大切です．また，作業者の熟練度を向上させることも重要になります．

**遮　蔽**
　遮蔽の原則は，放射線源と身体との中間に遮蔽物（コンクリート壁，鉄壁など）を設置することにより放射線をさえぎる方法です．

**距　離**
　距離の原則は，被曝量は線源からの距離の2乗に反比例して減少するため，線源と作業者との距離を離すことにより，作業時における空間線量率を減らすことになります．

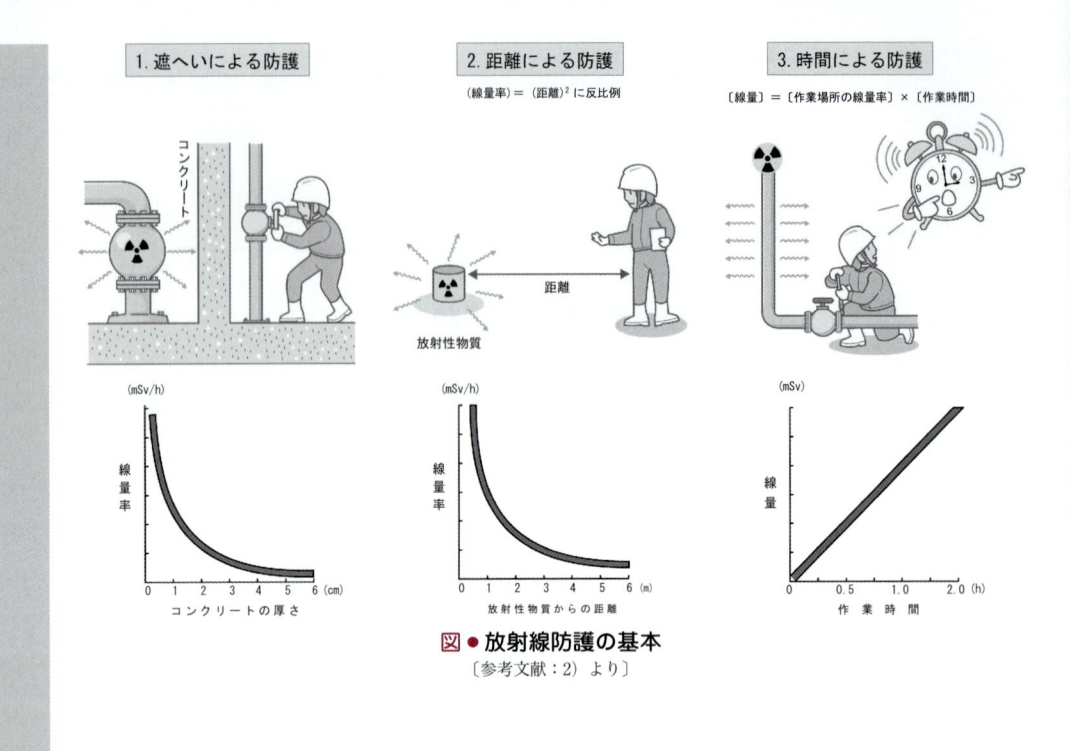

図●放射線防護の基本
〔参考文献：2）より〕

**参考文献**
1）西連寺永康 監修，渕端孟，野井倉武憲，岸幹二 編：標準歯科放射線学，第2版，医学書院，2000
2）電気事業連合会ホームページ：でんきの情報広場，原子力・エネルギー図面集 2011
http://www.fepc.or.jp/library/publication/pamphlet/nuclear/zumenshu/index.html，（参照 2011-2-15）

---

chap.8　SBOs　行為の正当化について説明する．

## Q6　行為の正当化とは何ですか？

　行為の正当化（Justification of a practice）とは，1990年にICRPによって示された放射線防護体系の原則の1つです．

　ヒトが放射線に被曝する行為は，それにより，個人あるいは社会全体に利益がもたらされる場合でないと行うことはできません．行為の正当化を判断するには，被曝行為が害に比べて利益が大きいか，また経済的に適性であるかなどについて検討されます．

　エックス線検査で考えれば，正当化とは，エックス線検査のベネフィットが被曝のリスクを上回っていることです．

**参考文献**
1）西連寺永康 監修，渕端孟，野井倉武憲，岸幹二 編：標準歯科放射線学，第2版，医学書院，2000
2）佐々木武仁，島野達也 編：新版 歯科診療における放射線の管理と防護 人体への影響の正しい知識と理解，医歯薬出版，2009
3）古瀬信：系統看護学講座，第7版，医学書院，2003

## Q7 防護の最適化とは何ですか？

SBOs 防護の最適化について説明する．

　防護の最適化（optimization of protection）とは，1990年にICRPによって示された放射線防護体系の原則の1つです．

　正当化された行為であってもその被曝は経済的および社会的要因を考慮に入れながら，合理的に達成できる限り低く保たれなければなりません．

　エックス線検査で考えれば，病態の診断に必要な画像を確保できる範囲で，エックス線検査に伴う被曝量をできるだけ減らすことを意味します．

**参考文献**
1) 西連寺永康 監修, 渕端孟, 野井倉武憲, 岸幹二 編：標準歯科放射線学, 第2版, 医学書院, 2000
2) 佐々木武仁, 島野達也 編：新版 歯科診療における放射線の管理と防護 人体への影響の正しい知識と理解, 医歯薬出版, 2009
3) 古瀬信：系統看護学講座, 第7版, 医学書院, 2003

## Q8 個人の被曝線量の制限とは何ですか？

SBOs 個人の被曝線量の制限について説明する．

　個人線量制限（limitation dose limits）とは，ICRPによって示された放射線防護体系の原則の1つです．

　すべて関連する行為による個人被曝は線量限度，またはいろいろな被曝によって個人が受ける線量当量について，超えてはならない線量限度が設けられています．

**表● 線量限度**

| | 線量限度 |
|---|---|
| 一般公衆 | 一般公衆：1 mSv/年<br>眼の水晶体の等価線量：15 mSv/年<br>皮膚の等価線量：50 mSv/年 |
| 放射線診療従事者 | 5年間につき：100 mSv<br>皮膚の等価線量：500 mSv/年<br>眼の水晶体の等価線量限度：150 mSv/年<br>妊娠可能な女性の線量限度：5 mSv/3か月<br>妊娠期間中の線量限度：2 mSv（胎児：1 mSv） |

**参考文献**
1) 西連寺永康 監修, 渕端孟, 野井倉武憲, 岸幹二 編：標準歯科放射線学, 第2版, 医学書院, 2000
2) 佐々木武仁, 島野達也 編：新版 歯科診療における放射線の管理と防護 人体への影響の正しい知識と理解, 医歯薬出版, 2009

chap.8 SBOs ALARAの原則を説明する.

## Q9 ALARAの原則とは何ですか？

　ALARAの原則とは，ICRPが1977年勧告で示した放射線防護の基本的考え方を示す概念です．"as low as reasonably achievable"の略語で，"アララ"と呼ばれます．

　放射線防護の最適化として「すべての被曝は社会的および経済的要因を考慮に入れながら合理的に達成できる限り低く保たなければならない」という基本精神にのっとり被曝線量を制限することを意味しています．

　諸外国ではロゴマークなども使用してALARA提案活動を行っています．

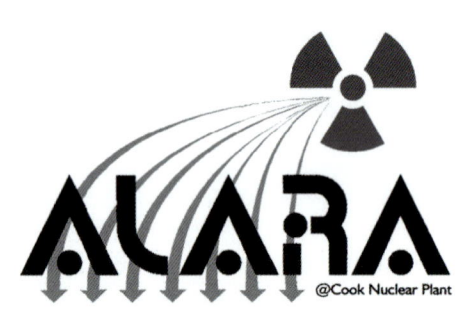

図●ALARA啓蒙運動におけるロゴマーク
（米国，クック原子力発電所）

**参考文献**
1）西連寺永康 監修，渕端孟，野井倉武憲，岸幹二 編：標準歯科放射線学，第2版，医学書院，2000
2）佐々木武仁，島野達也 編：新版 歯科診療における放射線の管理と防護 人体への影響の正しい知識と理解，医歯薬出版，2009
3）経済産業省ホームページ，原子力安全・保安院：資料4 我が国の原子力発電所における従事者の被ばく低減について，p.10
http://www.meti.go.jp/committee/materials/downloadfiles/g60501a05j.pdf，（参照2010-8-17）

chap.8 SBOs 職業被曝を説明する.

## Q10 職業被曝とは何ですか？

　職業被曝とは，職業上あるいは業務上，放射線を取り扱う人の被曝をさします．たとえば，医師，歯科医師，放射線技師，看護師，歯科衛生士などの放射線診療従事者，原子力産業従事者などの被曝が該当します．その線量限度は，ICRP（国際放射線防護委員会）において，100 mSv/5年間と定められています．

**参考文献**
1）西連寺永康 監修，渕端孟，野井倉武憲，岸幹二 編：標準歯科放射線学，第2版，医学書院，2000
2）佐々木武仁，島野達也 編：新版 歯科診療における放射線の管理と防護 人体への影響の正しい知識と理解，医歯薬出版，2009

chapter 8 　放射線防護

**chap.8　SBOs** 公衆被曝を説明する．

## Q 11　公衆被曝とは何ですか？

　公衆被曝とは，職業被曝と医療被曝を除いた被曝をさします．自然放射線だけでなく，核爆発実験後の灰や塵，原子力発電事故などの影響も含まれます．自然放射線を除いた人工的な放射線源からの被曝に対し，その線量限度は，1 mSv/年と決められています．

**参考文献**
1）西連寺永康 監修，渕端孟，野井倉武憲，岸幹二 編：標準歯科放射線学，第 2 版，医学書院，2000
2）佐々木武仁，島野達也 編：新版 歯科診療における放射線の管理と防護 人体への影響の正しい知識と理解，医歯薬出版，2009

**chap.8　SBOs** 医療被曝を説明する．

## Q 12　医療被曝とは何ですか？

　医療被曝とは，診断や治療のために受ける患者の被曝をいいます．また，診断・治療中の患者の介助者として受けた被曝も当てはまります．この被曝によって，病巣の発見やその状態を把握する，がん細胞を放射線治療により死滅させるなど，得られる利益がリスクよりも十分大きいと考えられることから，医療被曝に制限は設定されていません．

**参考文献**
1）佐々木武仁，島野達也 編：新版 歯科診療における放射線の管理と防護 人体への影響の正しい知識と理解，医歯薬出版，2009

**chap.8　SBOs** 放射線被曝のリスクについて一般的リスクと比較して説明する．

## Q 13　歯科における放射線被曝を一般的なリスクと比較したとき，どのようなことがわかりますか？

　放射線被曝は無害とは当然いえません．しかし，医療においては，被曝による影響のリスクと，被曝をしない，すなわち検査を受けないことによるリスクとを考える必要があります．
　ところで，リスクといってもさまざまなものがあります．デンタルエックス線写真の撮影における被曝は非常にわずかなため，がんになる可能性は 100 万人に 2 人程度です．一般のリスクとしては飛行機事故や落雷事故で死亡するリスクと同等です．また，パノラマエックス線撮影では 100 万人に 6〜8 人です．これらと比較して，一般的なリスクはどうでしょうか．概算ですが，鉄道事故は 100 万人に約 25 人，交通事故は 100 万人に 60 人程度といわれています．
　このように，歯科のエックス線撮影を代表するデンタルエックス線撮影やパノラマエッ

クス線撮影による影響は非常に小さいことがわかります．さらに普段生活している環境では，自然放射線を浴び続けており，歯科で撮影するエックス線撮影の何千倍もの被曝をしていることになります．

　これらのことを患者に理解してもらい，治療を行ううえで必要な撮影であることを納得してもらえるように説明することが重要です．つまり，被曝のリスクよりも治療のためにエックス線写真を撮影することのほうが重要であることを十分理解してもらうことが大切です．

**参考文献**
1) 西連寺永康 監修，渕端孟，野井倉武憲，岸幹二 編：標準歯科放射線学，第2版，医学書院，2000
2) 佐々木武仁，島野達也 編：新版 歯科診療における放射線の管理と防護 人体への影響の正しい知識と理解，医歯薬出版，2009

---

chap.8　SBOs　歯科における患者の被曝軽減について説明する．

## Q14　歯科における患者の被曝軽減とはどのようなものですか？

　治療のうえで必要なエックス線撮影ですが，患者に被曝させることに変わりはないので，その軽減については適切に行わなければなりません．

　具体的には，防護エプロンを着用してもらい，関係のない体の部分の被曝などを避ける努力をします．また，高感度フイルムを使用することや，デジタルエックス線システムを導入することも被曝を軽減するための方法の1つとなります．

　また，撮影技術の向上や現像の失敗など基本的なミスをなくすことや読影能力の向上を目指すことも重要です．

**参考文献**
1) 西連寺永康 監修，渕端孟，野井倉武憲，岸幹二 編：標準歯科放射線学，第2版，医学書院，2000
2) 佐々木武仁，島野達也 編：新版 歯科診療における放射線の管理と防護 人体への影響の正しい知識と理解，医歯薬出版，2009

---

chap.8　SBOs　歯科における術者の被曝軽減について説明する．

## Q15　歯科における術者の被曝軽減とはどのようなものですか？

　患者への被曝軽減はもちろんですが，術者みずからも，被曝軽減に努めなくてはなりません．その線量限度は，最大50 mSv/年（100 mSv/5年）と決められています．

　具体的には，エックス線撮影室を設置した遮蔽された設備を設け，術者は撮影装置の操作を撮影室外から行うようにしなければなりません．しかし施設によっては，エックス線撮影室が設置されていないことがあります．その場合は，防護用の衝立など，何らかの防護手段を講じる必要があります．また，個人放射線測定用具として，フイルムバッジやポ

chapter 8 放射線防護

ケット線量計などを使用し，防護の面から何らかの変化が起こっていないか，定期的に確認することも被曝軽減につながります．

撮影時にやむを得ず撮影室内に入らなければならない場合には，防護エプロンを着けるなど，何らかの措置を講じる必要があります．また，フイルム保持のため，照射野に指を入れないように工夫をすることも重要です．

参考文献
1）西連寺永康 監修，渕端盃，野井倉武憲，岸幹二 編：標準歯科放射線学，第2版，医学書院，2000
2）佐々木武仁，島野達也 編：新版 歯科診療における放射線の管理と防護 人体への影響の正しい知識と理解，医歯薬出版，2009

chap.8
SBOs　個人放射線測定用具を説明する．

## Q 16　個人放射線測定用具にはどのようなものがありますか？

個人放射線測定用具としては，フイルムバッジ，ポケット線量計がよく使用されますが，それ以外に，ガラス線量計バッジ，熱蛍光線量計（TLD）などがあります．いずれも，管理区域に立ち入る放射線診療従事者を定期的にモニタリングすることにより，何らかの変化が起こっていないかを把握し，被曝の軽減に役立てるために利用されています．その装着部位は，主として行うエックス線撮影の内容にもよりますが，男性は胸，女性は腹部に装着します．

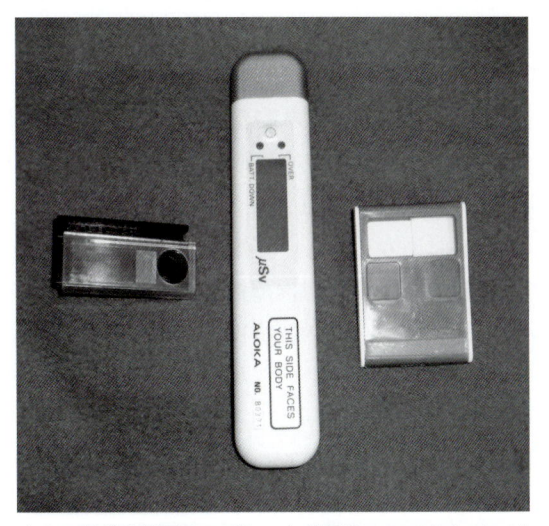

左から熱蛍光線量計，ポケット線量計，フイルムバッジ
図●個人放射線測定用具

参考文献
1）西連寺永康 監修，渕端盃，野井倉武憲，岸幹二 編：標準歯科放射線学，第2版，医学書院，2000
2）佐々木武仁，島野達也 編：新版 歯科診療における放射線の管理と防護 人体への影響の正しい知識と理解，医歯薬出版，2009

chap.8

SBOs　胎児被曝の影響を述べる．

## Q 17　胎児被曝の影響にはどのようなものがありますか？

参照
chap.7-Q17

　胎児被曝とは，妊娠中の母体内で，胚・胎児が放射線に被曝することです．妊娠している母親が被曝した場合には，その胎児に障害（胚死亡，奇形，神経系の異常，発がん）が現れることがあります．これを一般に胎児被曝による影響といいます．撮影部位の違いなどから適切な歯科エックス線撮影では胎児被曝による影響が出る恐れはありません．

　胎児の被曝については，ICRP の 1962 年勧告では，月経開始後 10 日以内は妊娠の可能性がないためエックス線検査はこの期間に行うとする 10 日規則が推奨されていましたが，現在は撤回され，ICRP の 1999 年勧告では 100 mSv 未満の胎児被曝を妊娠中絶の理由としてはならないとしています．これは，100 mSv 未満の被曝については，正当化と最適化が図られていれば，必要な場合，時期を選ばず照射してもよいと解釈されています．

参考文献
1）西連寺永康 監修，渕端孟，野井倉武憲，岸幹二 編：標準歯科放射線学，第 2 版，医学書院，2000
2）佐々木武仁，島野達也 編：新版 歯科診療における放射線の管理と防護 人体への影響の正しい知識と理解，医歯薬出版，2009

---

chap.8

SBOs　最近の CT の被曝リスクを説明する．

## Q 18　CT の被曝リスクとはどのようなものですか？

参照
chap.5-Q33

　2004 年英国の医学誌 Lancet に掲載された Oxford 大学の疫学研究者の論文で「各国の医療被曝による発がんの実数を予測したところ，日本を除く各国の発がんの増加数は 0.5〜1.8％で，最も低いのは英国，最も高いのはクロアチアであるが，日本は 3.2％と突出して高く，しかもこれは近年の CT 検査の増加を加えていない数字で，もし，それを考慮すると 4.4％にもなる」という報告がなされ，日本の一般紙でも大きく取り上げられました．この報告については，医療被曝による患者の利益について考慮されていないという批判もありましたが，日本の医療被曝が他の諸国と比して圧倒的に多いという事実に変わりはなく，最近の歯科用 CT の普及を考慮すると医療被曝の増加に拍車がかかってしまう可能性もあります．

　医科用 CT による頭部撮影の被曝量は一般的にパノラマエックス線撮影の 100 倍以上とされ，照射野の小さな歯科用 CT ではパノラマエックス線撮影の 10 倍以下とされていますが，広範囲の撮影や複数回の撮影では医科用 CT よりも被曝が多くなってしまう可能性があります．

　CT 検査の際には被曝のリスクを十分考慮し，「正当化」，「最適化」を図って無駄な被曝を避ける努力をすることが必要です．

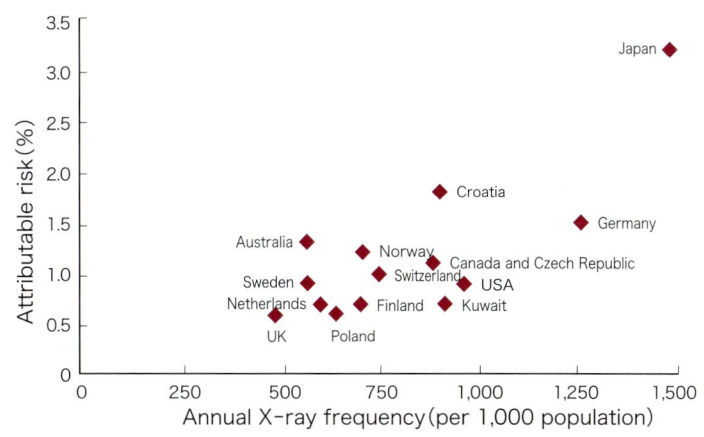

図● 年間エックス線撮影頻度と診断エックス線被曝による発がんリスクの関係
〔参考文献：3）より〕

**参考文献**

1）佐々木武仁，島野達也 編：新版 歯科診療における放射線の管理と防護 人体への影響の正しい知識と理解，医歯薬出版，2009
2）金田隆 編：基本から学ぶインプラントの画像診断，第2版，砂書房，2008
3）Amy Berrington de Gonzalez, Sarah Darby：Risk of cancer from diagnostic X-rays, estimates for the UK and 14 other countries, LANCET 363, p. 345-351, 2004

# chapter 9

# 放射線治療

**chap.9** **SBOs** 腫瘍に対する放射線の作用を説明する．

## Q1 放射線は腫瘍に対してどのように作用するのですか？

　細胞のDNAレベルで考えるとおもに**直接作用**と**間接作用**の2通りの作用があります．直接作用は字のごとく放射線の二次電子が直接DNA鎖（細胞内の遺伝子）を切断する作用（効果）です．放射線の種類は中性子・重粒子などの粒子線で，高い線エネルギー付与の粒子線がこの直接作用を起こします．

　一方，間接作用は生体内に80％存在する水と放射線の二次電子が互いに反応し，DNA近傍で細胞毒性の強いフリーラジカル（遊離基）を産生し，このフリーラジカルによって間接的にDNA鎖に影響を及ぼすというものです．

　これら放射線の種類によって作用は異なりますが，直接作用であれ，間接作用であれ，DNA鎖が2か所以上切断された際に細胞が死滅すると仮定されています．

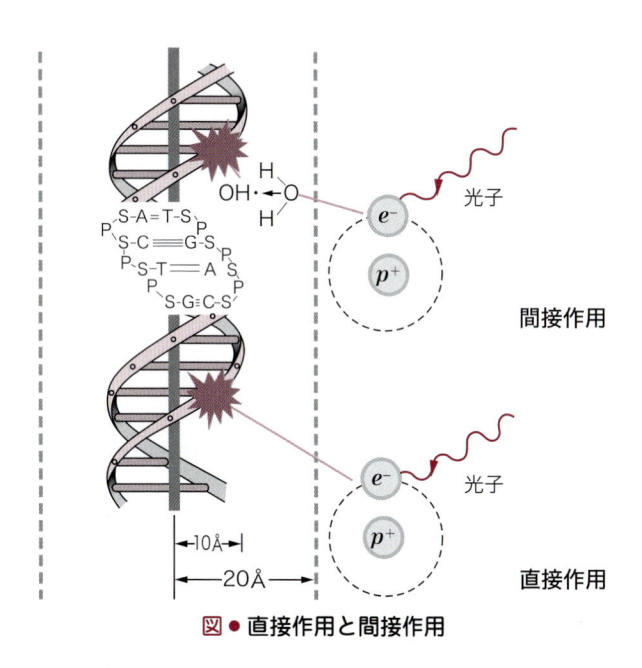

図● 直接作用と間接作用

**参考文献**
1) Hall EJ, Giaccia AJ：Radiobiology for the Radiologist, 6th ed, p.11, Lippincot, Co, 2006
2) 井上俊彦，井上武宏，手島昭樹 編：放射線治療学，改訂4版，p.31，南山堂，2010

chap.9 SBOs 治療可能比を説明する．

## Q2 治療可能比とは何ですか？

ある腫瘍に対して放射線治療が可能か否かを見極めるための概念で，正常組織耐容線量と腫瘍致死線量の比によって治療可能比（TR；therapeutic ratio）が得られます．

TR＝正常組織耐容線量／腫瘍致死線量

ここでいう腫瘍致死線量とは，腫瘍細胞が80〜90％死ぬ線量のことです．一方，正常組織耐容線量とは正常組織の5％に障害が発生する線量を意味します．正常組織でも腫瘍組織でも線量-効果関係はしきい値のあるS字状曲線を描きます（図A）．

多数回に分けて照射を行う方法を例にあげれば，ある線量に達すると，腫瘍細胞の致死により腫瘍縮小が現れます．そして，それは線量増加とともに顕著になります．しかし，同時に正常組織の障害も増大します．したがって，治療可能比は腫瘍組織と正常組織の感受性の差によって決定されます．具体的には，TR＞1の場合は腫瘍の治癒が容易（可能）ですが，TR＝1ではどちらともいえず，また，TR＜1より小になると治癒困難となります．たとえば，腫瘍が大きく，放射線に対して低感受性のがん細胞だと，腫瘍の局所制御を表すシグモイドカーブと合併症の障害発生率を表すカーブとの間が狭くなります（図B）．こうなると障害・合併症の発生率が強くなってしまいます．口腔癌の場合の外部照射を考えると，顎骨への線量が大きくなってしまい，顎骨壊死が生じてしまいます．したがって，通常では投与する線量を下げるしかないわけです．

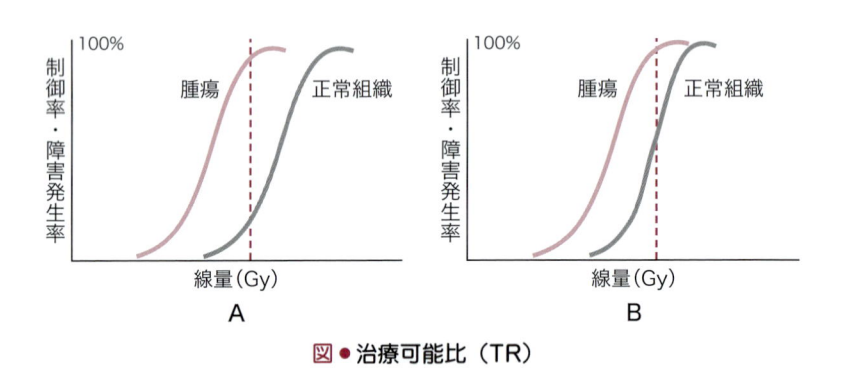

図●治療可能比（TR）

### 参考文献

1) 井上俊彦，井上武宏，手島昭樹 編：放射線治療学，改訂4版，p.32-33，南山堂，2010

## chap.9 Q3

SBOs　放射線感受性の高い悪性腫瘍を説明する.

### 放射線感受性の高い悪性腫瘍にはどのようなものがありますか？

　腫瘍により放射線感受性は異なります．比較的感受性が高いのは悪性リンパ腫，白血病，精上皮腫などで，口腔粘膜に発症する扁平上皮癌は中等度の感受性を有しています．しかし，高い感受性が必ずしも病気の治癒と相関するとは限りません．現在，治療されている線量がすべてのがん細胞を直接死滅するのに足る線量であるのか？　あるいは他の因子，たとえば免疫反応が腫瘍制御に間接的に寄与しているのではないか？　など問題点が残されているからです．

**表●悪性腫瘍の放射線感受性**

| 高感受性 | 中感受性 | 低感受性 |
|---|---|---|
| 悪性リンパ腫 | 扁平上皮癌 | 線維肉腫 |
| 白血病 | 腺癌 | 骨肉腫 |
| 骨髄腫 | 腺様嚢胞癌 | 悪性黒色腫 |
| 精上皮腫 | 粘表皮癌 | |

**参考文献**
1）菅原努 監修，青山喬，丹羽太貫 編：放射線基礎医学，p.260，金芳堂，1996
2）西尾正道：がんの放射線治療，p.24-27，日本評論社，2000

## chap.9 Q4

SBOs　放射線感受性の低い悪性腫瘍を説明する.

### 放射線感受性の低い悪性腫瘍にはどのようなものがありますか？

　前述したように腫瘍によって放射線感受性は異なります．最も感受性が低いのは骨肉腫，悪性黒色腫（メラノーマ）などです．

　たとえば，腫瘍致死線量（TLD；tumor lethal dose：腫瘍細胞が80～90％死ぬ線量）で考えると，80～100 Gyの大線量を投与してもこれら骨肉腫や悪性黒色腫（メラノーマ）などは治癒が困難な腫瘍です．したがって，これらの腫瘍はエックス線で根治線量を投与しても治る確率は低く，しかも正常組織への損傷が大きくなるため，手術（化学療法併用）が第一選択されます．

　しかし，最近では放射線抵抗性のがんであっても，重粒子線による治療が試みられています．生物学的効果を含めた重粒子線の線量単位はGyE（グレイ・イクイバレント）です．重粒子線治療は直接効果・直接作用が主体のため，細胞周期あるいは酸素効果の影響を受けずに放射線の効果を発揮します．硬口蓋に発生した悪性黒色腫に対して，炭素線治療で完全緩解を示した例も存在します．

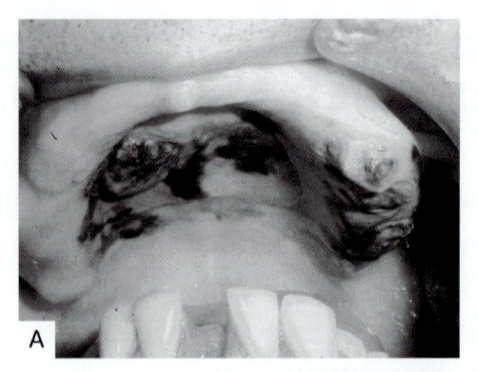

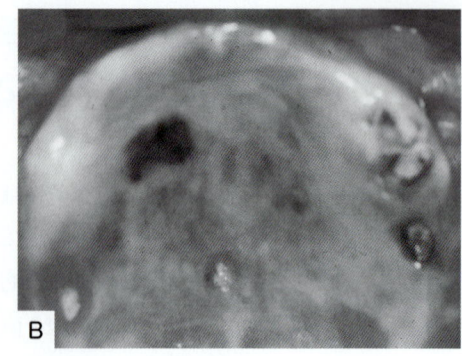

**図●放射線感受性の低い悪性腫瘍（例：悪性黒色腫）**
A：治療前
B：治療後（炭素線 57.6 GyE/16 回照射後，完全緩解）

参考文献
1）菅原努 監修，青山喬，丹羽太貫 編：放射線基礎医学，p.260，金芳堂，1996
2）西尾正道：がんの放射線治療，p.24-27，日本評論社，2000

---

chap.9　SBOs　腫瘍致死線量を説明する．

## Q5　腫瘍致死線量とは何ですか？

　腫瘍細胞が 80～90％ 死ぬ線量を**腫瘍致死線量**（TLD；tumor lethal dose）といいます．口腔扁平上皮癌の初期および早期癌に対する腫瘍致死線量は 50 Gy 相当です．
　一方，悪性黒色腫あるいは骨肉腫のそれは，80～100 Gy 相当といわれていますが，ほぼ治癒不能と考えられています．

**表●悪性腫瘍の治療に必要な放射線量**

| 悪性腫瘍 | 照射期間 | 腫瘍致死線量（Gy） |
|---|---|---|
| 精上皮腫 | 3 週 | 20～25 |
| リンパ肉腫 | 4 週 | 30～40 |
| 扁平上皮癌 | 4～5 週 | 50 |
| 腺癌 | 1～2 か月 | 70～80 |
| 悪性黒色腫 | 1～2 か月 | 80～100 |
| 骨肉腫 | 1～2 か月 | 80～100 |

参考文献
1）西尾正道：がんの放射線治療，p.27，日本評論社，2000

chapter 9　放射線治療

chap.9　SBOs　外部照射について説明する．

## Q6　外部照射とはどのような照射法ですか？

　外部照射とは，字のごとく外部からの照射による治療法のことです．日常診療では直線加速器（リニアック）のエックス線や電子線に代表されます．また，放射線治療技術のなかでも90％以上をこの外部照射が占めています．

　外部照射の効果は，総線量と照射回数，総治療期間の3つの変数によって決定されます．わが国では，通常1回2 Gy（グレイ），1日1回照射が基本とされています．したがって，60 Gyの総線量を目標とした場合，週5回の照射であれば，1日1回2 Gy×5回/週×6週＝60 Gyの計算になり，総治療期間は6週間となります．

　最近では外部照射法でも3次元的に照射可能な強度変調放射線治療（IMRT；intensity modulated radiation therapy）が大きな話題となっています．IMRTは技術面で画期的です．その理由は，照射範囲のなかでも部分的に線量強度やエネルギーを変えて照射することが可能で，そのため正常組織に対しては照射線量を軽減し，がん組織に対しては集中的に照射できるからです．図のように多分割コリメータ（MLC；multi-leaf collimator）が備わり，照射野がコンピュータで自動制御されながら，多方向から強さや形状の違う照射をすることで，病巣部に最適な線量分布を得ることができます．使用する線束が不均一な強度をもつということが，従来の放射線治療との大きな違いです．

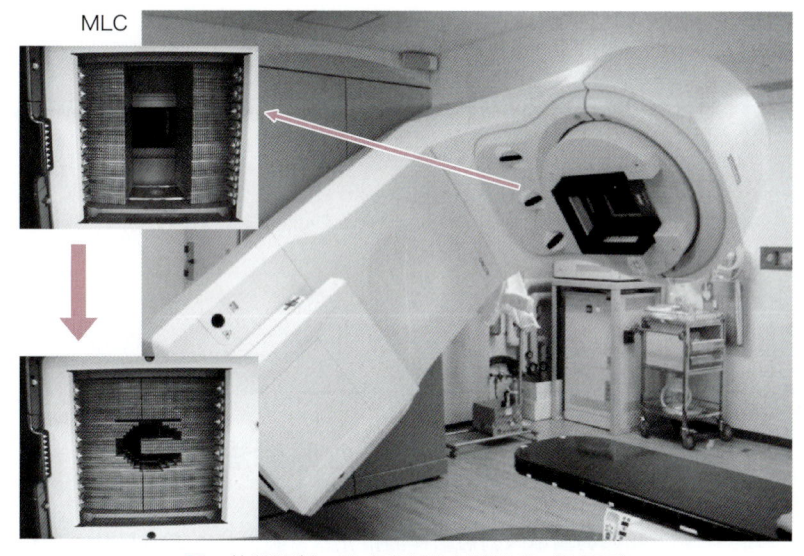

図●外部照射：強度変調放射線治療（IMRT）

参考文献　1）井上俊彦, 井上武宏, 手島昭樹 編：放射線治療学, 改訂4版, p.29, 南山堂, 2010

**283**

chap.9 SBOs 分割照射を説明する.

## Q7 分割照射とはどのような照射法ですか？

　前述のように，外部照射では総線量を数週間にわたって日単位の分割で投与するのが普通です．したがって，通常の放射線治療は多数回に分けて照射を行う多数回分割照射です．"分ける回数と1回の線量"を分割と定義し，最初から最後の照射までの時間を総照射期間と定義しています．分割照射は，1920～1930年代にフランスで行われた放射線生物学実験（雄羊睾丸照射）に基づいています．分割照射のほうが1回大線量照射するよりも（ある一定の正常組織障害を起こす線量で比較すれば）優れた腫瘍治癒をもたらすというのがその結果です．放射線治療で腫瘍と正常組織が同時に照射された場合，違った効果が導かれます．この差がきわめて重要で，この違った効果を生じる作用機構として，それぞれの分割照射と総照射期間との間に放射線感受性を決定づける因子が存在すると考えられています．

　ここで重要視されているのが放射線生物学の4Rs（英語名がすべてRではじまることから4つのR）です．腫瘍に対する放射線感受性を決定づける要因として，細胞動態学的因子であるこれらの因子が放射線感受性に大きく関与しているというものです．

　① 亜致死障害からの回復（Recovery）
　② 細胞周期内での再分布（Redistribution）
　③ 再増殖（Repopulation）
　④ 再酸素化（Reoxygenation）

　標準的な分割スケジュールは，1日1回2Gyを週5回（2Gy×5回/週）で，総線量の決定は腫瘍の組織学的種類，部位，大きさを参考に臨床経験に基づいて決定されています．

**参考文献**
1）Eric J. Hall：放射科医のための放射線生物学（浦野宗保 訳），第4版，p.249-250，篠原出版，1995
2）菅原努 監修，青山喬，丹羽太貫 編：放射線基礎医学，p.248，金芳堂，京都，1996

chap.9 SBOs 組織内照射について説明する.

## Q8 組織内照射とはどのような照射法ですか？

　がん組織の病巣内に放射性同位元素を刺入して集中照射する方法を組織内照射と呼んでいます．組織内照射にはおもに低線量率連続組織内照射と高線量率分割組織内照射の2通りの方法があります．これらは単位時間当たりの照射線量で，低線量率と高線量率とに分けられています．口腔癌のなかでは舌癌がこれら組織内照射の適応になります．

**低線量率連続組織内照射**

　金属アプリケータと呼ばれる線源ガイドを刺入したのちに，実際の本線源を置換すると

いったいわゆる後装填法（remote afterloading method）が低線量率連続組織内照射の主流です．

舌縁部に発生した早期癌（T2N0 例）に対する後装填法による低線量率連続組織内照射の治療手順は，まず局所麻酔下でガイド針を舌背から刺入します．舌縁部の病巣サイズが長径 40 mm まで，腫瘍厚みが 8 mm までの場合はガイド針 2 本が標準となります．ガイド針刺入後はその配列が適正か否かをエックス線透視下で確認し，適正な場合は本線源をガイド針と置換させます．本線源（ヘアピン型）刺入後（図 A）はアイソトープ病棟，つまり隔離病棟内での入院生活が約 1 週間必要となります．本線源留置中，患者は経口摂取不能であるため，経鼻チューブからの流動食栄養を受け，鎮静剤投与，抗生剤の予防投与を受けます．通常，早期舌癌（T2N0 例）に対する低線量率連続組織内照射は，70 Gy/6〜7 日間を標準とした治療が行われています．

**高線量率分割組織内照射**

局所麻酔下（あるいは全身麻酔下）で金属アプリケータを顎下部皮下から舌背部に貫通させたあとに，チューブと置換させ（図 B），留置したチューブと治療装置本体に取りつけられたケーブルとをコネクションさせて，リモコン操作で隣室から遠隔照射を行う方法です．チューブ内を移動する線源には，Ir-192 放射性同位元素が用いられます．この場合，隔離病棟の必要性はまったくありません．患者管理が徹底できる意味で画期的です．当然，術者被曝も皆無です．高線量率分割組織内照射では，1 回 6 Gy，1 日 2 回の分割照射で 54〜60 Gy/9 回〜10 回/5〜8 日間の照射が行われます．これが現在の高線量率分割組織内照射としての標準的な治療スケジュールです．

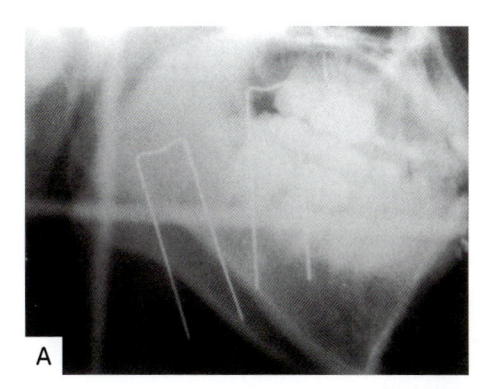

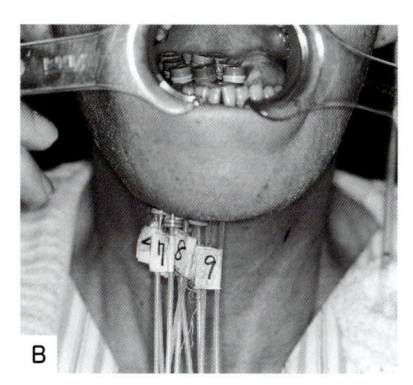

**図 ● 組織内照射**
A：低線量率連続組織内照射における本線源刺入時（Ir-192 線源）のエックス線写真
B：高線量率分割組織内照射におけるチューブ留置時の口腔内写真

**参考文献**
1）井上俊彦，井上武宏，手島昭樹 編：放射線治療学，改訂 4 版，p.93-104，南山堂，2010

chap.9　SBOs　口腔癌における放射線治療の適応について説明する．

## Q9 口腔癌に対して放射線治療が行われる理由は何ですか？ また，適応にはどのようなものがありますか？

　口腔癌の大半（70〜80％）は扁平上皮癌です．扁平上皮癌は中等度の放射線感受性を有しています．すなわち，放射線治療の効果が期待できる腫瘍です．したがって，口腔癌すべての部位が適応になります．つまり，口唇癌，頰粘膜癌，上顎歯肉癌，下顎歯肉癌，硬口蓋癌，舌癌，口底癌，臼後三角部癌です．これらに対しては，おもに外部照射が行われますが，とくに舌癌に対しては組織内照射が外部照射と併用されたり，組織内照射単独で治療されたりしています．

　最近では，シスプラチン動注（浅側頭動脈から）による化学療法併用放射線治療（外部照射による）が進行舌癌に対して効果が高いと注目されています．

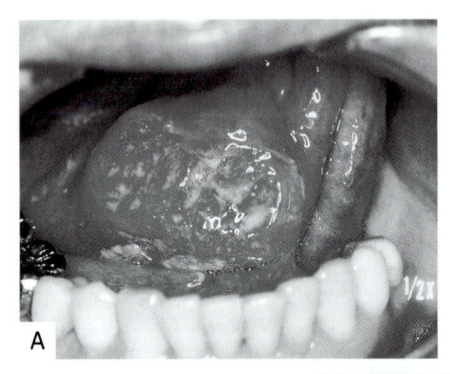

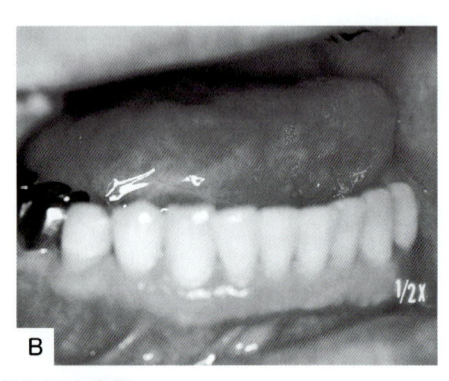

**図● 組織内照射単独治療例**
A：初診時の口腔内写真（68歳・男性，舌扁平上皮癌，T3N0M0）
B：高線量率分割組織内照射（60 Gy/10回/8日間）後，3か月時点の口腔内写真

参考文献　1）井上俊彦，井上武宏，手島昭樹 編：放射線治療学，改訂4版，p.93-104，南山堂，2010

## Q10 放射線の酸素効果とは何ですか？

**SBOs** 放射線の酸素効果を説明する．

　酸素効果とは，酸素がある部位での照射後の生存率が急激に減少する効果のことを意味します．つまり，血管周囲ほど酸素濃度が高く，酸素濃度の高い細胞ほど放射線致死効果が大きいというわけです．毛細管から酸素が拡散し得る距離はわずか70ミクロン未満です．したがって，毛細管から放射線抵抗性の低酸素細胞層までの距離はわずか70ミクロンということになります．この低酸素状態の腫瘍細胞に対して，どのように放射線で制御するのかが，今後も課題として残されています．

　細胞生存率は，酸素化された環境では低線量でも急激に低下します（図A）．酸素分圧と酸素増感比（OER；oxygen enhancement ratio）をみた場合，無酸素状態の放射線感受性を1とすると，100％酸素下でのそれは約3倍程度の線量の違いが出てきます．細胞の相対的放射線感受性は酸素濃度に正に相関するというわけです．ただし，相対的放射線感受性は酸素濃度の上昇に伴って急速に増加しますが，20～40 $\mu$mol/$l$ 程度になるとほぼ飽和し，その後は外気の酸素濃度を上昇させてもそれほど放射線の感受性は変化していません（図B）．

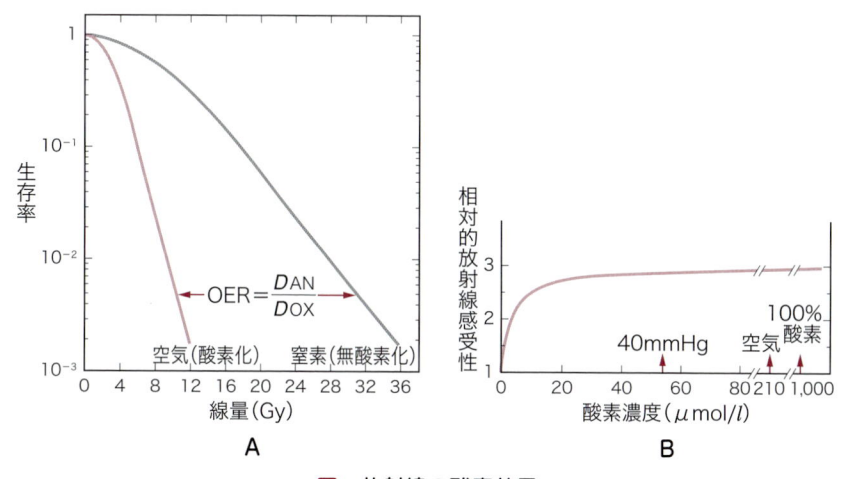

**図● 放射線の酸素効果**
A：酸素化された環境での細胞生存率．12 Gy の低線量でも急激な低下を示す．
　　酸素増感比（OER）＝窒素中での線量（$D_{AN}$）/空気中での線量（$D_{OX}$）
B：相対的放射線感受性と酸素濃度との関係．酸素濃度に増感効果が依存することを示す．

**参考文献**
1) 井上俊彦, 井上武宏, 手島昭樹 編：放射線治療学, 改訂4版, p.39, 南山堂, 東京, 2010

chap.9 SBOs　LETの効果について説明する.

## Q11　LETの生物学的効果とは何ですか？

参照
chap.7-Q7

　LETとは，linear energy transferの略です．荷電粒子の飛跡の単位長さ当たりのエネルギー付与を線エネルギー付与（トラック1マイクロメータ，すなわち1mmの1,000分の1当たりに付与されるエネルギー）といいます（単位：keV/μm）．

　生物学的な効果は放射線の種類によって異なります．中性子や重粒子などの高い線エネルギー付与の放射線では，生物学的効果としては直接作用がおもな役割をはたします．生物学的効果が高いものを高LET放射線（例：炭素イオン線，中性子，α線），低いものを低LET放射線（例：エックス線，γ線）と呼んでいます．

　低LET放射線は，トラックに沿ってまばらにしかラジカルを生成しない放射線です（図A）．これによって細胞はほぼ均等に傷を受けます．放射線の量は単位長さ当たりのラジカル生成量と考えられます．すなわち，エックス線，γ線は細胞にほぼ均一に障害をつくります．一方，炭素イオン線や中性子のような高LET放射線の場合には，同じ線量（同じ量のラジカル生成）でも細胞の局所に障害がかたよって生じます（図B）．つまり，高LET放射線によって細胞の一部に集中して生じた傷は，低LET放射線によって細胞にまんべんなく生じた傷よりも修復がむずかしく，細胞に与える影響が大きいのです．

　図では，生じたラジカルの合計数は同じです．したがって，放射線量は同じと考えられます．しかし，高LET放射線の傷の生じ方が細胞の一部に集中している点が低LET放射線と異なる点です．

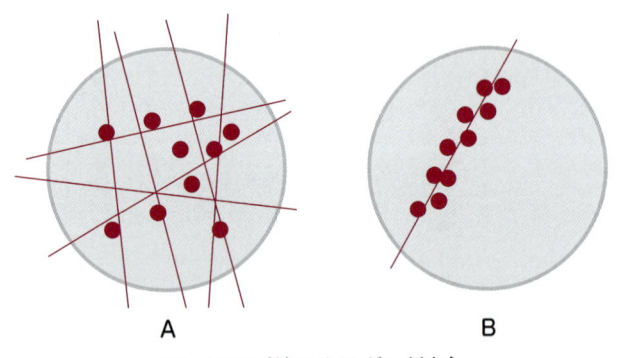

図 ● LET（線エネルギー付与）
A：低LET放射線の場合にはトラックに沿ってまばらにしかラジカルを生成しない．
B：高LET放射線の場合には傷の生じ方が細胞の一部に集中している．
AB両者とも生じたラジカルの合計数は同じなので，放射線の量は同じ．

参考文献
1）西尾正道：がんの放射線治療，p.181，日本評論社，2000
2）放射線影響研究所：放射線が細胞に及ぼす仕組み
　　http://www.rerf.or.jp/radefx/basickno/radcell.html，（参照2010-12-2）

## chap.9 Q12

SBOs　放射線治療の全身的影響を説明する．

### 放射線治療による全身的影響にはどのようなものがありますか？

参照　chap.7-Q15

　放射線治療は全身照射でない限りあくまでも局所を対象とした治療法です．放射線を全身に浴びた場合，線量によっては致命的です．急性致死にはいくつかの死の形があり，被曝線量によって骨髄死（4 Gy），腸死（10 Gy 以上），中枢神経死（数十 Gy～100 Gy 以上）に分けられています．

　しかし，口腔癌放射線治療に限れば，全身的な影響はほとんどありません．ただし，頸椎あるいは頸髄に 40 Gy 以上の線量が投与されてしまうと骨髄抑制，つまり白血球減少や血小板減少などを併発します．そのため，上咽頭癌や中咽頭癌に対する外部照射では決してそのようなことがないように細心の注意が払われています（40 Gy 以上は頸椎あるいは頸髄を照射野からはずし，上咽頭や中咽頭領域にフォーカスを絞って根治照射されています）．

　化学療法などと同一視されがちですが，放射線治療は全身への影響がないのがメリットです．また，その点が化学療法と大きな相違点です．

---

参考文献　1）井上俊彦，井上武宏，手島昭樹 編：放射線治療学，改訂 4 版，p.86，南山堂，2010

## chap.9 Q13

SBOs　口腔癌放射線治療の早期および晩期の副作用を説明する．

### 口腔癌放射線治療の障害（副作用）にはどのようなものがありますか？

　障害（副作用）は大きく分けて急性期障害（早期障害）と晩発障害（晩期有害事象）の 2 つあります．

　急性期障害では，外部照射例と組織内照射単独例とで副作用が異なります．

▶ **外部照射例**

　外部照射例では照射開始から 20～30 Gy/2～3 週時点で照射野内に粘膜炎が出現します．咽頭痛や嚥下時痛に加えて，味覚障害や唾液腺障害（口内乾燥）も併発します．粘膜炎の消退時期（外部照射 30～40 Gy の場合）は，照射完了から 3～4 週程度です．

▶ **組織内照射単独例**

　組織内照射単独例（60～70 Gy）では照射完了後，7～10 日前後で粘膜炎がピークに達し，その後 8 週程度でほぼ消退します．

**晩発障害（晩期有害事象）**

　晩発障害（晩期有害事象）には味覚障害や唾液腺障害があります．

▶ **外部照射例**

　外部照射例で舌や大唾液腺・小唾液腺が照射野内に含まれる場合は，味覚障害，唾液

腺障害（口内乾燥）を併発します．とくに耳下腺や顎下腺が照射野内に含まれ，40 Gy 以上の線量が投与されると，唾液流量の低下が著しく，その回復は不可逆的となります．それを回避する目的で強度変調放射線治療（IMRT；intensity modulated radiation therapy）が行われるようになり，唾液腺における晩発障害（晩期有害事象）の軽減が可能となってきました．

### ▶ 組織内照射単独例

組織内照射単独例（対象：口底癌）では味覚障害を併発する例はほとんどみられませんが，顎下腺炎を併発する例があり，その場合はリンパ節転移との鑑別が重要となります．

また，晩発障害（晩期有害事象）で最も注意しなければならないものに下顎骨壊死や骨露出があります．口底癌の組織内照射では下顎骨露出，下顎骨壊死が生じやすく，その理由は舌に比べて口底は耐容線量が低いためです．とくに歯肉浸潤を有する例では照射体積も大きくなり，歯肉退縮あるいは歯肉潰瘍が原因で下顎骨露出が生じやすくなるのです．

**参考文献** 1）井上俊彦，井上武宏，手島昭樹 編：放射線治療学，改訂4版，p.93-104，南山堂，2010

---

chap.9 　SBOs　口腔癌放射線治療の口腔管理を説明する．

## Q 14　口腔癌放射線治療患者の口腔管理を徹底する理由は何ですか？

頭頸部癌放射線治療では放射線骨壊死や唾液腺障害から二次的に発症する広範性，**多発性齲蝕**（rampant caries）に悩まされる患者が少なくありません．放射線治療後は再発，転移（所属リンパ節転移や肺などへの遠隔転移）のみならず，口腔管理にも十分な配慮が必要です．口腔管理を徹底しなければ，照射後の口腔内変化により生活の質（QOL；quality of life）は著しく低下します．したがって，放射線治療予定患者に対しては，照射前から照射中，あるいは照射後に至るまで一貫した歯科的処置と口内保清（口腔衛生管理）が重要です．

### 放射線治療前（照射前）

視診，触診，打診などの診査はもとより，歯・顎骨のエックス線検査を行い，とくに照射野（irradiated field）内に含まれる罹患歯（たとえば，知歯周囲炎，保存不可能な歯）は，できる限り照射前（約2週間前が望ましい）に抜去しておく必要があります．照射後は被照射領域の正常組織の損傷により，観血的処置が行えないからです．たとえば，舌癌や頬粘膜癌患者で，歯冠や歯槽骨が鋭利な場合や不適切な金属性補綴物も場合によっては，その部分を切削しておく必要があります．口内保清のなかでも，含嗽剤による口腔内洗浄は必須です．

### 放射線治療中（照射中）

放射線治療中は急性期障害（早期障害）の時期です．口腔内が照射野に含まれる場合は，

歯科的処置は望めません．急性口内炎や粘膜炎に悩まされる時期で，歯磨剤や刺激性の食物は絶対に避けなければなりません．イソジンのようなヨード系製剤は殺菌作用が強いものの発泡作用があり，かつ刺激性があるため照射中は避けたほうがよいでしょう．ハチアズレ®のようなマイルドな含嗽剤を推奨します．照射前と同様に口内保清のなかでも，含嗽剤による口腔内洗浄は必須です．

### 放射線治療後（照射後）

照射野内に含まれた歯・顎骨および被照射粘膜は相当な大線量（30～70 Gy）を受けていると考えなければなりません．したがって，歯科医師は，①原発巣の部位，②照射時期，③照射期間，④照射野（シミュレーションフイルムによる確認），⑤総線量などの情報を十分に収集したのち，歯科処置を進めていく必要があります．そのため放射線治療医との密なコンタクトが要求されます．照射後の歯の抜去や切開などが引き金となって重篤な晩発障害（晩期有害事象，たとえば，骨露出，放射線骨壊死や軟組織潰瘍など）を惹起させる可能性があるからです．すなわち，抜歯や切開などの観血的処置は禁忌と考えるべきです．口内乾燥を伴う脆弱な軟組織には，より一層の洗浄や含嗽も必要です．照射前や照射中と同様に口内保清のなかでも，含嗽剤による口腔内洗浄は必須です．

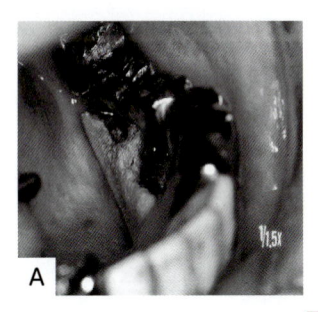

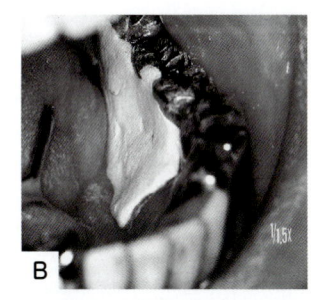

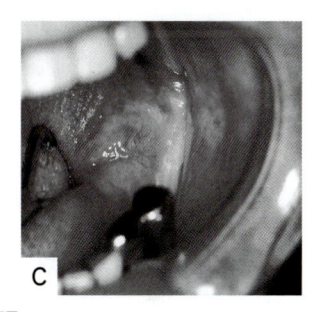

**図● 口腔癌放射線治療後の口腔管理**
A：舌癌放射線治療後の骨露出
B：口腔内洗浄とサージカルパックによる保存的処置
C：腐骨の自然脱離（骨露出から1年後）

**参考文献**
1）古本啓一，岡野友宏，小林馨 編：歯科放射線学，第4版，p.406-408，医歯薬出版，2008

# chapter 10

# 医療法規

**chap.10 Q1** SBOs 歯科放射線防護の関連法規を述べる．

## 歯科放射線防護の関連法規にはどのようなものがありますか？

放射線の歯科利用に関するおもな法令としては次の7つがあげられます．

① 医療法施行規則（昭和23年11月5日，厚生省令第50号，平成20年3月26日改正，厚生労働省令第51号）：医施則と略されます．医療放射線利用上の安全確保のための基本となる規則です．

② 医療法施行規則の一部を改正する省令の施行について（平成13年3月12日 厚生労働省医薬局長通知文 医薬発第188号，平成14年3月27日一部改正 厚生労働省医薬局長通知文 医薬発第0327001号，平成21年7月31日一部改正 厚生労働省医政局長通知文 医政発0731第3号）：施行通知と略されます．医施則の具体的説明がなされた通知です．

③ 電離放射線障害防止規則（昭和47年9月30日，労働省令第41号，平成21年3月30日改正，厚生労働省令第55号）：電離則と略されます．放射線診療従事者の被曝および健康管理に関連した規則です．

④ 放射性同位元素等による放射線障害の防止に関する法律（昭和32年6月10日法律第167号，平成22年5月10日改正，法律第30号）：障防法と略されます．放射線同位元素（RI；radioisotope）の使用時に医施則とともに適用される法律です．

⑤ 薬事法（昭和35年8月10日，法律第145号，平成18年6月21日改正，法律第84号）：機器の製造，販売，保守点検に関連した法律です．

⑥ 在宅医療におけるエックス線撮影装置の安全な使用に関する指針（平成10年6月30日，厚生省医薬安全局安全対策課長通知 医薬安発第69号）：在宅医療におけるエックス線撮影における留意点に関する指針です．

⑦ 記録，帳簿の電子媒体による保存について（平成14年8月13日，厚生労働省医薬局長通知 医薬発第0813001号）：エックス線装置等の測定結果記録などの電子媒体による保存を認める通知です．

このほか，放射線全般を規定する法律としては原子力基本法が，放射線防護に関する法律には人事院規則一〇—五，医療法などがあげられます．また，関連する法規として，医師法，歯科医師法，診療放射線技師法などがあげられます．

**参考文献**
1）佐々木武仁，島野達也 編：新版 歯科診療における放射線の管理と防護 人体への影響の正しい知識と理解，医歯薬出版，2009
2）医療六法編集委員会 編：医療六法 平成22年版，中央法規出版，2010

# Q2 歯科放射線防護の法令に関する具体例にはどのようなものがありますか？

chap.10 SBOs 歯科放射線防護の法令に関する具体例を説明する．

### 医療法施行規則の具体例

第24条の2に規定されている医療用エックス線装置届の提出義務があります．すなわち，病院または診療所に診療の用に供するエックス線装置を備えたときの医療法第15条第3項の規定による届出は，10日以内に，図に掲げる事項を記載した届出書を所轄の保健所を通じて，所在地の都道府県知事に提出することによって行います．

### 医療法施行規則の一部を改正する省令の施行についての具体例

専用のエックス線診療室をもたない病院または診療所で，1週間につき1,000 mA以下で操作する口内法撮影用エックス線撮影装置による撮影を行う場合には，管理区域を設定し，防護衝立などによる被曝線量を軽減するための遮蔽物を用いるほか，必要に応じて防護衣を着用するなどにより放射線診療従事者の被曝軽減に努めること〔医薬発第188号通知：二（三）1（3）イおよび二（二）3（3）〕が規定されていますが，この場合であっても，増改築や口内法撮影用エックス線装置の購入などの機会をとらえ，すみやかに専用のエックス線診療室を整備されること〔医薬発第188号通知：二（三）1（4）〕が求められています．

### 在宅医療におけるエックス線撮影装置の安全な使用に関する指針の具体例

歯科口内法エックス線撮影については，歯科領域における一般エックス線撮影と比較して，照射方向が多様であるなどの特殊性があり，在宅医療における歯科口内法エックス線撮影は，患者によってはフイルムの保持が困難な場合も想定されるという歯科口内法エックス線撮影の特殊性に鑑みて，通常の防護策に加えて，ア：照射方向の設定に十分に留意し，確認すること，イ：照射筒を皮膚面から離さないようにし，照射野の直径は8 cmを超えないこと，ウ：原則として，フイルム保持と照射方向を支持する補助具（インジケータ）を使用することに留意する必要がある〔医薬安発第69号通知：3（2）③〕とされています．

第２２号様式（第21条関係）
（第１片）　　　　　　　　　　　　（表）

　　　　　　　　　　　　　　　　　　　　　　　　　年　　月　　日

　　東京都知事　　　殿

　　　　　　　　　　　　　　　　　管理者住所
　　　　　　　　　　　　　　　　　氏　　名　　　　　㊞

　　　　　　　　　診療用エックス線装置備付届

　下記のとおり診療用エックス線装置を備えたので、医療法第１５条第３項及び医療法施行規則第２４条の２の規定により届け出ます。

　　　　　　　　　　　　　　記

| 病院診療所 | 名　　　　称 | |
| --- | --- | --- |
| | 所　在　地 | 電　話　番　号　（　　　）<br>ファクシミリ番号　（　　　） |
| 診療用エックス線装置に関する事項 | 製　作　者　名 | |
| | 型　　　　式 | |
| | 定格出力　連続<br>　　　　　短時間<br>　　　　　蓄放式 | キロボルト（ｋＶ）<br>ミリアンペア（ｍＡ）<br>キロボルト（ｋＶ）<br>ミリアンペア（ｍＡ）　　秒<br>キロボルト（ｋＶ）<br>マイクロファラッド（μＦ） |
| | エックス線管の数 | |
| | 用　　　　途 | 一般撮影　・透視　・　ＣＴ　・歯科用<br>その他（　　　　　　　　　　　　　） |
| エックス線診療に従事するエックス線技師、歯科医師、診療放射線技師又は診療エックス線技師の氏名及び経歴 | 氏　　　名 | 職　　種　エックス線診療に関する経歴 |
| | | |
| 備　付　年　月　日 | | 年　　月　　日 |

　　　　　　　　　　　　　　　　　　　　（日本工業規格Ａ列４番）

**図１ ● 診療用エックス線装置設置届の様式例①**

(裏)

| | | | | |
|---|---|---|---|---|
| 診療用エックス線装置の放射線障害の防止に関する構造設備の概要 | | 医療法施行規則第30条第1項第1号に規定するエックス線管及び照射筒の遮へい | 有 | ・ | 無 |
| | | 総　　ろ　　過 | ミリメートル | アルミニウム当量モリブデン当量 |
| | 透視装置 | 患者への入射線量率50ミリグレイ／分 | 以下 | ・ | 超える |
| | | 一定時間経過時に警告音等を発することのできる透視時間を積算するタイマー | 有 | ・ | 無 |
| | | 高線量率透視制御 | 有 | ・ | 無 |
| | | 焦点皮膚間距離が30センチメートル以上になるような装置又はインターロック | 有 | ・ | 無 |
| | | 受像面を超えないように照射野を絞る装置 | 有 | ・ | 無 |
| | | 受像器を通過したエックス線が150マイクログレイ／時（接触可能表面から10センチメートル） | 以下 | ・ | 超える |
| | | 最大受像面を3センチメートル超える部分を通過したエックス線が150マイクログレイ／時（接触可能表面から10センチメートル） | 以下 | ・ | 超える |
| | | 利用線錐以外のエックス線を有効に遮へいするための適切な手段 | 有 | ・ | 無 |
| | 撮影装置 | 照射野絞り装置 | 有 | ・ | 無 |
| | | 医療法施行規則第30条第3項第2号に規定する焦点皮膚間距離 | 以上 | ・ | 未満 |
| | 間接撮影装置胸部集検用 | 利用線錐が角錐型かつ受像面を超えない照射野絞り装置 | 有 | ・ | 無 |
| | | 接触可能表面から10センチメートルにおいて1マイクログレイ／1ばく射以下となる受像器の一次遮へい体 | 有 | ・ | 無 |
| | | 10センチメートルにおいて1マイクログレイ／1ばく射以下となる被照射体周囲の箱状の遮へい物 | 有 | ・ | 無 |
| | 移動型装置・携帯型装置等 | エックス線管焦点及び患者から2メートル以上離れて操作できる構造 | 有 | ・ | 無 |
| | | 装置の保管場所 | | |
| | 治療用装置 | ろ過板が引き抜かれた場合、エックス線の発生を遮断するインターロック | 有 | ・ | 無 |
| | 口内法撮影装置 | 照射筒先端における照射野の直径 | センチメートル | |

**図2 ● 診療用エックス線装置設置届の様式例②**

(第2片)　　　　　　　　　　　（表）

| | | | |
|---|---|---|---|
| エックス線診療室の放射線障害の防止に関する構造設備の概要 | 診療室の防護物等の概要 | 使用の場所 | |
| | | 遮へい物を設ける場所／遮へい物 | 構造、材料、厚さ |
| | | 天井 | |
| | | 床 | |
| | | 周囲の画壁等 | （東） |
| | | | （西） |
| | | | （南） |
| | | | （北） |
| | | 監視用窓 | |
| | | 出入口の扉 | |
| | | その他の開口部 | |
| | | 操作室 | 有・無（　　　　　） |
| | | 診療室の標識 | 有　・　無 |

（日本工業規格Ａ列4番）

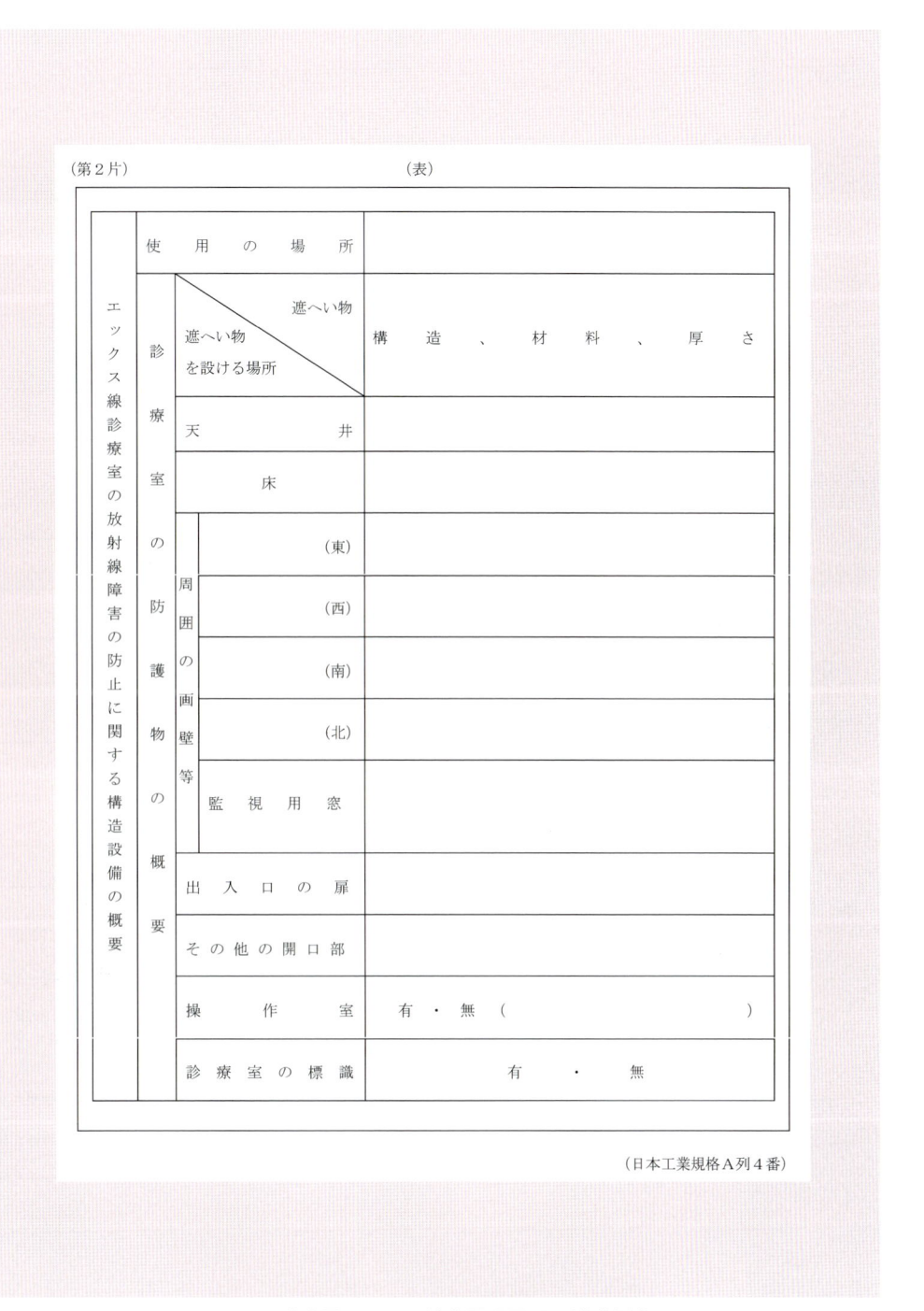

**図3 ● 診療用エックス線装置設置届の様式例③**

(裏)

| エックス線診療室の放射線障害の防止に関する構造設備の概要 | 放射線障害の防止に必要な注意事項の掲示 | | 有　・　無 |
|---|---|---|---|
| | 使用中の表示 | | 有　・　無 |
| | 画壁等外側の実効線量が1ミリシーベルト／週以下となる措置 | | 有　・　無 |
| | 管理区域 | 管理区域を設ける場所 | 別添図面のとおり |
| | | 境界における実効線量が1.3ミリシーベルト／3月以下となる措置 | 有　・　無 |
| | | 立入制限措置 | 有　・　無 |
| | | 標識 | 有　・　無 |
| | 敷地の境界等 | 敷地内居住区域及び境界における実効線量が250マイクロシーベルト／3月以下となる措置 | 有　・　無 |
| | | 入院患者（診療により被ばくする放射線を除く）の実効線量が1.3ミリシーベルト／3月以下となる措置 | 有　・　無 |
| | その他 | 取扱者の被ばく測定器具 | |
| | | 防護用具（防護前掛等） | 有　・　無 |

注意事項
1　隣接室名、上階及び下階の室名並びに周囲の状況を明記したエックス線診療室の平面図及び側面図を添付すること。
2　診療室図は、照射方向、エックス線管から天井、床及び周囲の画壁の外側までの距離（メートル）並びに防護物の材料及び厚さを記入した50分の1の縮図とすること。ただし、歯科用診療室は、50分の1又は25分の1の見やすい縮図とすること。
3　管理区域の標識、使用中ランプ等の位置を診療室図中に記入すること。
4　エックス線診療に関する経歴欄には、医師、歯科医師、診療放射線技師又は診療エックス線技師の免許登録番号及び年月日を記入すること。
5　漏えい放射線測定結果報告書（写）を添付すること。（サイズは、日本工業規格A列4番とすること。）

**図4●診療用エックス線装置設置届の様式例④**

**参考文献**
1）佐々木武仁，島野達也　編：新版　歯科診療における放射線の管理と防護　人体への影響の正しい知識と理解，医歯薬出版，2009
2）医療六法編集委員会　編：医療六法　平成22年版，中央法規出版，2010

## chap.10 Q3

SBOs エックス線診療室の構造設備の基準を述べる.

### エックス線診療室の構造設備の基準とはどのようなものですか？

　医療法施行規則第30条の4に，エックス線診療室の構造設備の基準は，天井，床および周囲の画壁は，その外側における実効線量が1週間につき1mSv以下になるように遮蔽することができるものとすると規定されています．

**表●医療法施行規則**

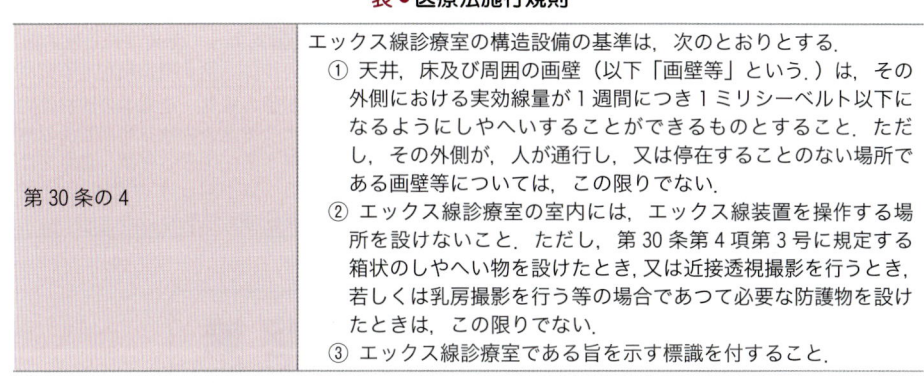

| | |
|---|---|
| 第30条の4 | エックス線診療室の構造設備の基準は，次のとおりとする．<br>① 天井，床及び周囲の画壁（以下「画壁等」という．）は，その外側における実効線量が1週間につき1ミリシーベルト以下になるようにしやへいすることができるものとすること．ただし，その外側が，人が通行し，又は停在することのない場所である画壁等については，この限りでない．<br>② エックス線診療室の室内には，エックス線装置を操作する場所を設けないこと．ただし，第30条第4項第3号に規定する箱状のしやへい物を設けたとき，又は近接透視撮影を行うとき，若しくは乳房撮影を行う等の場合であつて必要な防護物を設けたときは，この限りでない．<br>③ エックス線診療室である旨を示す標識を付すること． |

**参考文献**
1) 医療六法編集委員会 編：医療六法 平成22年版，中央法規出版，2010

## chap.10 Q4

SBOs 管理区域を説明する.

### 管理区域とは何ですか？

　管理区域とは，放射線の不必要な被曝を防ぐため，放射線量が一定以上ある場所を明確に区域し，人の不必要な立ち入りを防止するために設けられる区域であり，その境界には，さくなどを設け，管理区域である旨を示す標識を付すことと規定されています．

　これは放射性同位元素等による放射線障害の防止に関する法律施行規則第1条第1号および医療法施行規則第30条の26第3項・同規則第30条の14の3第1項第5号に規定されています．また，同様の規定は電離放射線障害防止規則第3条や人事院規則一〇一五にも記載されています．

**表 ● 管理区域について記載している法令**

| | |
|---|---|
| 放射性同位元素等による放射線障害の防止に関する法律施行規則<br>第1条第1号 | 管理区域　外部放射線に係る線量が文部科学大臣が定める線量を超え，空気中の放射性同位元素の濃度が文部科学大臣が定める濃度を超え，又は放射性同位元素によって汚染される物の表面の放射性同位元素の密度が文部科学大臣が定める密度を超えるおそれのある場所． |
| 医療法施行規則<br>第30条の26第3項 | 管理区域に係る外部放射線の線量，空気中の放射性同位元素の濃度及び放射性同位元素によって汚染される物の表面の放射性同位元素の密度は，次のとおりとする．<br>① 外部放射線の線量については，実効線量が3月間につき1.3ミリシーベルト<br>② 空気中の放射性同位元素の濃度については，3月間についての平均濃度が前項に規定する濃度の10分の1<br>③ 放射性同位元素によって汚染される物の表面の放射性同位元素の密度については，第6項に規定する密度の10分の1 |
| 医療法施行規則<br>第30条の14の3第1項第5号 | 管理区域（外部放射線の線量，空気中の放射性同位元素の濃度又は放射性同位元素によつて汚染される物の表面の放射性同位元素の密度が第30条の26第3項に定める線量，濃度又は密度を超えるおそれのある場所をいう．以下同じ．）の境界には，さく等を設け，管理区域である旨を示す標識を付すること． |

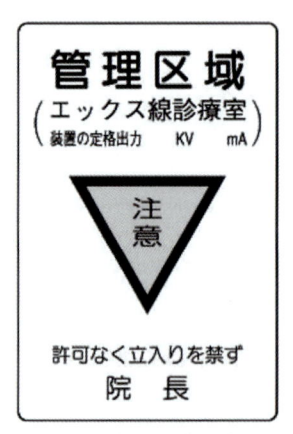

**図 ● 管理区域標識**

**参考文献**

1) 佐々木武仁, 島野達也 編：新版 歯科診療における放射線の管理と防護 人体への影響の正しい知識と理解, 医歯薬出版, 2009
2) 医療六法編集委員会 編：医療六法 平成22年版, 中央法規出版, 2010

chapter 10 医療法規

chap.10 | SBOs 放射線診療従事者を説明する．

## Q5 放射線診療従事者に含まれる職種とは何ですか？

　**放射線診療従事者**とは，医療法施行規則第30条第18項に，エックス線装置などの取り扱い，管理またはこれに付随する業務に従事する者であって管理区域に立ち入る者と規定されています．

　具体的には，医師，歯科医師，診療放射線技師，看護師，歯科衛生士などがこれに当たりますが，診療放射線技師法第2条第2項および同法24条により，放射線の人体への照射は，医師・歯科医師またはその指示を受けた診療放射線技師の3業種に限定されています．

表 ● 診療放射線技師法

| | |
|---|---|
| 第2条第2項 | この法律で「診療放射線技師」とは，厚生労働大臣の免許を受けて，医師又は歯科医師の指示の下に，放射線を人体に対して照射（撮影を含み，照射機器又は放射性同位元素（その化合物及び放射性同位元素又はその化合物の含有物を含む．）を人体内にそう入して行なうものを除く．以下同じ．）することを業とする者をいう． |
| 第24条 | 医師，歯科医師又は診療放射線技師でなければ，第2条第2項に規定する業をしてはならない． |

参考文献　1）医療六法編集委員会 編：医療六法 平成22年版，中央法規出版，2010

chap.10 | SBOs 診療放射線技師を説明する．

## Q6 診療放射線技師とはどのような職種ですか？

参照
▼
chap.10-Q5

　**診療放射線技師**とは，診療放射線技師法第2条第2項に定められた国家資格を有する医療職であり，厚生労働大臣の免許を受けて，医師または歯科医師の指示のもとに，放射線を人体に対して照射することを業とする者をいいます．

　受験資格は診療放射線技師法第20条に規定されており，文部科学大臣が指定した学校または厚生労働大臣が指定した診療放射線技師養成所において，3年以上診療放射線技師として必要な知識および技能の修習を終えた者が診療放射線技師国家試験の受験資格を得られますが，そのほかに，外国において同等の資格を有するもので，特定の条件を満たす者にも受験資格が与えられます．

参考文献　1）医療六法編集委員会 編：医療六法 平成22年版，中央法規出版，2010

chap.10 SBOs 診療所の敷地境界における防護を説明する．

## Q7 診療所の敷地境界における防護とはどのようなものですか？

　医療法施行規則第30条の17および第30条の26第4項に，診療所の敷地境界においては3か月につき，実効線量を 250 μSv 以下に抑えなければならないと規定されています．
　エックス線室，管理区域，敷地境界における線量の関係を図に示します．

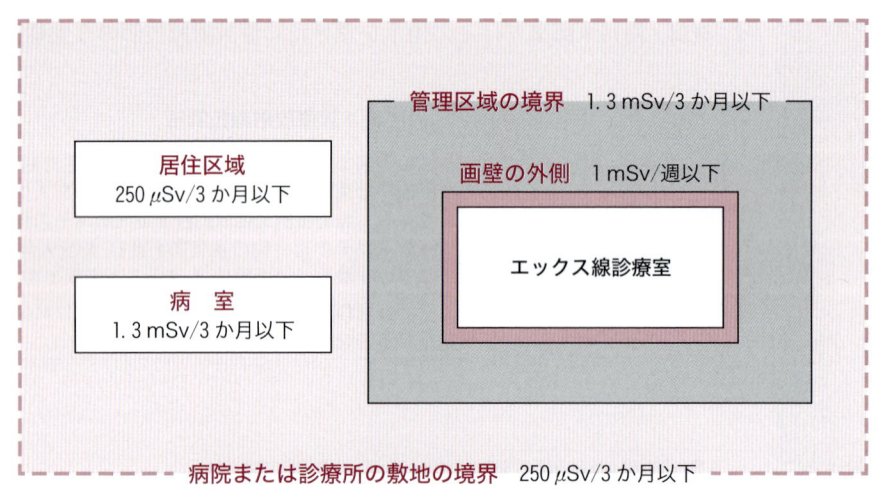

図● エックス線装置を使用する施設の管理区分

- 管理区域の境界　1.3 mSv/3か月以下
- 画壁の外側　1 mSv/週以下
- エックス線診療室
- 居住区域　250 μSv/3か月以下
- 病室　1.3 mSv/3か月以下
- 病院または診療所の敷地の境界　250 μSv/3か月以下

表● 医療法施行規則

| | |
|---|---|
| 第30条の17 | 病院又は診療所の管理者は，放射線取扱施設又はその周辺に適当なしやへい物を設ける等の措置を講ずることにより，病院又は診療所内の人が居住する区域及び病院又は診療所の敷地の境界における線量を第30条の26第4項に定める線量限度以下としなければならない． |
| 第30条の26第4項 | 第30条の17に規定する線量限度は，実効線量が3月間につき250マイクロシーベルトとする． |

### 参考文献

1) 佐々木武仁，島野達也 編：新版 歯科診療における放射線の管理と防護 人体への影響の正しい知識と理解，医歯薬出版，2009
2) 医療六法編集委員会 編：医療六法 平成22年版，中央法規出版，2010

chap.10 SBOs 漏洩線量の測定について説明する．

# Q8 漏洩線量の測定とは何ですか？

　**放射線漏洩線量測定**とは，エックス線室からの漏洩放射線量を放射線測定器（サーベイメータ）を用いて測定することをいいます．

　漏洩線量の測定は，医療法第15条第3項および医療法施行規則第24条の2により，エックス線室に新しくエックス線装置を設置したとき（開設者変更・医療法人化を含む），エックス線装置を入れ替えたときおよびエックス線装置およびエックス線室の構造設備を変更したときに行い，当該都道府県知事に届けなければならないと規定されています．また，医療法施行規則第30条の22により，半年に1回漏洩線量を測定し，5年間の保存義務があります．

**表 ● 漏洩線量の測定について記載している法令**

| | |
|---|---|
| 医療法<br>第15条第3項 | 病院又は診療所の管理者は，病院又は診療所に診療の用に供するエックス線装置を備えたときその他厚生労働省令で定める場合においては，厚生労働省令の定めるところにより，病院又は診療所所在地の都道府県知事に届け出なければならない． |
| 医療法施行規則<br>第24条の2 | 病院又は診療所に診療の用に供するエックス線装置（定格出力の管電圧（波高値とする．以下同じ．）が10キロボルト以上であり，かつ，その有するエネルギーが1メガ電子ボルト未満のものに限る．以下「エックス線装置」という．）を備えたときの法第15条第3項の規定による届出は，10日以内に，次に掲げる事項を記載した届出書を提出することによつて行うものとする．<br>① 病院又は診療所の名称及び所在地<br>② エックス線装置の製作者名，型式及び台数<br>③ エックス線高電圧発生装置の定格出力<br>④ エックス線装置及びエックス線診療室のエックス線障害の防止に関する構造設備及び予防措置の概要<br>⑤ エックス線診療に従事する医師，歯科医師，診療放射線技師又は診療エックス線技師の氏名及びエックス線診療に関する経歴 |
| 医療法施行規則<br>第30条の22第1項 | 病院又は診療所の管理者は，放射線障害の発生するおそれのある場所について，診療を開始する前に1回及び診療を開始した後にあつては1月を超えない期間ごとに1回（第1号に掲げる測定にあつては6月を超えない期間ごとに1回，第2号に掲げる測定にあつては排水し，又は排気する都度（連続して排水し，又は排気する場合は，連続して））放射線の量及び放射性同位元素による汚染の状況を測定し，その結果に関する記録を5年間保存しなければならない． |

**参考文献** 1）医療六法編集委員会 編：医療六法 平成22年版，中央法規出版，2010

chap.10　SBOs　職業被曝の線量限度を説明する．

## Q9　職業被曝の線量限度とは何ですか？

職業被曝とは，放射性物質や放射線を取り扱っている職場で働いている人が，その労働のなかで受ける放射線被曝のことをいいます．原子力発電所の労働者の放射線被曝，医師や診療放射線技師あるいは看護師が病院で放射性物質や放射線を使った医療行為の際に受ける放射線被曝などが例としてあげられます．

職業被曝の線量限度についてはICRP（International Commission on Radiological Protection：国際放射線防護委員会）の1990年勧告により，5年平均で1年間20 mSv，単年の限度を50 mSv以下とすることが勧告され，2007年勧告でも継続されています．

日本の法律では，放射性同位元素等による放射線障害の防止に関する法律施行令および放射性同位元素等による放射線障害の防止に関する法律施行規則に関する科学技術庁告示第5号（放射線を放出する同位元素の数量）第5条および第6条において，放射線業務従事者の一定期間内における線量限度は，5年ごとに区分した各期間につき100 mSv，1年間につき50 mSvとし，女子については，各3か月間につき5 mSv，妊娠中である女子は内部被曝について1 mSv以下と規定されており，等価線量限度として，眼の水晶体は1年間につき150 mSv，皮膚は1年間につき500 mSv，妊娠中である女子の腹部表面は2 mSv以下とすることが規定されています．同様の規定は医療法施行規則や人事院規則一〇―

表 ● 放射性同位元素等による放射線障害の防止に関する法律施行規則に関する平成12年科学技術庁告示第5号（放射線を放出する同位元素の数量等）

| | |
|---|---|
| （実効線量限度）第5条 | 規則第1条第10号に規定する放射線業務従事者の一定期間内における線量限度は，次のとおりとする．<br>① 平成13年4月1日以後5年ごとに区分した各期間につき100ミリシーベルト<br>② 4月1日を始期とする1年間につき50ミリシーベルト<br>③ 女子（妊娠不能と診断された者，妊娠の意思のない旨を使用者，販売業者，賃貸業者又は廃棄業者に書面で申し出た者及び次号に規定する者を除く．）については，前2号に規定するほか，4月1日，7月1日，10月1日及び1月1日を始期とする各3月間につき5ミリシーベルト<br>④ 妊娠中である女子については，第1号及び第2号に規定するほか，本人の申し出等により使用者，販売業者，賃貸業者又は廃棄業者が妊娠の事実を知ったときから出産までの間につき，人体内部に摂取した放射性同位元素からの放射線に被ばくすること（以下「内部被ばく」という．）について1ミリシーベルト |
| （等価線量限度）第6条 | 規則第1条第11号に規定する放射線業務従事者の各組織の一定期間内における線量限度は，次のとおりとする．<br>① 眼の水晶体については，4月1日を始期とする1年間につき150ミリシーベルト<br>② 皮膚については，4月1日を始期とする1年間につき500ミリシーベルト<br>③ 妊娠中である女子の腹部表面については，前条第4号に規定する期間につき2ミリシーベルト |

五にも記載されています．

**参考文献** 1）医療六法編集委員会 編：医療六法 平成 22 年版，中央法規出版，2010

---

chap.10　SBOs　放射線診療従事者の線量制限を説明する．

## Q 10　放射線診療従事者の線量制限とは何ですか？

参照　chap.10-Q9

　放射線診療従事者の線量制限は職業被曝と同様であり，医療法施行規則第 30 条の 27 に規定されています．

**表 ● 医療法施行規則**

| | |
|---|---|
| 第 30 条の 27 | 第 30 条の 18 第 1 項に規定する放射線診療従事者等に係る実効線量限度は，次のとおりとする．ただし，放射線障害を防止するための緊急を要する作業に従事した放射線診療従事者等（女子については，妊娠する可能性がないと診断された者及び妊娠する意思がない旨を病院又は診療所の管理者に書面で申し出た者に限る．次項において「緊急放射線診療従事者等」という．）に係る実効線量限度は，100 ミリシーベルトとする．<br>① 平成 13 年 4 月 1 日以後 5 年ごとに区分した各期間につき 100 ミリシーベルト<br>② 4 月 1 日を始期とする 1 年間につき 50 ミリシーベルト<br>③ 女子（妊娠する可能性がないと診断された者，妊娠する意思がない旨を病院又は診療所の管理者に書面で申し出た者及び次号に規定する者を除く．）については，前 2 号に規定するほか，4 月 1 日，7 月 1 日，10 月 1 日及び 1 月 1 日を始期とする各 3 月間につき 5 ミリシーベルト<br>④ 妊娠中である女子については，第 1 号及び第 2 号に規定するほか，本人の申出等により病院又は診療所の管理者が妊娠の事実を知った時から出産までの間につき，内部被ばくについて 1 ミリシーベルト<br>2　第 30 条の 18 第 1 項に規定する放射線診療従事者等に係る等価線量限度は，次のとおりとする．<br>① 眼の水晶体については，4 月 1 日を始期とする 1 年間につき 150 ミリシーベルト（緊急放射線診療従事者等に係る眼の水晶体の等価線量限度は，300 ミリシーベルト）<br>② 皮膚については，4 月 1 日を始期とする 1 年間につき 500 ミリシーベルト（緊急放射線診療従事者等に係る皮膚の等価線量限度は，1 シーベルト）<br>③ 妊娠中である女子の腹部表面については，前項第 4 号に規定する期間につき 2 ミリシーベルト |

**参考文献** 1）医療六法編集委員会 編：医療六法 平成 22 年版，中央法規出版，2010

chap.10 SBOs 公衆の線量当量制限を説明する．

## Q11 公衆の線量当量制限とは何ですか？

参照
chap.10-Q7

　公衆被曝とは，職業被曝や医療被曝を除いた一般公衆としての被曝をいいます．
　公衆被曝の線量限度についてはICRP（International Commission on Radiological Protection：国際放射線防護委員会）の1990年勧告により，1年間1mSv以下とすることが勧告され，2007年勧告でも継続されています．
　日本の法律では，医療法施行規則第30条の17項および第30条の26第4項の規定により，環境の実効線量は3か月につき，250 $\mu$Sv以下（1年で1mSv以下）に抑えなければならないとされています．

参考文献　1）医療六法編集委員会 編：医療六法 平成22年版，中央法規出版，2010

---

chap.10 SBOs 放射線診療従事者の健康診断について説明する．

## Q12 放射線診療従事者の健康診断とはどのようなものですか？

　放射線診療従事者とは，エックス線装置，発生装置，照射装置，照射器具，装備機器または診療用RIの取り扱い，管理またはこれに付随する業務に従事する者であって管理区域に立ち入る者であり，具体的には，医師，歯科医師，診療放射線技師，（準）看護師，歯科衛生士，臨床検査技師，薬剤師などです．

▶ 放射線診療従事者に対する健康診断を規定している法令
　① 電離放射線障害防止規則（電離則第56条）
　② 人事院規則（一〇―五第26条）
　③ 放射性同位元素等による放射線防止に関する法律施行規則（障害防止法第22条）

▶ 健康診断の目的
　① 放射線診療従事者などの健康を評価します．
　② 放射線診療従事者などの健康が従事する作業条件に適していることを確認します．
　③ 事故時の被曝または職業病が起こった場合に役立つ情報を入手します．

　健康診断の期間は，診療従事者に対しては従事前およびその後は6か月ごとに行います．また，定期健康診断では一般的健康診断を受け，前年度の被曝線量が5mSvを超えず，今後1年間にわたり5mSvを超える恐れのない者は，健康診断のうち検査については医師が必要と認めない場合には省略することができますが，問診は省略できません．

▶ 定期健康診断の具体的な内容
　① 問診による被曝歴の有無（被曝歴を有する者については，作業の場所，内容および期間，放射線障害の有無，自覚症状の有無，そのほか放射線による被曝に関する事

項）を確認します．
② 血液検査による白血球数および白血球百分率，赤血球数，血色素量またはヘマトクリット値を検査します．
③ 白内障に関する眼科検査をします．
④ 皮膚の検査をします．

**参考文献** 1）医療六法編集委員会 編：医療六法 平成 22 年版，中央法規出版，2010

## chap.10 Q13

SBOs 歯科医師法における放射線管理の記録と保存を述べる．

**歯科医師法における放射線管理の記録と保存はどのように規定されていますか？**

歯科医師法第 23 条に，歯科医師は診療をしたときは，遅滞なく診療に関する事項を診療録に記載しなければならないと規定されています．また，その歯科医師において，5 年間これを保存しなければならないとも規定されています．

また，診療放射線技師法第 28 条および診療放射線技師法施行規則第 16 条の規定から，照射を受けた者の氏名，性別および年齢，照射の年月日，照射の方法について照射録に記載することが義務づけられています．

**表●放射線管理の記録と保存について記載している法令**

| 歯科医師法<br>第 23 条 | 歯科医師は，診療をしたときは，遅滞なく診療に関する事項を診療録に記載しなければならない．<br>2　前項の診療録であつて，病院又は診療所に勤務する歯科医師のした診療に関するものは，その病院又は診療所の管理者において，その他の診療に関するものは，その歯科医師において，5 年間これを保存しなければならない． |
|---|---|
| 診療放射線技師法<br>第 28 条第 1 項 | 診療放射線技師は，放射線を人体に対して照射したときは，遅滞なく厚生労働省令で定める事項を記載した照射録を作成し，その照射について指示をした医師又は歯科医師の署名を受けなければならない． |
| 診療放射線技師法施行規則<br>第 16 条 | 法第 28 条第 1 項に規定する厚生労働省令で定める事項は，次のとおりとする．<br>① 照射を受けた者の氏名，性別及び年齢<br>② 照射の年月日<br>③ 照射の方法（具体的にかつ精細に記載すること．）<br>④ 指示を受けた医師又は歯科医師の氏名及びその指示の内容 |

**参考文献** 1）医療六法編集委員会 編：医療六法 平成 22 年版，中央法規出版，2010

chap.10 SBOs 歯科エックス線検査における品質保証について述べる．

## Q14 歯科エックス線検査における品質保証とはどのようなものですか？

　歯科エックス線検査における品質保証（quality assurance）とは，エックス線検査の適応選択，エックス線撮影，写真処理過程，エックス線写真の読影までの一連の診療過程全体を包括的に管理する体系です．

　品質保証の目的は，適切なエックス線診断を行い，それによって患者サービスの向上を図ることです．そのためには適切な放射線安全管理と放射線防護が要求されます．

　診療所開設者の歯科医院長は，相当の知識を有し，かつ，医療機器の保守点検業務に関し3年以上の経験を有する者であり，また，責任者は標準作業書（保守点検の方法，点検記録）を常備し，従事者に周知していることが要求されます．

　これらの品質保証に関する規定は，医療法施行規則および薬事法・薬事法施行規則に記載されています（医療法施行規則第9条の7，第9条の12．薬事法第77条の3および第63条の2．薬事法施行規則別表）．

参考文献
1）佐々木武仁，島野達也 編：新版 歯科診療における放射線の管理と防護 人体への影響の正しい知識と理解，医歯薬出版，2009
2）医療六法編集委員会 編：医療六法 平成22年版，中央法規出版，2010

# 索引

## あ
アーチファクト　112, 113, 125
悪性黒色腫　281, 282
悪性腫瘍　141, 144, 153, 158, 161
　──の画像所見　159
　──の治療　3
　──の治療に必要な放射線量　282
　──の放射線感受性　281
悪性リンパ腫　144, 220
アスペルギルス　233

## い
一次宇宙線　4
一本鎖切断　245
遺伝子突然変異　245, 262
遺伝的影響　3, 260, 262, 264
イヤーロッド　82
医療被曝　273
医療法施行規則　293, 294
　──の一部を改正する省令の施行について　293, 294
陰極　14
陰性造影剤　92
咽頭　102
インプラント術前CT検査　241

## う
ウィンド値　113, 114
ウィンド幅　113, 114
齲蝕　162
打ち抜き状　161
宇宙線　4
宇宙における被曝　4
宇宙放射線　4

## え
栄養管　71
エコー時間　127, 128
エックス線　1, 8, 9, 10
　──の減弱　27
　──の性質　13
　──の発見　1
　──の発生　10, 11
　──の発生強度　17
エックス線CT　106
エックス線管　13, 14
エックス線写真所見　151
　──：病変と下顎管　158
　──：病変と根吸収　157
　──：病変と歯冠　156
　──：病変と歯根　155
　──：病変と歯　157
エックス線診療室の構造設備の基準　299
エックス線像の成立　42
エックス線透過像　152, 153, 162
エックス線フィラメントの点火方式　16
エックス線不透過像　152
エナメル質　71, 72
エナメル質形成不全　164
エナメル上皮腫　153, 154, 157, 161, 196
　──：単嚢胞型　197
　──：類腱型　197
エプスタイン真珠　183
嚥下造影　90, 92
炎症　141
炎症性変化　221

## お
オトガイ棘　71, 73
オトガイ孔　74, 241
オトガイ頭頂方向撮影　83

音響陰影　149
音響インピーダンス　136
オンコサイトーマ　142

## か
ガードナー症候群　204
ガイガー・ミュラー計数管　37
開花性骨性異形成症　202, 203
開花性セメント質骨異形成症　202
外骨症　204
外斜線　71, 74
外胚葉性異形成症　225, 163
外部照射　283, 284
海綿様骨腫　204
下顎位　86
下顎窩　86
下顎管　71, 74, 158, 241
下顎骨　84
下顎骨壊死　290
下顎骨筋突起　71, 73
下顎骨骨髄炎　141
下顎骨骨折　166
下顎骨（側）斜位投影法　84
下顎枝　84, 87
下顎歯軸方向投影法　76
下顎歯肉癌　208, 286
下顎枝部　84
下顎小臼歯部　74
下顎前歯部　73
下顎大臼歯部　74
化学的過程　243
下顎頭　86, 87
核異性体　30
顎下腺炎　230
角化嚢胞　199
角化嚢胞性歯原性腫瘍　154, 157, 161, 198, 199
顎下リンパ節転移　144
顎関節IVR　146

顎関節腔造影法　90
顎関節疾患　126
顎関節症　170
顎関節（正面方向）　87
顎関節（側方向）　85, 86
顎関節内障　146
顎関節の単純エックス線撮影法　85
顎顔面領域軟組織疾患　176, 177
顎口腔領域悪性腫瘍に対するIVR　145
顎口腔領域および頸部軟組織の検査に有効な画像診断法　148
顎口腔領域の塞栓術　146
顎骨　78, 79
　——の過成長　224
　——の骨折　165
　——の良性腫瘍と悪性腫瘍の画像所見　159
　——の劣成長　224
顎骨骨髄炎　234, 236, 238
顎骨中心性癌　153
顎骨中心性血管腫　205, 206
顎骨中心性骨肉腫　219
顎骨囊胞　159
　——の画像所見　159
顎骨病変　126
　——のエックス線画像所見　155
拡散強調像　131
拡散テンソル画像　131
顎舌骨筋線　71, 74
確定的影響　256, 257, 260, 261, 263
　——のしきい線量　257
　——の線量-反応関係　257
隔壁　154
確率的影響　32, 256, 258, 262, 263, 264, 265
　——の線量-反応関係　258
過剰埋伏歯　164
画素　115
画像診断　151
画像保管管理システム　62
家族性巨大型セメント質腫　202
家族性大腸ポリープ症　204
家族性多発性セメント質腫　202
荷電粒子線　9

ガドリニウム　133, 135, 146
ガドリニウム系造影剤　148
カバーテクニック　64
カブリ　41, 54
ガマ腫　149, 177
ガラス線量計バッジ　275
眼窩　81
眼窩下顎枝（上行枝）方向撮影法　87
含気空洞　102
間期死　244
感光　47
含歯性囊胞　156, 157, 158, 183, 185, 186
患者の被曝軽減　274
関節円板　126
関節結節　86
間接作用　279
管電圧　21
感度　41
ガンマ　41
ガンマカメラ　139
ガンマ線　8
顔面骨　78, 79
管理区域　299, 300

き
輝度　136
気道　102
希土類元素　49
機能的MRI　132
偽囊胞　190
臼後三角部癌　286
吸収　23
吸収線量　31, 32, 35
急性期障害　289
急性放射線症候群　260
境界不明瞭　153
境界明瞭　152, 153
狭角断層撮影法　94
頬骨弓　71, 73, 81, 84
頬骨突起　71, 73
強度変調放射線治療　283, 290
頬粘膜癌　286
棘孔　84
旭日像　161, 162, 205, 218, 219
巨人症　224

巨大型セメント質腫　202
距離　269
　——による減弱　27
記録，帳簿の電子媒体による保存について　293

く
空間分解能　109, 116
空気　92
空気シャワー　4
クエン酸ガリウム　141
繰り返し時間　127, 128
グリッド　44
グリッド比　44

け
蛍光作用　13, 38
経静脈造影　208
経静脈造影法　89
系統疾患　223
頸部リンパ節　210, 214
　——の転移判定シート　212
　——のレベル分類区分　216
頸部リンパ節疾患　126, 138
頸部リンパ節転移に有効な画像検査法　146
血管奇形　205
血管腫　146, 205, 206
血管造影法　89
原子　7
原子核　29
原始性囊胞　183, 184, 185
原子番号　29
検出器厚　115
現像　52, 53
　——の温度による変化　54
現像液　54

こ
高LET放射線　288
行為の正当化　270
硬エックス線　23
口蓋乳頭囊胞　186
口外法　77
硬化性骨髄炎　235

硬化帯　152
口腔癌　215
口腔癌手術後の再発　217
口腔癌放射線治療　286
　　──の口腔管理　290
　　──の副作用　289
口腔扁平上皮癌　208
硬口蓋癌　286
咬合法　69, 75, 76, 163, 226
公衆被曝　273, 306
　　──の線量限度　306
甲状舌管囊胞　179
口唇癌　286
高線量率分割組織内照射　285
口底癌　286
高電圧　10
光電効果　24
後頭前頭方向撮影像　79
後頭前頭方向撮影法　78, 88
口内法　65, 88, 181
　　──とパノラマエックス線検査
　　　法の比較　105
口内法エックス線撮影時の感染対
　　策　64
口内法エックス線像　71
咬翼法　68, 75
誤嚥性肺炎　93
コーンビームCT　119, 121
国際放射線防護委員会　268
国民線量　265
孤在性悪性リンパ腫　221
個人の被曝線量の制限　271
個人放射線測定用具　275
固体半導体方式　58
黒化度　39
黒化度曲線　41
骨形成線維腫　207
骨形成不全症　225, 226
骨硬化　181, 182
骨硬化症　153
骨硬化性変化　223
骨腫　153, 154, 204
骨シンチグラフィ　141
骨髄炎　141, 158, 161, 162
骨髄死　289
骨性異形成症　155, 156, 202
骨折線　70
骨粗鬆症　223

骨体部の骨折　166
骨肉腫　161, 162, 218, 219, 281
骨の破壊　78
骨の膨隆　78
骨パジェット病　141
骨膜性骨腫　204
骨膜反応　162, 235
骨レベル　114
骨露出　290
根尖性骨性異形成症　202, 203
根尖性歯根囊胞　156
根尖性歯周炎　165
根尖性セメント質異形成症　202
根側性歯根囊胞　156
コントラスト　41
コントラスト分解能　116
コンプトン効果　25
根分岐部病変　181, 182

## さ

在宅医療におけるエックス線撮影
　装置の安全な使用に関する指針
　293, 294
最適化　269
鰓囊胞　178
細胞死　244
細胞周期　248
鎖骨頭蓋異骨症　224
砂粒状石灰化物　201
酸素　92
酸素効果　287
残存骨片　160
残存性囊胞　189, 190
散乱　23
散乱線　44
残留囊胞　155

## し

シーベルト　32, 36
歯科医師法　307
歯牙腫　195
　　──：集合型　195
　　──：複雑型　195
耳下腺炎　229
歯科放射線防護の関連法規　293
歯科用インプラント　241

歯科用エックス線装置　15
　　──のJIS規格　16
歯科用エックス線フイルム　48
歯科用コーンビームCT　181
磁化率アーチファクト　125
時間　269
歯冠・歯根比　67
時間分解能　116
しきい線量　256, 257, 260, 263
磁気共鳴現象　123
色素失調症　163
歯原性角化囊胞　183, 184, 185
歯原性粘液腫　154, 161, 200
歯原性囊胞　183
　　──の画像所見　183
自己免疫疾患　230, 236
歯根吸収　196
歯根囊胞　155, 189, 190
歯根膜腔の拡大　181, 218, 221,
　　234
歯根離開　157
歯軸投影法　163
歯軸方向投影法　70
歯周炎　181
歯髄腔　71, 72
歯性上顎洞炎　168, 232
自然界からの放射線量　6
自然放射線　5, 267
歯槽硬線（白線）　71, 72
歯槽硬線の消失　181, 189, 223
歯槽骨　67
　　──の吸収　166
実効焦点　18
実効線量　35, 36
実効線量当量　36
実焦点　18
自動現像機　57
歯内歯　164
歯肉癌　141, 160
歯肉囊胞　183
歯肉扁平上皮癌　209, 210
脂肪腫　180
脂肪抑制像　130
写真コントラスト　40, 48
写真作用　13
写真処理過程　52
遮蔽　269
臭化銀　50

集束電極　14
集団実効線量　265
自由電子　10
重粒子線治療　281
樹枝状　220
術後性上顎囊胞　169
術者の被曝軽減　274
腫瘍　70, 78
　　──に対する放射線の作用　279
腫瘍シンチグラフィ　141
腫瘍致死線量　280, 281, 282
障害陰影　99, 104, 112, 125
上顎結節　71, 73
上顎犬歯小臼歯部　72
上顎歯肉癌　286
上顎前歯部　72
上顎大臼歯部　73
上顎洞　71, 72, 81, 102, 241
　　──の画像検査法　88
　　──の病変　167
上顎洞炎　168, 232
上顎洞癌　169
上顎洞造影　91
上顎洞底線　71, 73
上顎二等分方向投影法　75
照射線量　31, 35
焦点　14, 18
消毒　64
小児の放射線被曝　264
消滅放射線　142
除去修復　251
職業被曝　272, 304
　　──の線量限度　304
歯列に対するエックス線入射角度　96
真菌による上顎洞炎　233
真空　11
シングルスライスCT　120
神経線維腫　158
人工的陰影　112
人工放射線　267
腎性全身性線維症　135
身体的影響　3, 260
シンチグラフィ　139, 140
シンチレーション・カウンタ　38
診療所の敷地境界における防護　302

診療放射線技師　301

## す

水晶体　261
水洗　52, 56
垂直的吸収　181
水平的吸収　181
スクリーンフイルム　51
スタンダードプレコーション　64
スパイク状　157, 161
スピクラ　205, 218, 219
スピンエコー法　127
スライス厚　115
すりガラス状　161, 207

## せ

生化学的過程　243
静止性骨空洞　158, 194
正常解剖像：Waters撮影法　81
正常解剖像：後頭前頭方向撮影法　79
正常解剖像：口内法　71
正常解剖像：パノラマエックス線撮影　100
正常組織耐容線量　280
生殖腺　261
正中（過剰）埋伏歯　70
正中口蓋縫合　71, 72
正当化　269
生物学的過程　244
生物学的効果比　253
生物学的作用　13
石灰化囊胞性歯原性腫瘍　193
節外浸潤　146
節外性悪性リンパ腫　222
節外性リンパ腫　220, 221
舌癌　144, 145, 286
石けん泡状　154, 161, 196, 198
舌孔　71, 73
切歯管　71, 241
切歯管囊胞　161, 186, 187
切歯孔　71, 72
節性悪性リンパ腫　221
節性リンパ腫　220
セファログラム　82
セメント芽細胞腫　155

セメント質骨異形成症　202
線維・骨性病変　207
線維性異形成症　141, 153, 154, 161, 207
鮮鋭度　43
線エネルギー付与　252, 288
腺癌　175
線質　22
腺腫様歯原性腫瘍　201
染色体異常　244, 262
染色体突然変異　262
腺性歯原性囊胞　183
潜像　47
先端巨大症　224
先点火方式　16, 17
前鼻棘　71, 72
線量　22
線量限度　269, 271
線量-効果関係　256, 280
線量当量　33
線量-反応関係　256
腺リンパ腫　142

## そ

造影CT　117, 215
　　──の造影効果　118
造影CT検査　211
造影MRI検査　133, 215
　　──の禁忌症と注意点　134
　　──の副作用　134
造影剤　91, 93, 118, 133
造影撮影法　89
増感係数　50
増感紙　49
増感率　50
早期影響　260
早期障害　289
象牙質　71, 72
象牙質形成不全　164
造血臓器　260
増殖死　244
相同組み換え修復　250
側頸囊胞　138, 178
側斜位　84
側斜位経頭蓋投影法　85
側方性歯周囊胞　183
組織加重係数　36

## た

組織内照射　284
組織の信号強度　129
素粒子　7

ターゲット　10
第一斜位（Cieszynski）　84
第三斜位（Cieszynski）　84
胎児の放射線影響　263
胎児被曝　263
　　──の影響　276
大泉門の早期閉鎖　225
大泉門の閉鎖遅延　224
大地放射線　5
体内放射線　5
第二斜位（Cieszynski）　84
大理石骨病　223, 224
タウロドント　164
唾液腺 IVR　146
唾液腺炎　229
唾液腺疾患　126, 138
唾液腺腫瘍　174
唾液腺障害　289
唾液腺シンチグラフィ　142, 231
唾液腺造影　228, 229
唾液腺造影法　90
多軌道断層撮影法　94
多形腺腫　174
多骨性線維性異形成症　207, 208
多数回分割照射　284
唾石　70, 146, 149, 226, 227, 228
脱灰性変化　223
多発顎嚢胞　199
多発性齲蝕　290
多発性骨腫　204, 205
多発性骨髄腫　161
多分割コリメータ　283
多胞性　154
タマネギ皮状　161, 162, 235
単一造影法　90
タングステン酸カルシウム　49
単光子　140
単骨性線維性異形成症　207
単純撮像装置　139
単純性骨嚢胞　152, 153, 161, 190, 191

## ち

断層撮影法　93
断層撮像装置　140
単胞性　154

致死線量　260
緻密骨腫　204
着色作用　13
中心壊死　146, 209, 211
中枢神経死　260, 289
中性子　7, 29
超音波検査　136, 174, 176, 211, 226, 230
　　──の対象疾患　138
　　──の利点と欠点　137
　　──を用いた IVR　146
超音波診断　147, 148
腸死　289
直接作用　279
治療可能比　280

## て

低 LET 放射線　288
低エコー　147
低線量率連続組織内照射　284
定着　52, 55
テクネシウムパーテクネテート　142
デジタルエックス線装置　58
　　──の長所と短所　60
デジタルセンサー　59
テニスラケット状　154, 161, 200
転移リンパ節　147, 211, 212
電子　7
電磁カスケード　5
電子カルテ　62
電子対生成　26
電子対創成　26
電磁波　8
電子捕獲　30
点状陰影　229, 231
点状石灰化物　201
電離作用　13, 37
電離箱　37
電離放射線　7
電離放射線障害防止規則　293

## と

同位元素　29
同位体　29
頭蓋骨　78
頭蓋底　84
等価線量　32, 35, 36
透過像　152
　　──と歯根膜腔の連続　189
頭頸部癌　143
同時点火方式　16, 17
動静脈奇形　146
糖代謝　143
動注化学療法　145
頭頂オトガイ方向撮影　84
頭部エックス線規格撮影法　82
頭部軸方向撮影法　83
ドーム状　170
特性エックス線　24
　　──の発生　12
特性曲線　41
突然変異　244, 262
ドプラー検査　137, 138

## な

内骨症　204
内骨性骨腫　204
内斜線　74
ナイフエッジ状　196, 198
ナイフカット状　157, 161, 196, 198
軟エックス線　23
軟組織診断　126
軟組織レベル　114
軟部腫瘍　126

## に

二酸化炭素　92
二次齲蝕　67
二次宇宙線　4
二次的副甲状腺機能亢進症　223
二重造影法　90
二等分法　65
二等分方向投影法　69
二等分（面）法　65, 69
二本鎖切断　245

乳剤成分　50

## ね

熱蛍光線量計　275
熱電子　10
　——の加速　10
熱ルミネセンス線量計　38
粘液貯留囊胞　170

## の

囊胞　70, 78, 152, 157, 158
囊胞造影　90
膿瘍形成　239
ノンスクリーンフイルム　48, 51

## は

パーシャルボリューム効果　108, 112, 113
ハート型　161, 186
バーンアウト　45
ハイドロキノン　54
白血病　264
発生確率　258, 262
歯の位置異常　163
歯の数の異常　163, 225
歯の形成異常　225
歯の形態・形成異常　164
歯の破折　165, 166
パノラマエックス線検査　163
　——の失敗　103
パノラマエックス線撮影（断層方式）　94, 95
　——のエックス線入射角度　96
　——の拡大率　96
　——の撮影術式　97
　——の障害陰影　99
　——の利点と欠点　98
パノラマエックス線撮影法　88
パノラマエックス線写真　163
パノラマエックス線像　100
　——の含気空洞　102
パノラマ無名線　100
バリウム　91
ハロー　165, 166
ハロゲン化銀　47, 50

半影　18, 19
半価層　20
晩期有害事象　289
半減期　34
半数致死量　254
晩発影響　261
晩発障害　289

## ひ

比較的明瞭　152
非荷電粒子　9
鼻腔　71, 72, 102, 241
ピクセル　115
ピクノディスオストーシス　224, 225
鼻口蓋管（切歯管）囊胞　186
被写体コントラスト　40
鼻唇（鼻歯槽）囊胞　187, 188
ビスホスホネート製剤　234, 238
鼻性上顎洞炎　232
非相同末端結合　251
鼻中隔　71, 72
非転移リンパ節　210, 211
皮膚　260
非復位性関節円板前方転位　172
非ホジキンリンパ腫　220
病院情報システム　62
品質保証　308

## ふ

フイルムバッジ　275
フェニドイン　54
復位性関節円板転位　171
副鼻腔　78, 79, 80, 81, 84
腐骨分離像　235
物質透過作用　13
物質による減弱　27
物理的過程　243
不透過像　152
不透過帯　152
浮遊歯　159, 161
フリーラジカル　247
プロトン密度強調像　128
分割照射　284
分裂遅延　244

## へ

平滑型　208
平均年間実効線量　264
平行法　66
閉塞性唾液腺炎　146
ベクレル　33
ヘリカルピッチ　115
辺縁性歯周炎　161
変形性関節症　173
偏心投影法　163
扁平上皮癌　144, 281, 286

## ほ

蜂窩織炎　239
防護の最適化　271
放射性医薬品　139, 140, 141, 143
放射性同位元素　2, 29, 30, 139
　——の半減期　34
放射性同位元素等による放射線障害の防止に関する法律　293
放射性崩壊　30, 31
放射線　2
　——による遺伝的影響のリスク　262
　——による利益と害　2
　——の細胞への影響　244
　——の種類　7
　——の人体への影響　243
　——の測定装置　37
　——の単位　35
　——の直接作用と間接作用　247
放射線加重係数　32, 33, 36
放射線感受性　248, 254, 255, 281
　——の違い　255
放射線管理の記録と保存　307
放射線障害　3
　——の発現段階　243
放射線情報システム　62
放射線診療従事者　301
　——の健康診断　306
　——の線量制限　305
放射線性骨髄炎　234, 237
放射線生物学の4Rs　284

# 索引

放射線治療の全身的影響　289
放射線被曝のリスク　273
放射線防護　32, 269
　　──の 3 原則　269
放射線漏洩線量測定　303
放射能　33, 35
萌出異常　225
萌出嚢胞　156, 185
蜂巣状　154, 161, 196, 205
ボクセル　115
ポケット線量計　275
ホジキンリンパ腫　220
ポジトロン　140
ホタテ貝状　161, 190, 191
本影　18, 19

## ま

マッハ効果　45
マルチスライス CT　120, 121
　　──とコーンビーム CT の比較　121
慢性硬化性顎下腺炎　230
慢性骨髄炎　161, 162, 234
慢性腎不全　223

## み

味覚障害　289
脈瘤性骨嚢胞　191, 192

## む

虫喰い状　161, 208

## め

メタルアーチファクト　112
滅菌　3
メトール　54
綿花状　202

## も

モーションアーチファクト　112, 125

## や

薬事法　293
やや不明瞭　152

## ゆ

癒合歯　164
癒着歯　164

## よ

陽極　14
陽光像　161, 162
陽子　7, 29
陽性造影剤　91
陽電子　140, 142
陽電子線　142
ヨード系　91
ヨード系造影剤　148
翼状突起　71
翼突鉤　71

## ら

ラジオアイソトープ　29
ラチチュード　41
卵円孔　84

## り

粒子放射線　9
良性腫瘍　152, 157, 158
　　──の画像所見　159
隣接面齲蝕　68
リンパ上皮性嚢胞　178
リンパ節転移　210
リンパ門　210

## る

類皮嚢胞　178

## れ

励起　13
連続エックス線　21
　　──の発生　12

レントゲン　1
レントゲンサイン　160
　　──：顎骨病変　161

## ろ

ロングコーン　66

## わ

矮小歯　164
ワルダイエル扁桃輪　221

## A

ALARA の原則　272
Antoine Henri Becquerel　33
Apert 症候群　225
apple tree appearance　90

## B

Back projection 法　107
ball in hand appearance　90
Bergonié-Tribondeau の法則　254
BOLD 法　132
Bq　33, 35

## C

CCD センサー　59
cherry blossom appearance　231
Ci　33
Cieszynski　84
C/kg　31, 35
CMOS センサー　59
Codman 三角　162, 218, 219
color Doppler 法　147
cotton wool appearance　202
Crouzon 症候群　225
CR 装置　82
CT　89, 106, 144, 146, 147, 148, 163, 168, 174, 176
　　──と MRI の比較　109
　　──の障害陰影　112
　　──の造影剤　118
　　──の被曝リスク　276

──の3つの分解能　116
──の利点と欠点　109
CT検査の対象疾患　111
CT装置　110
CT値　107, 108, 241

## D

DICOM　61
DNAの修復　250
DNAの損傷　245
Down症候群　163, 224, 225
Duane-Huntの法則　21
DWI　131

## E

echo time　127
Edward Mills Purcell　123
EVウイルス感染　221

## F

FDG　143
FDG-PET　144
Felix Bloch　123
fibro-osseous lesion　207

## G

$^{67}$Ga-citrate　141
Gardner症候群　204, 205
Garréの骨髄炎　161, 162, 235, 236
Gd　133
Gerber隆起　187, 188
GM計数管　37
Godfrey N. Hounsfield　106
ground glass appearance　207
Gy　32, 35
GyE　281

## H

HIS　62
honeycomb pattern　205
Hounsfield unit　108
HU　108

HVL　20
hypoechoic mass　174

## I

ICRP　268
IMRT　283, 290
interventional radiology　144
IP方式　58
IVR　144

## J

JIS規格　16
joint effusion　170, 172

## K

keV/μm　252, 288
Klestadt嚢胞　187
Küttner腫瘍　230

## L

LD50　254
LET　252, 253, 288

## M

magnetic resonance imaging　122
Marie Curie　33
McCune-Albright症候群　207, 208
MDCT　120
MLC　283
MQ現像液　54
MRI　122, 146, 147, 148, 168, 174, 176
──の安全性　135
──の造影剤　133
──の利点と欠点　124
MRI検査　123
──の障害陰影　125
──の適応　126

## N

NMR現象　123
NSF　135
nuclear magnetic resonance　123
N分類　214

## O

onion peel appearance　235

## P

PACS　62
Parma法　86
PET　140, 142, 148
PET/CT　140, 143
pixel　115
power Doppler法　147, 211
PQ現像液　54
preliminary pencil sketch appearance　153, 161

## R

R　31
radioisotope　29
RBE　32, 253
repetition time　127
rim enhancement　211, 220
RIS　62

## S

SAPHO症候群　236
SAR　135
Schüller法　85
Sjögren症候群　230, 231
slice thickness　115
SPECT　140
STIR法　130
sun ray appearance　218
SUV　144
Sv　32, 35, 36
Sv/年　264

## T

T1 強調像　*127*, *128*, *129*
T2 強調像　*127*, *128*, *129*
$^{99m}$Tc-MDP　*141*
$^{99m}$TcO$_4^-$　*142*
TE　*127*, *128*
Tesla　*122*
TLD　*38*, *275*, *281*, *282*
TNM 分類　*213*
TR　*127*, *128*, *280*
Treacher-Collins 症候群　*224*

## V

VF　*92*
voxel　*115*

## W

Warthin 腫瘍　*142*
Waters 撮影像　*81*
Waters 撮影法　*80*, *89*
Wilhelm Conrad Röentgen　*1*
window level　*113*

window width　*113*

## X

X 線　*1*, *8*

＊　　　＊　　　＊

α 崩壊　*9*, *30*, *31*
β 崩壊　*9*, *30*, *31*
γ 線　*8*, *9*, *10*
γ 線放射　*30*, *31*

## 「Q&A」で学ぶ歯科放射線学：SBOs 講義

2011 年 3 月 30 日　第 1 版第 1 刷発行
2019 年 3 月 30 日　第 1 版第 2 刷発行

編　者　金田　隆
　　　　　かねだ　たかし
発行者　木村　勝子
発行所　株式会社 学建書院
〒 113-0033　東京都文京区本郷 2-13-13　本郷七番館 1F
TEL (03) 3816-3888
FAX (03) 3814-6679
http://www.gakkenshoin.co.jp
印刷製本　三報社印刷㈱

Ⓒ Takashi Kaneda, 2011. Printed in Japan [検印廃止]

JCOPY 〈㈳出版者著作権管理機構　委託出版物〉
本書の無断複写は著作権法上での例外を除き禁じられています．複写される場合は，そのつど事前に，㈳出版者著作権管理機構（電話 03-5244-5088，FAX 03-5244-5089）の許諾を得てください．

ISBN978-4-7624-0676-8